Harper
Collins

Zum Buch:

Zurück im Hummerörtchen Little Harbor, erfährt Eliza, dass ihr Vater nicht nur einen Unfall hatte und kurzfristig Unterstützung braucht. Er hat einen Hirntumor. Daher bleibt sie länger als geplant und lernt die junge Mary kennen. Schwanger, alleingelassen und auf sich gestellt – dieses Schicksal hätte auch Eliza blühen können. Doch sie ist damals nach Boston gezogen und hat in eine wohlhabende Familie eingeheiratet. Jetzt schlagen zwei Herzen in Elizas Brust: Soll sie zurück zu ihrem Mann, der sich zwar um die beiden Töchter kümmert, aber scheinbar eine Auszeit von der Ehe nimmt? Oder wäre ein Zurück-zu-den-Wurzeln an der Atlantikküste richtig? Was wie ein Wochenendtrip zum Vater begann, wird zu einem Sommer der Neuordnung …

»›Hummersommer‹ ist eine innige Erzählung über Familie und Liebe. Ein absolut hervorragendes Werk einer meiner Lieblingsautorinnen.«

Elin Hilderbrand, New-York-Times-Bestsellerautorin

Zur Autorin:

Meg Mitchell Moore lebt mit ihrem Mann und ihren drei Töchtern in Newburyport, Massachusetts. Bevor sie Romane schrieb, hat sie als Journalistin für verschiedene Zeitschriften gearbeitet.

Meg Mitchell Moore

Hummersommer

Roman

Aus dem Amerikanischen von
Jutta Zniva

HarperCollins

HarperCollins®
Band 100132

FSC
MIX
Papier
FSC® C014496

1. Auflage: April 2018
Deutsche Erstausgabe

Titel der amerikanischen Originalausgabe:
The Captain's Daughter

Umschlaggestaltung: Zero Werbeagentur, München
Umschlagabbildung: Sean Pavone / shutterstock, Finepic / München
Redaktion: Annkatrin von Roth
Satz: GGP Media GmbH, Pößneck
Printed in Germany
Dieses Buch wurde auf FSC®-zertifiziertem Papier gedruckt.
ISBN 978-3-95967-181-1

www.harpercollins.de

Für Frank Moore, 1947–2016,

und für Shannon Mitchell, die andere Kapitänstochter.

1. TEIL

JUNI

1. KAPITEL

Barton, Massachusetts

Eliza

»Nein«, sagte Sheila Rackley gerade, »so hat sich das Ganze eben *nicht* abgespielt. Es war noch viel schlimmer. Ihr müsst euch das anhören …«

Genau in diesem Moment erschien eines von Sheilas Kindern – rosiges Gesichtchen und die gleichen hellen Wimpern wie seine Mutter – und pflanzte sich vor der Gruppe Frauen auf. Der Junge räusperte sich wie ein Senator, der gleich eine Gesetzesvorlage einbringt, und verkündete mit fast feierlichem Ernst: »Jackie ist gemein zu mir, Mommy.«

Über Sheilas Gesicht huschte ein verärgerter Ausdruck. Er war so schnell wieder verschwunden, dass Eliza Barnes sich nicht sicher war, ob sie es sich vielleicht nur eingebildet hatte. Es war Juni, der letzte Schultag, und schon heiß. Sie saßen am Pool des Jachtklubs, und jemand hatte eine Runde Bloody Mary bestellt. Die Drinks litten genauso stark unter der Hitze wie die Frauen selbst, wenn auch nicht so damenhaft dezent. Sogar der Sellerie in Elizas Glas schien vor der Wärme kapituliert zu haben und ließ sich gerade wenig elegant in den Tomatensaft gleiten. Sheila hob eine Hand, sah ihre Freundinnen an und sagte »Fortsetzung folgt«, ehe sie sich ihrem Sohn zuwandte. »Edward«, hauchte sie, »es war genau richtig von dir, es mir höflich mitzuteilen, anstatt zu brüllen. Es ist nur so, dass Mommy gerade mitten in einer Geschichte war …«

»Läutet da gerade eins von euren Handys?«, fragte Jodie Sanders.

»Mir egal«, antwortete Catherine Cooper. »Wenn es meines ist, soll es ruhig läuten. Es sind Sommerferien! Ich bin nicht im Dienst.«

»Eigentlich«, sagte Eliza, »bist du irgendwie schon im Dienst, jetzt, da Sommerferien sind, meinst du nicht?«

»Ich verrate dir zwei Dinge, Eliza«, erwiderte Jodi. »Sommer. Nanny.«

»Hört, hört.« Sheilas Bloody Mary-Glas war leer. Sie winkte der blassen, jungen Schönheit, die heute kellnerte, und bestellte noch einen Drink. »An der McGill University haben die Semesterferien begonnen, also ist Kristi Osgood wieder hier.«

»Die habe *ich* schon engagiert«, warf Deirdre Palmer ein.

»Das war ja klar«, rief Sheila. »Du brauchst sie natürlich für deine perfekte, wohlerzogene Sofia.«

»Tut sie wirklich!«, schaltete Eliza sich ein. »Du hast keine Ahnung, wie viel Deirdre mit dieser *OABD*-Gala zu tun hat.« *Ostafrika braucht dich* war Deirdres Lieblingsprojekt. Deirdre und Eliza kannten sich schon ewig – schon seit dem Stillkurs, den sie im Krankenhaus kurz nach der Geburt von Sofia und Zoe besucht hatten. Sofia und Elizas älteste Tochter Zoe hatten praktisch gar keine andere Wahl gehabt, als beste Freundinnen zu werden – unter solch günstigen, geradezu intimen Bedingungen.

»Ene, mene, mu«, sagte Sheila, die ihrem Sohn die Hand auf die Schulter gelegt hatte. »Wie dem auch sei, ich erzähle euch jetzt meine Geschichte zu Ende. Wo war ich stehen geblieben?«

»Mom«, meldete Eddie sich wieder zu Wort. »Ich meine, *echt gemein*. Lass mich dir schnell sagen, was …«

Sheila stieß einen kurzen, genervten Seufzer aus, hielt sich eine Hand über die Augen, um sich vor der Sonne abzuschirmen, und sah ihren Sohn prüfend an. Nach einer Viertelminute stand sie auf und führte ihn energisch etwas weiter weg vom Pool. Dann hockte sie sich vor ihn hin und begann, wild zu gestikulieren. Eliza konnte sehen, dass Eddie nickte, den Kopf schüttelte und dann wieder nickte, ehe er sich umdrehte und – mit hängenden schmalen Schultern – zu den Kindern am Pool zurückkehrte.

Eliza blickte sich suchend nach Zoe und ihrer anderen Tochter Evie um. Sofia und Zoe hatten sich heute – zögernd und unter Vorbehalt – herabgelassen, die zehnjährige Evie mitspielen zu lassen.

Immer wenn Eliza erklärte, dass sie selbst als Kind ihr Augenlicht oder zumindest drei ihrer Zehen für eine Schwester gegeben hätte, verspürte Zoe den Drang, die Augen zu verdrehen. In letzter Sekunde beherrschte sie sich dann immer. Schließlich wusste sie, dass der Tod von Elizas eigener Mutter (Sie war damals erst zwölf gewesen! Jünger als Zoe jetzt!) einen Schmerz verursacht hatte, der mit der Zeit zwar schwächer geworden, aber nie ganz verschwunden war. Ein Schmerz, der immer noch – und oft – wie aus heiterem Himmel aufflammte, gnadenlos und unerbittlich wie ein rheumatischer Arthritisschub.

Eliza hatte damals nicht die richtigen Worte für die Auswirkungen gekannt, die der Tod ihrer Mutter auf sie gehabt hatte. Allerdings hatte sie instinktiv gewusst (und wusste es immer noch), dass jeder Tag danach zur Suche nach jenen Dingen sein würde, die sie verloren hatte.

Es waren, wie sich herausstellte, viele.

- *Darum wollte Eliza die beste Mutter sein, die sie sein konnte. Weil sie lebte und es tun konnte.*
- *Darum wusste sie jeden einzelnen Tag zu schätzen, ganz egal, was er bringen mochte.*
- *Darum gab sie ihren Kindern immer einen Gutenachtkuss und sagte ihnen, dass sie sie lieb hatte. Sogar an Tagen, an denen sie sich über die Mädchen ärgerte, weil sie*

ihre schmutzigen Klamotten auf den Badezimmerboden geworfen oder Haarknäuel im Duschabfluss gelassen hatten – was ständig vorkam.

Eliza hielt ihr Gesicht in die Sonne und hörte der Unterhaltung der Frauen um sie herum nur mit halbem Ohr zu. Jodi fragte gerade: »Wessen Handy ist das?« Sheila jammerte: »Ehrlich, wenn sie sich in den Ferien immer nur zanken, nehme ich mir *zwei* Nannys und verbringe die ganzen Sommer allein in Hyannis.« Und Catherine redete gerade über Henry, der sich darüber aufregte, dass die Gebühr für die Bootsliegeplätze in diesem Jahr schon wieder erhöht worden war. Ein paar Leute, sagte er, würden sich schon nach einer Alternative umsehen. Wussten die *Wichtigtuer*, die den Jachtklub leiteten, denn nicht, dass sie das nicht einfach so, *ohne Vorwarnung*, tun konnten? Manche Leute hatten nun mal keine *unbegrenzten finanziellen Ressourcen,* die sie in die Liegeplätze ihrer Boote stecken konnten. Für die Coopers war das selbstverständlich kein Problem – aber was, wenn es sich für andere Leute zu einem entwickelte?

Eliza atmete tief ein und aus. Die Junisonne auf ihrem Gesicht … Drinks am frühen Nachmittag, die etwas leicht Verbotenes an sich hatten und deshalb sogar noch besser schmeckten … Es war fast so, als wären die Frauen alle noch Teenager, die ungestraft mit etwas davonkamen, während ihre Eltern gerade nicht hinguckten. Der verwöhnte Nachwuchs planschte vergnügt im Pool des exklusiven Jachtklubs, großzügig mit teurer Sonnencreme eingecremt und in Badesachen, deren Stil von hinreißend süß bis fast schon geschmacklos reichte. Evie trug einen getupften Badeanzug aus der *Boden*-Kollektion für Mädchen, und Jackie Rackley, ebenfalls dreizehn, hatte einen Bikini an, der der Copacabana alle Ehre gemacht hätte. Wer hätte jemals gedacht, dass das Leben all das für die Tochter eines Hummerfischers bereithalten würde?

Eliza wollte die Augen nicht aufmachen. Denn wenn sie es tat, hätte es ja sein können, dass Jodi, Catherine oder Sheila sie gerade anschauten. Und eine von ihnen würde vielleicht leise aussprechen, was sie alle – dessen war sich Eliza sicher – insgeheim über sie dachten. Eindringling, dachten sie bestimmt. *Du gehörst nicht hierher.*

Dieses Gefühl hatte sie in letzter Zeit häufiger gehabt als sonst, und sie gab Phineas Tarbox die Schuld daran. Ein lächerlicher Name, Phineas Tarbox. Ein waschechtes Mitglied der alteingesessenen Oberschicht von Boston. Seine Anwaltskanzlei befand sich in der Commonwealth Avenue in der Back Bay von Boston, unweit von Judiths Haus. Judith war Elizas Schwiegermutter. Selbstverständlich war ihr Phineas – wie so vieles in ihrem Leben – von Judith empfohlen worden. Judith zog immer im Hintergrund die Fäden – eine unsichtbare Dirigentin ihres Orchesters, die stets den Ton angab.

Es war nach ihrem Besuch bei Phineas Tarbox gewesen, als Eliza gespürt hatte, wie sich etwas Dunkles, fast Unheimliches in ihre Ehe schlich. Ein ungebetener Gast. Es lag nicht nur daran, dass Rob viel zu tun hatte, sich ganz auf einen großen Auftrag konzentrierte und abends einfach nur müde ins Bett fiel. Es lag auch nicht daran, dass die zwei Mädchen sie beide sehr in Anspruch nahmen. Da war noch irgendetwas anderes. Manchmal betrachtete Eliza ihn, diesen Mann, mit dem sie schon so lange verheiratet war und der ihr so vertraut war, dass sie sogar die Falte an seinem Ellbogen erkannt hätte, wenn man ihr auf einem Foto nur diesen Teil gezeigt hätte … Manchmal betrachtete sie ihn und sah einen Fremden.

»Eliza!«, sagte Sheila. »Wach auf. Es ist dein Handy, das die ganze Zeit läutet.«

»Wie bitte? Ach, du lieber Himmel, tut mir leid.« Eliza blickte wieder zum Pool, sah Evie, die Zoe hinterherlief wie ein Welpe seiner Mutter, und kramte in ihrer Riesenhandtasche nach ihrem Handy. Eine Nummer mit der Vorwahl von Maine. Aus Maine rief sie nur ihr Vater an, aber die Nummer auf dem Display war nicht seine.

»Hallo?«

»Eliza?«

»Ja, hier ist Eliza.« Die Stimme des Anrufers kam Eliza vertraut und gleichzeitig wie aus einer anderen Welt vor.

»Liza, hier ist Russell.«

Irgendetwas schlug einen Purzelbaum – eines ihrer Organe. Konnten Organe einen Purzelbaum schlagen? Vor vielen Jahren hatte Eliza an der Boston University zwei Jahre Medizin studiert, also wusste sie, dass kein Organ so etwas konnte. Wobei man natürlich kein Studium brauchte, um das zu wissen.

»Russell Perkins?« Sie musste von ihrem Liegestuhl aufstehen und ein paar Meter von den Frauen weggehen, die plötzlich verstummt waren. Sie hatten Eliza angehört – und angesehen –, dass gerade etwas Dramatisches passierte. Oder vielleicht schon passiert war.

»Genau der«, sagte Russell Perkins, Elizas erste große Liebe, ihr Ritter in schimmernder Rüstung, der Bruce Springsteen der Mary in ihr. Millionen von Erinnerungen holten sie ein: ein Pick-up, eine Scheune im Winter, die Hälfte ihrer Klamotten am Boden, eine unbekannte Leidenschaft. Eine fast einsame Insel im Sommer, die Rückbank eines Autos, ein Zimmer in Bangor. Sie war wieder sechzehn, siebzehn, achtzehn, alles innerhalb von ein paar Sekunden.

Sie guckte verstohlen zu den Frauen hinüber, die ihr Gespräch wieder aufgenommen hatten, aber immer noch ab und zu neugierig – aber dezent – zu Eliza herüberschielten. Ihre Blicke sagten sowohl: *Wir sind für dich da, wenn du uns brauchst* also auch: *Verpassen wir etwas Aufregendes?*

Oh Gott, dachte Eliza. Sie hatte weiche Knie und musste sich an den Zaun des Pools lehnen. Jetzt war es geschehen. Ihr

Dad war gestorben. Ein Hummerfangkorb hatte ihn beim Fischen in die Tiefe gezogen. Er hatte einen Herzinfarkt gehabt oder einen Schlaganfall. Eine Prügelei hatte tödlich geendet. Er hatte sich auf der Fahrt von der Kneipe nach Hause mit dem Auto überschlagen. Irgendwann hatte es ja so weit sein müssen. Dunkle Mächte hatten auf der Lauer gelegen und Charlie Sargent ihre scharfen Zähne ins Fleisch geschlagen. Risiken, die sein Beruf, seine Gewohnheiten und das Leben als schlecht bezahlter Fischer mit sich brachten.

Die vielen Jahre, die sie gemeinsam verbracht hatten, nur sie beide, und sich gegenseitig zur Seite gestanden hatten … Die vielen Hühnerschnitzel, die sie gebraten hatte … Und jetzt war Dad tot. Sie war offiziell eine Waise.

Konnte man eine siebenunddreißigjährige Waise sein?

»Liza?«

Sie wollte etwas sagen, brachte aber nur ein Krächzen zustande.

»Dein Dad hat sich auf dem Boot den Kopf angeschlagen. Die Küstenwache musste ausrücken und ihn holen. Val hat ihn in die Notaufnahme gebracht. Den Arm hat er sich auch verletzt.«

»Er hat die Küstenwache gerufen?« Ihr Dad würde niemals die Küstenwache rufen. Nur in einem *extremen Notfall.* Sie betonte die beiden Wörter beim Denken genau wie ihr Dad früher immer. *Du kriegst die Dinge allein auf die Reihe, außer es handelt sich um einen* extremen Notfall, *Eliza.*

»Dein Dad will sich von niemandem helfen lassen. Er selbst würde dir nie sagen, dass er dich braucht, also sage ich es dir. Er braucht dich.«

In Elizas Kopf drehte sich alles. Sie war keine siebenunddreißigjährige Waise. Sie war überhaupt keine Waise. Aber ihr Dad brauchte sie. Sie wandte sich zu den Liegestühlen um und sah, dass Sheila Rackley dabei war, endlich ihre Geschichte zu beenden. Die Story kam offensichtlich hervorragend an. Deirdre hielt sich eine Hand vor den Mund und lachte so sehr, dass ihre schmalen, gebräunten Schultern bebten. Sogar Catherine Cooper, die im Allgemeinen schwer zu unterhalten war, lächelte.

»Liza?«, sagte Russell, und sie spürte wieder, dass irgendetwas in ihr einen Salto machte. Niemand sonst sagte Liza zu ihr.

»Okay.« Sie räusperte sich. Blickte zum Pool und sah Zoe auf dem Sprungbrett stehen. Spürte – wie immer – den Drang, »Spring nicht!« zu rufen. Schließlich konnte beim Springen ins Wasser etwas Schlimmes passieren, und sie wollte ihre Kinder immer vor allen Gefahren schützen. Dem gleichen Impuls musste sie jedes Mal widerstehen, wenn sie zusah, wie die Kinder sich im Auto von Freunden auf dem Rücksitz anschnallten und ihr gelassen zuwinkten. *Fahrt nicht mit!* hätte sie immer am liebsten gerufen. *Bleibt hier bei mir, wo ihr in Sicherheit seid!* Die Welt war voller Gefahren, und überall lauerten Bedrohungen.

Zoe machte einen vollendeten Hechtsprung, den sie sich durch stundenlanges Üben und mit einem *Personal Trainer für Wasserspringen* angeeignet hatte. Eliza wusste, dass es geradezu lachhaft war, für so etwas einen eigenen Trainer zu engagieren. Allerdings war der Sprung dank des Trainers fantastisch gewesen. Eliza starrte so lange auf das Wasser, bis Zoes Kopf wieder auftauchte (man konnte ja nie wissen). Dabei empfand sie jene seltsame Mischung aus Stolz und Staunen, die sie oft verspürte, wenn sie ihren Töchtern zuschaute. Es war beinahe so etwas wie Neid, obwohl sie das nie zugeben würde. Das wäre peinlich gewesen. Es gab so vieles, was die beiden bereits konnten, obwohl sie noch so jung waren! Skifahren, Tennis, Segeln – Hobbys, von denen Eliza als Kind geglaubt hatte, dass nur Kinder in Filmen sie hatten.

»Okay«, sagte sie wieder. »Okay, ich komme so schnell wie möglich. Ich muss nur noch ein paar Dinge für Zoe und Evie organisieren. Für meine Töchter.«

In Zoes Alter hatte Eliza nur mit einem Schlauchboot zur *Joanie B* – dem Boot ihres Vaters, das nach Elizas Mutter benannt war – rudern können. Außerdem hatte sie sich mit dem Gerät zum Abmessen der Hummer ausgekannt und gewusst, wie man die Eier tragenden Weibchen mit einer v-förmigen Kerbe im Schwanz kennzeichnete. Sie konnte Hummer knacken wie ein Weltmeister und das ganze Fleisch herauslösen, sodass auch nicht der kleinste Rest verschwendet wurde. Kein unbedingt nützliches Know-how in Barton. Gut, bis auf ein Mal, als sie im Sommer – nach zu vielen Gin Tonics – bei einem Muschelessen im Jachtklub mit ihrer Profi-Hummerzange angegeben und mit Deirdres Mann Brock um die Wette Hummer geknackt hatte. (Zu ihrer Verteidigung: Der Gin Tonic im Klub war sehr stark.)

»Okay? Danke für deinen Anruf, Russell. Wirklich, vielen Dank.« Ihre Organe machten wieder diese komischen Gymnastikübungen.

Das Letzte, was sie von Russell wusste, war, dass er nach Bangor gezogen war und eine Ausbildung zum Vertreter gemacht hatte. Lebensversicherungen oder etwas ähnlich Seriöses und Biederes. Lebensversicherungen! Russell Perkins, einer der besten Hummerfischer, den es in Little Harbor je gegeben hatte. Es war *unfassbar*. Aber anscheinend war es nicht von Dauer gewesen – Russell war ja wieder nach Hause zurückgekehrt. Die Guten kamen immer wieder zurück. Sie schafften es irgendwie alle nicht, woanders zu leben. Sie wollten es nicht.

Eliza blieb mit dem Handy in der Hand stehen. Sie wusste nicht genau, was sie als Nächstes tun sollte. Die Kinder zu sich rufen? Oder zu ihrer Handtasche zurückgehen und anfangen, alles zu organisieren? Oder Rob anrufen, der, wie sie wusste, gerade mitten in einem Meeting mit seiner Kundin war, der zähen, unerbittlichen Mrs. Cabot?

Für einen Moment war sie wie gelähmt. Am Tisch waren gerade neue Bloody Marys serviert worden, und Deirdre kam mit einem frischen Glas auf Eliza zu. Erst drückte sie ihr den Drink in die Hand, dann tätschelte sie Eliza kurz den Arm. »Du siehst aus, als hättest du gerade einen Geist gesehen«, meinte Deirdre.

»Hab ich in gewisser Weise auch«, flüsterte Eliza. »Danke, Deirdre.« Ihr Vater, der nie jemanden brauchte, brauchte sie. Russell Perkins, der sie nie anrief, hatte angerufen. Wenn sie in einer Stunde losfuhr, konnte sie vor Sonnenuntergang in Little Harbor sein. Eine Zeile aus einem Springsteen-Song fiel ihr ein: *There were ghosts in the eyes of all the boys you sent away.* In den Augen aller Jungs, die du verschmäht hast, spuken Geister. Eliza setzte das Glas an und leerte es in drei Zügen.

2. KAPITEL

Little Harbor, Maine

Eliza

Zoe hatte zweimal angerufen, als Eliza gerade durch New Hampshire fuhr, wo Telefonieren am Steuer verboten war. Dann hatte Zoe ihr zwei SMS geschickt, aber Eliza hatte sich beherrscht und nicht auf ihr Handy geguckt. Ihr war die äußerst effektive Kampagne eingefallen, die sie neulich im Supermarkt gesehen hatte. Man hatte gezeigt, wie ein auf seinem Handy herumtippender Autofahrer zwei ältere Leute übersah, die gerade die Straße hatten überqueren wollen.

Bei Zoes drittem Anruf fuhr Eliza gerade durch Ellsworth. Während ihrer Highschool-Zeit waren auf dieser Straße drei Teenager tödlich verunglückt. Lange Zeit hatten hier drei mit Blumen, Teddybären und bunten Glasperlenketten geschmückte Holzkreuze gestanden. Eliza fuhr langsam in eine Kurve und hielt ihren Wagen – Robs Wagen, sie hatte ihren eigenen wegen der Kinder daheim gelassen – genau in der Mitte der Spur zwischen den gelben Linien und dem Straßenrand.

Als sie die Gefahrenzone Ellsworth hinter sich gelassen hatte, rief sie Zoe zurück. Sie hörte ihr eine Weile zu und sagte dann: »Ach, Süße.«

Jackie Rackley hatte mit ein paar auserwählten Freundinnen ein paar ungeheuer beneidenswerte Dinge unternommen, Fotos davon auf Instagram gepostet und dann andere Mädchen getaggt, die *nicht* einbezogen waren. Nur, um sie ihre *Nicht-Einbezogenheit* spüren zu lassen. (Zoe musste Eliza das zweimal erklären.)

»Das ist alles in den letzten zwei Stunden passiert? Ich bin verwirrt. Wir waren doch heute Nachmittag noch mit Jackie zusammen.« Vielleicht, dachte Eliza, haben ja die meisten Freundschaften etwas von Verrat an sich – die Erwachsenen können es nur besser verbergen.

»Nein«, antwortete Zoe. »Die Fotos sind ein anderes Mal gemacht worden. Sie hat sie nur gerade gepostet.«

»Es ist okay, traurig zu sein«, sagte Eliza vorsichtig. Sie hatte gelesen, dass man seine heranwachsenden Kinder in ihren wechselnden Emotionen unterstützen sollte. Dann würden sie sich einem auch weiterhin anvertrauen.

»Ich bin nicht *traurig*«, protestierte Zoe. »Ich bin *wütend*. Sie ist ein Biest.« Evie wäre an Zoes Stelle jetzt in Tränen ausgebrochen, aber Zoe weinte nicht. Sie weinte nie. Sie schimpfte. Sie schnaubte vor Wut. Sie kochte vor Zorn. Manchmal flippte sie aus. Aber sie weinte nicht. Schon als kleines Kind hatte sie Beleidigungen und Kränkungen mit stoischer Gelassenheit hingenommen, sich die Tränen verkniffen und sich innerlich zurückgezogen. Das war vermutlich ungesund, aber Eliza wusste nicht, wie man es ändern konnte. Man konnte schließlich niemanden zum Weinen zwingen, nicht wahr?

Aber trotzdem. Wenn es ihr möglich gewesen wäre, hätte Eliza umgedreht und wäre zurück nach Barton gefahren. Sie hätte ihr Auto vor dem Haus der Rackleys abgestellt, an der Tür geklingelt und Jackie ordentlich die Meinung gesagt. Andererseits … musste man mit Teenagern wahnsinnig behutsam umgehen. Kinder wollten, dass man Partei ergriff. Oder sie wollten, dass man sich überhaupt nicht einmischte. Sie wollten, dass man es allen erzählte. Oder sie wollten sterben, wenn man es jemandem erzählte.

Da Eliza mittlerweile kurz vor Little Harbor war, entschied sie sich für eine pragmatische, unkomplizierte Lösung: »Soll ich mit ihrer Mutter reden?«

»Nein! Nein, tu das *bloß* nicht. Du musst mir versprechen, dass du das nicht tust.«

»Gut«, entgegnete Eliza, »ich verspreche es. Aber du darfst dir das nicht zu Herzen nehmen. Du bist ein intelligentes Mädchen, du brauchst keine Freundinnen, die so etwas tun.«

»Sie ist nicht meine Freundin«, zischte Zoe.

»Genau! Du weißt, wer deine echten Freundinnen sind, und die behandeln dich nicht so.«

»Darum geht es nicht.«

»Worum geht es dann?«

»Es geht darum, dass jetzt alle meine Follower auf Instagram sehen, dass ich ausgeschlossen war. Und ich selbst sehe, dass ich ausgeschlossen war. Darum geht es. Es kotzt mich an.«

Als Zoe auf die Welt gekommen war und schließlich aufgehört hatte, wie am Spieß zu brüllen (mit dem Weinen hatte sie an jenem Tag kein Problem gehabt), sodass Eliza sie zum ersten Mal stillen konnte, hatte die verhärmte Krankenschwester gesagt: »Das ist Ihre Tochter.« Ach, hatte Eliza gedacht. *Einfach wunderbar.* Und dann hatte die Krankenschwester hinzugefügt: »Ich habe vier davon. Viel Glück!« Eliza hatte ihr neugeborenes Töchterchen angesehen und gedacht: Vielleicht brauchst du ja das Glück, Schwester Wie-auch-immer-du-heißt, aber ich verlasse mich lieber auf meinen Verstand. Dann hatte Zoe – nach mehreren unermüdlichen Versuchen – das erste Mal getrunken. Sie war so klein und zerbrechlich gewesen (sie war fast vier Wochen zu früh auf die Welt gekommen), dass Eliza das Gefühl gehabt hatte, eine Packung rohe Eier im Arm zu halten.

Eliza hätte der Welt am liebsten die Fresse poliert … dieser Welt, die aus diesem vertrauensvollen, zufrieden schmatzenden Kind ein Mädchen gemacht hatte, das nicht in einem doofen Instagram-Posting vorkam.

»Zoe? Süße? Ich rufe dich bald wieder an. Fürs Erste unternimmst du jetzt einfach irgendetwas, das Spaß bringt. Lenk dich ab. Ich schwöre dir, Jackie ist es nicht wert, dass du auch nur einen Gedanken an sie verschwendest.«

»Was soll ich tun?«

»Geh Rad fahren!«

»Das sagst du immer. Rad fahren ist deine Lösung für alle Probleme.«

Eliza sagte es wirklich immer – sie liebte Rad fahren. »Weil man durch frische Luft und Bewegung einen klaren Kopf bekommt.«

»Na schön«, murmelte Zoe. »Dann gehe ich eben Rad fahren.«

»Setz deinen Helm auf«, sagte Eliza im gleichen Moment, als Zoe »Ich weiß, Helm aufsetzen« sagte.

»Ich melde mich bald, mein Häschen. Ich hab dich lieb.«

»Ich bin kein Häschen«, brummte Zoe. Dann ergänzte sie zögernd – aber vielleicht auch nicht: »Ich hab dich auch lieb.«

Eliza beendete das Gespräch genau in dem Moment, als sie den Gipfel der letzten Anhöhe erreicht hatte und unten der Hafen zu sehen war. Der Anblick ließ sie jedes Mal von Neuem staunen. Er war so schön, dass es ihr wirklich den Atem raubte. Die schroffe Küste, die Kiefernwäldchen, das graublaue Meer … Rechts befand sich der Anlegeplatz der Fischerboote, der zwar noch nicht zu sehen war, doch von dem Eliza wusste, dass er dort war. Wenn sie denn schon zurückgekehrt waren. Waren sie schon da? Eliza schaute auf die Uhr am Armaturenbrett: 18:30 Uhr. Ja, die Boote mussten alle schon zurück sein. Sie ließ das Fenster hinunter und atmete tief durch. Sogar die Luft fühlte sich hier anders an. Rein und klar, wie zu biblischen Zeiten.

Sie fuhr rechts ran, nur kurz, und stieg aus. Als Eliza Rob zum ersten Mal nach Little Harbor mitgenommen hatte, hatte sie an dieser Stelle angehalten, ihn aussteigen lassen und »Atme.

Atme *tief durch*« gesagt. Rob hatte geatmet und dann Eliza angeguckt, als wäre sie eine Lehrerin und er ein Schüler, der Angst hat, die falsche Antwort zu geben. Dann hatte er »Ja!« gesagt, doch Eliza war sich nie ganz sicher gewesen, ob er es wirklich so empfunden hatte. Dabei hätte sie ihm keinen Vorwurf gemacht, wenn er nur so getan hätte. Rob war nicht von hier, und es gab nun mal bestimmte Dinge, die man einfach nicht verstand, wenn man nicht von hier stammte. Zum Beispiel, wie der Horizont aussah, wenn die Boote in der Morgendämmerung aufs Meer hinaustuckerten: eine gleißend helle Scheibe direkt auf dem Wasser und darum herum ein gelber Schimmer – wie ein Heiligenschein. Und wie der schwarze Himmel in wenigen Augenblicken grau und dann orange wurde.

Wenn man nicht von hier war, spürte man nicht, wie die ganze kleine Stadt Anfang Winter von innen zu leuchten anfing. Kannte das Gefühl nicht, wenn man am Weihnachtsabend vor Aufregung bebte, weil man es nicht mehr erwarten konnte, die Geschenke aufzumachen. Als Fremder wusste man nicht, wie ein Fischerboot aussah, das mit käfigartigen Hummerfallen – zwei Meter hoch und zwei Meter breit – voll beladen war. Man wusste nicht, wie es war, einen kleinen sechs- oder siebenjährigen Jungen zu sehen, der im Boot seines Dads ganz oben auf dem Stapel Hummerfallen saß, der dabei breit grinste und überlegte, wie lange es noch dauern würde, bis auch er ein großer, starker Mann war. Man wusste nicht, was man einem Mann, der sein ganzes Leben draußen auf dem Meer zugebracht hatte, an den Augen und den Falten ansehen konnte: jede Hummerfalle, die er ins Boot gehievt hatte … und jede ausgeworfene Leine.

Natürlich hatte Eliza als junges Mädchen gar nicht schnell genug von hier wegkommen können. Wenn es möglich gewesen wäre, sich Flügel umzuschnallen und einfach davonzufliegen, hätte sie es sofort getan. Wie groß war die Chance schon, dass die mutterlose Tochter eines Fischers je an einer der besten Unis des Landes studieren würde? Dass es ihr tatsächlich gelingen würde, von hier *wegzugehen*? Sie hatte dafür einen – wahnsinnig hohen – Studienkredit aufnehmen müssen, aber sie hatte es geschafft: Sie war weggegangen.

In ihrem ersten Jahr an der Brown University hatte Eliza ihre Heimatstadt in einem Aufsatz als »schrulliges Kaff«, als »ein wildes Fleckchen an der Atlantikküste« beschrieben. *Wunderbar!* hatte die Uni-Assistentin an den Rand geschrieben. *So lebendig!* Wie überheblich Eliza am Anfang ihrer Studienzeit gewesen war. Glücklicherweise hatte sie das Schreiben aufgegeben, als sie auf Medizin umgesattelt hatte. Wobei sie immer der Meinung gewesen war, dass ihr Jura wahrscheinlich auch gefallen hätte.

Sie dachte an Phineas Tarbox und schauderte.

Auf dem Beifahrersitz ihres Autos lag ihre Givenchy-Tasche, in der sich der Brief befand, den ihr ihre Mutter auf dem Sterbebett geschrieben hatte. Sie hatte ihn Val mit der strengen Auflage anvertraut, ihn Eliza an ihrem sechzehnten Geburtstag zu geben. Val war die beste Freundin ihrer Mutter gewesen – eine *BFF*, bevor der Begriff überhaupt existiert hatte. Manche mochten die beiden für ein ungleiches Paar gehalten haben. Val, die in Little Harbor geboren war, und Joanie, die aus einer alteingesessenen Familie aus Philadelphia stammte und die es irgendwann hierher verschlagen hatte. Aber die Freundschaft hatte gehalten.

Wenn Eliza zu Hause war, lag Joanies Brief immer in ihrer Nachttischschublade. Wenn Eliza allerdings länger als einen Tag weg war, nahm sie den Brief immer mit. Er war auf gelbem, liniertem Notizpapier geschrieben, und die Handschrift war fürchterlich, aber das hielt Eliza nicht davon ab, ihn immer wieder zu lesen. Dabei kannte sie längst jedes Wort auswendig.

Joanie hatte ihr vier Ratschläge gegeben. Eigentlich hatte

sie zehn schreiben wollen (das hatte Val Eliza erzählt), aber zwischen dem vierten und fünften war sie irgendwann gestorben. Manchmal, wenn Eliza traurig war und sich einsam fühlte, fragte sie sich, wie die anderen Ratschläge gelautet haben mochten.

Meine über alles geliebte Eliza, hatte Joanie begonnen,

als Erstes muss ich dir sagen, dass Krebs etwas Furchtbares ist. Das weiß jeder. Aber ich wusste es nicht, nicht wirklich, bevor es mich erwischt hat. Ich habe ihn nie ernst genommen. Dachte, Krebs wäre eine Krankheit, die nur die anderen trifft.

Der Krebs selbst ist furchtbar, aber ebenso unerträglich ist die Verzweiflung in den Augen deines Vaters, die er sich nicht anmerken lassen will. Schwer zu ertragen ist auch Vals tapfere Miene und die ehrenamtliche Palliativ-Mitarbeiterin, die es zwar gut meint, aber so mit mir redet, dass ich am liebsten mit der Faust ausholen und sie schlagen würde.

Wenn ich dazu bloß die Kraft hätte …

Ich bin einunddreißig Jahre alt, Eliza, du bist zwölf, und ich werde nicht mehr da sein, wenn du dreizehn wirst. Darauf läuft es, kurz gesagt, hinaus.

Einunddreißig! Ich dachte, ich würde doppelt, vielleicht sogar dreimal so alt werden, und die Tatsache, dass dem nicht so ist, kommt mir immer noch unglaublich vor. So, als würde es nicht stimmen. Irgendwo muss da ein Fehler sein! Jedes Mal, wenn ich eine Krankenschwester, eine Ärztin oder einen Arzt sehe, würde ich am liebsten schreien: »Hallo? Sie haben die Falsche. Ich bin erst einunddreißig, und meine Tochter ist erst zwölf. Und sie braucht mich.«

Aber es sterben ständig Menschen, alte und junge, große und kleine, schwarze und weiße, Eltern mit Babys, Schulkindern, Teenagern und erwachsenen Kindern. Das ist der Lauf des Lebens, es ist alles völlig normal und natürlich.

Ich wusste nur nicht, dass der Lauf des Lebens in meinem Fall so bald enden würde.

Ich muss diesen Brief stückweise schreiben, Eliza, mit Pausen, weil ich so schnell müde werde. Also sieh mir bitte nach, wenn er sich unzusammenhängend und ein bisschen durcheinander liest. Ich bin selbst durcheinander, und ich nehme an, ich werde es bis zum Schluss sein. Wann auch immer das sein mag.

Ich will nicht, dass Val dir diesen Brief sofort gibt, meine liebe, liebe Eliza. Ich werde sie bitten zu warten, bis du sechzehn bist. Sechzehn scheint mir das richtige Alter zu sein. Du wirst mit sechzehn viele Fragen haben, auf die du Antworten brauchst.

Wenn du einmal stirbst, Eliza, was erst in ferner Zukunft, nach vielen, vielen glücklichen Jahren der Fall sein wird, empfehle ich dir dringend, es anders zu machen. Herzinfarkt. Gehirnschlag. Etwas Schnelles. Mit vierundneunzig sanft entschlafen. Es gibt so viele bessere Möglichkeiten, als dieses endlose, sinnlose, verdammt qualvolle Dahinleiden, das sich unendlich lange hinzieht und gleichzeitig so wahnsinnig schnell vorangeht.

So, jetzt habe ich genug gejammert. Ich möchte, dass du mich stark und schön in Erinnerung behältst, nicht hässlich, leidend und weinerlich. Schön zu sein war mir immer wichtig, wichtiger, als es sein sollte. (Das, hat meine Mutter, deine Großmutter, immer gesagt, hat mich von Anfang an in Schwierigkeiten gebracht. Wobei ich das, was sie als »Schwierigkeiten« bezeichnet hat, als »mein Leben« betrachtet habe, aber egal.)

Wenn ich schon jung sterben muss (einunddreißig! Ich kann nicht aufhören, es zu wiederholen. Als würde das Wesen, das »da oben« das Sagen hat, es sich anders überlegen, wenn ich mein Alter immer wieder erwähne), dann würde ich lieber auf eine schönere Art und Weise gehen. Nicht so elend dahinsiechen wie jetzt, nicht mit Geschwüren im Mund und kahl geschorenem Kopf.

Kahl geschoren! Was für ein treffendes, schreckliches Wort.

Eliza, weißt du, dass ich als Schülerin an der Baldwin School (einer privaten Mädchenschule im Lower Merion Township, Pennsylvania, wo du wahrscheinlich noch nie gewesen bist und, wie ich vermute, auch nie hinkommen wirst) einen renommierten Preis bekommen habe? Den Baldwin Award für kreatives Schreiben. Diane Douglas dachte damals, sie hätte den Preis schon in der Tasche, aber da hat sie sich geirrt.

Ich habe Diane Douglas nie gemocht.

Mich würde, hat Ms. Collier – meine Englischlehrerin mit den gestylten kurzen grauen Haaren und den gemusterten Schals – immer gesagt, eine wunderbare Zukunft erwarten. Ich wäre dazu bestimmt, ein wichtiges literarisches Werk zu schreiben. Vielleicht den »großen amerikanischen Roman« oder einen schmalen, aber bedeutsamen Gedichtband.

Weißt du, was ich geschrieben habe, Eliza? Einkaufslisten. Rezepte. Dankeskarten (man kann seiner guten Erziehung nicht entkommen, egal, wie sehr man sich bemüht). Ein paar Briefe nach Hause, die nicht beantwortet wurden. Was mir deinetwegen immer noch das Herz bricht, weil ich dir gern eine größere Familie »hinterlassen« hätte, als die, die du hast.

Das war's – bis jetzt. Denn jetzt schreibe ich mein Opus magnum, mein Meisterwerk. Meinen Brief an dich.

In der Einfahrt vor dem Haus ihres Vaters sah Eliza den vertrauten blauen Pick-up und Vals alten rostigen Civic. Als Eliza ihr letztes Jahr an der Highschool verbracht hatte, vor gefühlten zweitausend Jahren, war der Wagen nagelneu gewesen. *Genügsam* war als Beschreibung, was Vals Einstellung zu Autos betraf, noch untertrieben.

Val führte eines der zwei Restaurants der Stadt – mittlerweile eines von dreien, wenn man das *Cup*, das neue Café, mitzählte. Vier, wenn man das *Wheelhouse* mitrechnete, das allerdings nur eine Kneipe war. Viele Bewohner schauten auf das *Cup* leicht verächtlich herab, aber Eliza hatte nicht vor, es ihnen gleichzutun. Von den Beschreibungen ihres Vaters (»Schickimicki-Kaffee«, »Avocado-Smoothies«, »Brot mit kleinen Körnern und anderem Zeug drin«) wusste sie, dass sie das Angebot des *Cup* mit schlechtem Gewissen, aber offenen Armen begrüßen würde.

Nach Joanies Tod hatte Val die Rolle von Elizas Ersatzmutter übernommen. Sie hatte nie geheiratet und nie Kinder bekommen. Joanies Eltern hatten ihrer Tochter nie verziehen, dass sie sich für ein anderes Leben entschieden hatte als das, zu dem sie erzogen worden war. Sie hatten sich – nachdem Joanie nach Little Harbor gezogen war – nur mehr auf ihre anderen drei Kinder, die in ihrer Nähe geblieben waren, konzentriert. Es war Val gewesen, die Eliza ihre erste Packung Tampons gekauft hatte, ihren ersten BH und ihr Kleid für den Abschlussball. Es war Val gewesen, die ihr bei der Bewerbung um einen Studienplatz an der Brown University geholfen hatte, und Val, die sie bei jedem Cross-Country-Lauf angefeuert hatte, wenn Charlie Hummerfischen gewesen war. Es war Vals Haus gewesen, wohin Eliza jeden Tag in dem ersten schrecklichen Jahr nach Joanies Tod nach der Schule gegangen war, weil ihr vor dem eigenen verlassenen Zuhause gegraut hatte. Und es war Val gewesen, die sie vor vielen Jahren mit diesem Auto nach Bangor gebracht hatte. Eliza spürte, wie es ihr das Herz zusammenzog, als sie daran dachte.

Sie stellte ihren Wagen hinter dem Pick-up ihres Dads ab. Kaum war sie ausgestiegen, stand Val vor ihr, nahm sie in die Arme und drückte sie. Val roch nach Ahornsirup und Zimt. (Die Pfannkuchen in Vals Restaurant waren zum Hinknien gut. Evie bestellte sich immer zwei Portionen – und aß sie beide auf.) Sie roch wie Meer und Vanille. Sie roch wie Zuhause. Es war fast beängstigend, wie sehr Val ihr bewusst machte, was sie alles verloren, aber auch bekommen hatte.

»Ich freue mich riesig, dass du da bist. Ich muss rasch zu mir nach Hause, Sternman füttern, aber ich wollte deinen Dad nicht allein lassen.« Sternman war Vals dicker, alter Labrador. »Er weiß nicht, dass du kommst«, fuhr Val fort. »Nachdem du mich angerufen hast, dachte ich, ich erzähle es ihm besser nicht. Er kann eine Überraschung gut gebrauchen.« Sie sah Eliza mit einem Blick an, den Eliza nicht recht deuten konnte. »Ach, Eliza«, sagte sie schließlich, »ich komme eine Minute mit dir rein.«

Eliza war sich nicht sicher, was sie im Wohnzimmer ihrer Kindheit erwarten würde. Val ging vor ihr hinein und stellte sich beschützend hinter Dad, der in seinem alten Ledersessel – Baujahr circa 1982, ein seltenes Geschenk, das er sich nach einer guten Hummersaison selbst gemacht hatte – vor sich hin döste.

Val legte ihm sanft eine Hand auf die Schulter seines unverletzten Arms und sagte: »Sieh mal, wer da ist!« Charlie schlug die Augen auf und sah sich verwirrt um. Sein Blick erinnerte Eliza an einen alten Hund, den man aus dem Schlaf gerissen hatte. Plötzlich hatte sie ein flaues Gefühl im Magen.

Eliza wusste, dass ihr Vater sich den Ellbogen geprellt hatte, also überraschte sie die Armschlinge nicht. Sie wusste, dass er sich am Kopf verletzt hatte, also überraschten sie auch das rasierte Stück Kopfhaut und die Nähte über seiner Schläfe nicht. Ihr war klar, dass Kopfverletzungen wie verrückt bluteten und oft schlimmer aussahen, als sie tatsächlich waren. Aber es war noch etwas anderes nicht in Ordnung. Charlie war im März bei ihnen in Barton gewesen, also erst vor drei Monaten, und damals war er wie immer gewesen. Ganz der Alte. Er hatte sogar Evie in die Schule begleitet und ihrer Klasse eine kleine Hummerfalle und die Zange gezeigt, mit der man den Schwanzfächer der Eier tragenden weiblichen Krebse markierte. (Die Klassenkameraden beider Mädchen hatten Charlies Anschauungsunterricht schon viele Male erlebt, aber sie wurden nie müde, ihm zuzuhören.)

Jetzt sah er gebrechlich aus. So gar nicht wie der große, bärenstarke Mann, der sich Eliza auf die Schultern gesetzt hatte, damit sie die hydraulische Seilwinde zum Einholen der Hummerfallen selbst bedienen konnte. So gar nicht wie der Mann, der beim Begräbnis ihrer Mutter Elizas Hände in seine großen Hände genommen und geflüstert hatte: »Wir beide kommen schon zurecht, du und ich.« Charlie Sargent war jetzt vierundsechzig Jahre alt, aber nach einem einzigen Sturz an Deck seines Boots sah er wie neunzig aus.

»Hi, Dad.« Sie beugte sich zu ihm und küsste ihn vorsichtig auf die Wange. Dabei passte sie auf, dass sie nicht an seinen Arm in der Schlinge und an die genähte Wunde auf seiner Stirn stieß. »Es ist so schön, dich zu sehen. Russell hat mir kurz einen Schreck eingejagt, aber du siehst gut aus. Fit wie ein Turnschuh.« Sie konnte spüren, wie der gespielte Optimismus ihr nur schwer über die Lippen kam. Schwer lagen ihr, wie sie gerade merkte, auch die Bloody Marys von nachmittags im Magen. Sie sagte nie »fit wie ein Turnschuh«. (Wer tat das denn schon? Das war nun wirklich vollkommen *uncool.*)

Eliza setzte sich auf die Kante des zerschlissenen alten Sofas. Sie hatte Charlie schon letztes Jahr ein neues kaufen wollen, aber er hatte nichts davon wissen wollen. Sie hatte schon unzählige Male versucht, etwas für ihn zu tun, und meistens hatte er abgelehnt. Er sagte Dinge wie »Das, was ich habe, reicht völlig« oder »Du und Rob braucht kein Geld für mich auszugeben«. Sie hatte ihm nie klarmachen können, dass man in Robs Welt das Geld nicht ausgab und dann feststellte, dass es weg war. Es galt praktisch als erneuerbare Energie – wie Sonnenlicht.

»Er ist bald wieder auf dem Damm«, meinte Val, doch irgendetwas in ihrer Stimme ließ Eliza aufhorchen. Val reichte Charlie ein Glas Wasser, nahm zwei Advil-Tabletten aus der kleinen Flasche auf dem Couchtisch. »Hier, Charlie, vier Stunden sind vorbei.« An Eliza gewandt, sagte sie: »Gegen die Schmerzen.« Wenn Eliza es nicht besser gewusst hätte, hätte sie die beiden für ein altes Ehepaar gehalten. Charlie nahm das Glas. Seine Hand zitterte. Eliza trat einen Schritt auf ihn zu, um ihm zu helfen, das Glas an den Mund zu führen, doch das Zittern hatte bereits wieder aufgehört.

»Ich bin bald wieder auf dem Damm«, wiederholte Charlie, als er die Tabletten geschluckt und Val das Glas zurückgegeben hatte. »Ich muss einfach noch ein paar Tage pausieren, bevor ich wieder Hummerfallen einholen kann, das ist alles.« Er lächelte und sah wieder ein bisschen mehr wie er selbst aus.

»Ein paar Tage?«, fragte Eliza. »Ich denke, es wird wohl etwas mehr Zeit brauchen!«

Charlie versuchte, das Thema zu wechseln. Er erkundigte sich nach den Mädchen und nach Rob und sagte schließlich: »Ich sage Val ständig, dass sie sich für ihr Lokal eine von diesen modernen Espressomaschinen zulegen muss, mit denen man Cappuccino machen kann. Damit sie mit der Konkurrenz mithalten kann.«

Val schnaubte. »Glaub mir, das *Cup* ist keine Konkurrenz für mich. Und ich kenne keinen Fischer, der eine riesige Zimt-

Milchschaumhaube auf seinem Kaffee will. Keinen einzigen. Du etwa, Charlie?«

»Nein.« Er lehnte sich zurück und schloss die Augen. »Nein, vermutlich nicht.«

Val stand jeden Tag noch früher als die Fischer auf, da sie diejenige war, die ihnen Frühstück machte. Abends machte sich um diese Zeit normalerweise bei ihr die Müdigkeit bemerkbar. Bei den Hummerfischern (und den zwei Fischerinnen, die man allerdings auch Fischer nannte; sie wollten es so) war das auch so. Es war ein seltsames Leben: Aufstehen vor Sonnenaufgang, ins Bett nicht lange nach Sonnenuntergang – manchmal früher.

Heute allerdings sah Val mehr als nur müde aus. Sie sah aus, als hätte man ihren Körper auseinandergenommen und auf gut Glück wieder zusammengesteckt. Ein paar Teile wirkten so, als wären sie nicht wirklich fest mit dem Rest verbunden. Und wenn Eliza Vals Gesichtsausdruck mit einem Wort hätte beschreiben müssen, hätte sie *ängstlich* gesagt. Val, die vor nichts und niemandem Angst hatte.

Sie dachte daran, wie ihr Handy im Jachtklub geklingelt hatte, wie Russell ihr gesagt hatte, sie solle besser nach Hause kommen, und wie sie zehn Sekunden gedacht hatte, ihr Vater wäre tot.

Moment mal, war das heute gewesen, die Bloody Marys im Klub? Eliza kam das plötzlich alles wie eine andere Welt vor. Wie das Leben einer anderen.

3. KAPITEL

Little Harbor, Maine

Mary

Mary Brown wischte Tisch vier mit einem Putztuch ab. Das Tuch war aus Bambusfasern und daher wiederverwendbar, aber das vergaß sie manchmal. Nicht nur einmal hatte sie – unter den mitleidigen und nur ganz leicht vorwurfsvollen Blicken von Andi und Daphne, den Besitzerinnen des *Cup* – den Abfalleimer nach einem dieser Tücher durchwühlen müssen. Mary dachte, dass den beiden kein Zacken aus der Krone fallen würde, wenn sie zumindest hin und wieder abwinken und sagen würden: »Vergiss es, Mary, es ist doch nur ein billiges Putztuch!« Aber das taten sie nie; die beiden ließen sie einfach weiterwühlen. Das war der einzige Aspekt, der Mary an ihrem Job nicht gefiel.

Manchmal, wenn ihr solche Fehler unterliefen, sang sie leise vor sich hin: *Mary Brown, leb deinen Traum, was andre denken zählt doch kaum.* Das Singen half ihr, das Gefühl der Peinlichkeit zu verdrängen. Mary war extrem leicht etwas peinlich. Das war nun mal das Kreuz, das sie zu tragen hatte (ein Ausdruck, den sie quasi von ihrer Mutter geerbt hatte. *Ich bin alleinerziehende Mutter … das ist das Kreuz, das ich zu tragen habe*).

Eines der anderen Kreuze, die sie zu tragen hatte, war der unglückliche Umstand, dass ihr Name der banalste war, den es gab. Und gleichzeitig einer, mit dem sich unheimlich leicht Witze machen ließen. Bloody Mary. Virgin Mary. Mary Poppen, äh, Poppins. Letzteres hatte sich Trevor Spaulding, dieser Idiot, in der neunten Klasse einfallen lassen.

Marys Mutter hieß Vivienne. Ein Name, den sie selbst als viel zu extravagant für den Lauf, den ihr Leben genommen hatte, bezeichnete. Mutter mit achtzehn, verheiratet mit neunzehn, geschieden mit zwanzig. Jetzt arbeitete sie im *A Cut Above*, einem Frisiersalon in Ellsworth, wo sie Leuten Strähnchen machte und die Augenbrauen zupfte. Marys Mutter hatte viele Fehler gemacht (ganz allgemein, nicht beim Haarefärben oder bei den Augenbrauen), und sie erinnerte Mary gern daran. »Bau nicht den gleichen Mist wie ich, Mary.« »Es steht nicht dafür.« »Fünf Minuten Spaß für ein Leben voller Probleme, Mary.«

Und wenn sie dann merkte, dass sie ja gerade mit ihrer *eigenen Tochter* redete, dem Ergebnis von fünf Minuten Spaß, versuchte sie zurückzurudern. »So war das nicht gemeint, Mary. Ich wollte damit lediglich sagen: Mach unbedingt die Schule fertig.«

Kein Wunder, dass Mary so schnell etwas peinlich war.

»Tisch drei muss abgewischt werden!«, rief Daphne ihr vom anderen Ende des Cafés aus zu. »Falls du irgendwann die Zeit findest.«

»Sicher«, sagte Mary gutmütig. Sie wischte die Tische gern ab – sie fand es sehr beruhigend und befriedigend. Man sah, wo die Arbeit anfing und wo sie aufhörte. Im Gegensatz zu den meisten anderen Dingen.

Daphne und Andi waren ein lesbisches Paar. Verheiratet. Miteinander. (Mary hatte ihrer Mutter schon mehrmals erklären müssen, dass die beiden ein Ehepaar waren. Vivienne pflegte nämlich die sexuelle Orientierung der beiden wie eine Nachsilbe an ihre Namen anzuhängen, wobei sie Andi immer als Erste nannte: Andi und Daphne, die Lesben.)

Mary war es piepegal, was andere Leute miteinander im Bett machten – sie war wirklich liberal und aufgeschlossen. Vielleicht selbst nicht unbedingt experimentierfreudig (sagte jedenfalls ihr Freund), aber definitiv aufgeschlossen. Trotzdem musste sie sich gelegentlich ein Grinsen verkneifen, wenn Daphne und Andi das Wort »Ehefrau« füreinander verwendeten. Aber nur deshalb, weil die beiden das Wort so stolz aussprachen und dabei das Kinn herausfordernd reckten, als wollten sie sagen: *Nur zu, traut euch ruhig, das anzuzweifeln. Wir haben eine Heiratsurkunde und lassen uns steuerlich gemeinsam veranlagen.*

Mary wusste zwar nicht viel über steuerliche Veranlagungen (sie war siebzehn), aber Daphne und Andi sprachen so darüber, als wäre diese Steuersache ein wesentliches Merkmal einer offiziellen Partnerschaft.

»Erde an Mary!«, meinte Andi plötzlich. Manchmal schlich sie sich lautlos an Mary an wie ein Geist und riss sie aus ihren Gedanken. Marys Gedanken hatten die leidige Angewohnheit abzuschweifen. Das war in der Schule oft ein Problem gewesen, nur nicht in Mathe. In Mathe brauchte sie nicht mal richtig aufzupassen. Wenn sie sich die Rechenbeispiele nachher ansah, erschien ihr alles selbsterklärend und logisch. Die Zahlen schwebten einfach an den Platz, wo sie hingehörten. Ihre Rechtschreibung allerdings war grauenvoll.

Letztes Jahr hatte ihre Mathelehrerin Ms. Berry sie beiseitegenommen und gefragt, ob ihr klar sei, was für eine *Begabung* sie für Mathematik habe. Und ob sie wisse, wie wichtig Mädchen mit guten Mathekenntnissen für Amerika seien, um künftig mit anderen Ländern mithalten zu können.

»Denk einfach mal drüber nach, Mary«, hatte Ms. Berry zwei Wochen vor Marys Schulabschluss gesagt.

Mary hatte darüber nachgedacht. Allerdings hatte sie zu diesem Zeitpunkt schon gewusst, wie ihre Zukunft aussehen würde. Und ein Mathestudium gehörte nicht dazu.

Das Handy in ihrer Schürzentasche vibrierte, und sie guckte verstohlen auf das Display. Josh: *Wann kommst du?*

»Kundschaft, Mary. Alle Mann an Deck!«, rief Andi.

Mary steckte das Handy wieder in die Tasche, schaute aus dem Fenster und stellte fest, dass nur zwei Gäste auf das Café zukamen. Also kaum eine Situation, die »Alle Mann an Deck« erforderte. Aber Andi und Daphne, die von New York nach Little Harbor »ausgewandert« waren, liebten es, Redewendungen aus der Seemannssprache zu verwenden. Wobei die Fischer, die Mary kannte, nie »Alle Mann an Deck« sagten.

»Aye, aye!« Mary nahm ihren Platz hinter der Theke ein, warf das Bambustuch vorschriftsmäßig in den Wäschekorb und wartete darauf, dass die Tür aufging. »Stets zu Diensten«, sagte sie zu Daphne. Hinter der Theke holte sie schnell ihr Handy heraus und schrieb Josh zurück: *Bald, Baby*. Als das Glöckchen über der Tür bimmelte, spürte sie einen Anflug von Aufregung. Das Bimmeln erinnerte sie an Weihnachten – wenn man morgens die Augen aufschlug und dachte: Heute ist alles möglich!

Vivienne sagte immer, Mary habe mehr Optimismus, als für sie angebracht sei.

Mary liebte es, die Gäste zu bedienen. Sie liebte es, wie sie sich im Café fühlte: kompetent und nützlich. Dieses Gefühl verlieh ihr sonst nichts und niemand.

»In New York würdest du keine Minute überleben«, erklärte Daphne ihr ständig. »Du bist viel zu vertrauensselig und nett. Und das meine ich als Kompliment.« Aber diese Art und Weise, wie sie das immer sagte … Irgendwie kam es Mary nicht wie ein Kompliment vor. Sie war noch nie in New York gewesen.

Im Sommer hatte das *Cup* abends bis acht geöffnet. Es gab verschiedene Salate und »kleine Snacks«, hauptsächlich für die Sommergäste, die mit ihren Segelbooten im Hafen anlegten. Außerdem hatten sie gerade erst die Schanklizenz für Bier und Wein bekommen, was, um mit Andis Worten zu sprechen, *sauschwer* gewesen war. Manchmal drückte sich Andi nicht gerade gewählt aus.

»Kleine Snacks?«, hatte Vivienne spöttisch gefragt, als sie sich zu Beginn des Sommers das Café angesehen hatte. In Viviennes Jugend war das *Cup* eine alte Tankstelle gewesen. »Kleiner als was?«

Vivienne weigerte sich, das Lokal von Daphne und Andi als Café zu bezeichnen. Sie nannte es immer *Coffeeshop,* obwohl es deutlich – wenn auch in kleineren Buchstaben als der Name des Lokals – auf dem Schild zu lesen war: *The Cup*, stand da, *ein Café für alle.*

»Ein Coffeeshop für wenige«, pflegte Vivienne zu kommentieren. Ihrer Meinung nach verirrten sich nämlich nur Touristen hierher. (Das stimmte.) Und dann lachte sie auf diese Art und Weise, die sie älter klingen ließ, als sie war. Raucherlachen. Auch so ein Fehler. »Fang bloß nie damit an, Mary. Wenn man es sich mal angewöhnt hat, kann man unmöglich wieder aufhören.« Falls sie Mary je mit einer Zigarette sehen würde, meinte sie immer, würde sie ihr einen Satz heiße Ohren verpassen. Das war natürlich nur so dahingesagt.

Im *Cup* wurden zwei verschiedene Sorten Weißwein angeboten, zwei Sorten Rot sowie Champagner. (»Theoretisch«, erklärte Andi, »ist er kein Champagner und kommt auch nicht aus Frankreich. Also einfach Sekt, aber nenn es, wie du willst.«) Außerdem gab es helles und dunkles Bier, beides von der Brauerei Atlantic in Bar Harbor. Ein regionales Produkt. Die Touristen liebten regionale Produkte. Marmelade und Chutneys aus Nellys Laden, Fairtrade-Kaffeebohnen aus biologischem Anbau von Wicked Joe in Topsham und Hummer, den es fangfrisch im Bioladen in Little Harbor zu kaufen gab. Die Touristen liebten alles Regionale, bis der Sommer zu Ende war, die Tage kürzer wurden und der kalte Wind den Winter ankündigte. Dann hatten sie es eilig, zurück nach Boston, New York und Philadelphia zu kommen, oder zogen sich in ihre Apartments in Colorado oder Park City, Utah, zurück.

Einer der Kunden, der gerade das Café betrat, war Russell Perkins. Mary war sich nicht sicher, ob sie ihn je schon einmal im *Cup* gesehen hatte – er ging normalerweise ins *Val's*. Logisch. Das *Cup* machte für die Hummerfischer nicht früh genug auf. (»Nicht unsere Zielgruppe«, sagte Andi immer schulterzuckend.) Aber jetzt war er da – in Alltagsklamotten, nicht in Fischerkleidung. Mary guckte ihn mit zugekniffenen Augen an und bemühte sich, seine Anwesenheit als Beleidigung zu empfinden. Benahm er sich – irgendwie – so, als würde ihm das Café gehören?

Sie stellte sich diese Frage im Versuch, Josh gegenüber loyal zu sein. Josh hasste Russell Perkins. Russell war einer jener Typen, die ihre Hummerfallen an der richtigen Stelle ins Meer warfen. Einer, der instinktiv spürte, in welche Richtung die Hummer sich bewegen würden, ehe sie es selbst wussten. Und der immer mehr als alle anderen fing. Nun ja, jedenfalls mehr als Josh, der beim Fischen vom Pech verfolgt war. »Nicht, dass ich mitzähle, wer mehr fängt«, sagte Josh. Aber natürlich tat er es. Mary war immer nervös, wenn Josh einen schlechten Tag auf dem Wasser gehabt hatte. Dann war er wie ein kleiner Junge kurz vor einem Wutausbruch, und sein Gesicht war vor lauter Frust und Ärger richtig verzerrt. Manchmal war es ein Fulltime-Job, ihn aufzumuntern. Manchmal unmöglich. Es kam Mary jedenfalls wie jene Art von Job vor, den sie nicht ihr ganzes Leben machen wollte.

Doch trotz ihrer Bemühungen, Russell nicht zu mögen, fand sie ihn irgendwie toll. Okay, ziemlich toll. Extrem. Wie er sie jetzt gerade anlächelte … auf eine Art und Weise, die es ihr unmöglich machte, sein Lächeln nicht zu erwidern. Er sah gut aus. Für einen älteren Mann. (»Nimm dir *nie* einen älteren Mann als Freund«, lautete Viviennes Rat. Noch einer ihrer Fehler. Die wollten alle nur eines.) Dafür war es allerdings zu spät. Josh war vierundzwanzig.

Russell war in Begleitung einer Frau, die Mary nicht kannte. Eine Touristin? Die Frau trug weiße Shorts und ein ärmelloses T-Shirt, das offenbar aus Seide war und *Ich habe Geld* signalisierte. Sie hatte wahnsinnig lange Beine, viele Sommersprossen und eine dunkle Lockenmähne. Mary (die nun mal die Tochter ihrer Mutter war) wusste sofort, dass bei diesen Haaren ein erfahrener Friseur und ein paar sehr teure Pflegeprodukte im Spiel waren. Ihre Handtasche war aus himmelblauem Leder; das Teil sah weich wie Butter aus und war mit einem kleinen, goldenen Etikett versehen, dessen Schriftzug Mary nicht lesen konnte. Die Frau sah einfach umwerfend aus. Wie kam's, dass Russell Perkins mit einer so äußerst attraktiven Touristin ins *Cup* kam?

»Hi, Mary«, sagte Russell, und Mary entgegnete: »Hi, Russell.«

Die Touristin guckte zur Tafel an der Wand hinter der Theke hinauf und kniff beim Lesen der Tagesangebote die Augen so zu, dass sich in den Augenwinkeln kleine Fältchen bildeten. Jetzt, da die Frau näher gekommen war, konnte Mary den Schriftzug auf ihrer Tasche lesen: *Givenchy*. »Ich kann es nicht glauben«, meinte die Frau zu Russell. »In Little Harbor bekommt man Cappuccino! Ich bin sprachlos. Val hat es mir zwar schon erzählt, aber ich habe ihr nicht geglaubt. Sie dreht deshalb fast durch, obwohl sie das nie zugeben würde.« Die Frau nahm ein langes, braunes Portemonnaie mit goldenem Reißverschluss aus ihrer butterweichen blauen Tasche. »Du bist eingeladen. Bestell dir, was du möchtest. Nehmen wir Kaffee oder Bier?« Sie lächelte Mary freundlich an. »Du kommst mir so bekannt vor. Kennen wir uns vielleicht?«

»Das ist Viviennes Tochter Mary«, erklärte Russell. »Sie sieht genau wie ihre Mama aus.« Er zwinkerte Mary zu, und obwohl Mary sich noch mehr bemühte, ihn unsympathisch zu finden, konnte sie nicht anders, als ihn anzulächeln. An die Frau gewandt, sagte Russell: »Besser einen Drink. Ich muss morgen um vier raus, also kein Kaffee für mich.«

»Vivienne?« Die Frau schloss die Augen und legte sich einen Finger ans Kinn, als würde sie dort ihre Erinnerung anzapfen.

»Vivienne Brown, eine Klasse unter uns.« Russell verlagerte sein Gewicht auf die Fersen, verschränkte die Hände, streckte die Arme aus und ließ seine Handknöchel knacken.

»Ach ja!«, rief die Frau. »Genau, Vivienne! Ich erinnere mich an sie. Sie war ein wahnsinnig hübsches Mädchen. Wow, du siehst genauso aus wie sie.« Ihre Stimme klang tief und melodisch und schien den ganzen Raum zu füllen. Jetzt legte sie ihre Hand auf Russells Arm. Mary hatte diese Frau noch nie gesehen, aber die Berührung hatte etwas so Selbstverständliches an sich, dass Mary so etwas wie … Neid empfand. Sie nahm an, dass die kleine Geste das war, was die Leute als »Chemie zwischen zwei Menschen« bezeichneten.

Marys Handy vibrierte wieder. *Beeil dich. Bin einsam.* Es war erst halb sieben. Das Café hatte noch über eine Stunde geöffnet, und danach musste noch aufgeräumt werden. Vor halb neun würde sie es nicht zu Josh schaffen. Er ging abends vor zehn schlafen, weil er um vier zum Fischen aufstehen musste, genau wie Russell und die anderen Fischer. Josh wollte, dass sie ihren Job im *Cup* aufgab und sich einen anderen suchte, der besser zu seinen Arbeitszeiten passte. »Erkundige dich mal, ob Val jemanden braucht«, hatte er gesagt. »Dann übernimmst du die Frühstücksschicht. Das wäre perfekt.« Mary wollte nicht die Frühstücksschicht übernehmen und um vier aufstehen. Und sie hatte keine Lust, ihre Zeit unter stinkenden Fischern zu verbringen. Außerdem mochte sie sich weder von Andi und Daphne noch von ihrer *eigenen* Schürze trennen, auf der vorne eine dampfende Kaffeetasse aufgedruckt war. Also hatte sie Josh gesagt, dass sie sich schon erkundigt habe, Val aber niemanden brauche. (Dass sie lügen musste, war eindeutig ein Alarmsignal.)

»Wir haben koffeinfreien Kaffee«, sagte Mary, bemüht, möglichst professionell und kundenfreundlich zu klingen. Andi, die gerade die Kaffeebohnensäcke zählte, nickte anerkennend.

»Drinks«, erklärte die Frau energisch. »Bier, Russell? Welche Sorte? Stört es dich, wenn ich etwas anderes nehme? Ich vertrage kein Bier mehr, davon kriege ich immer einen schrecklichen Blähbauch. Mal sehen … Wein oder … oooh, ihr habt Champagner? Schließt ihr bald? Um acht? Okay, ich muss ohnehin bald wieder zu meinem Dad. Wir beeilen uns, versprochen.« Jetzt lächelte sie sogar noch strahlender und fügte hinzu: »Ich stürze meinen Champagner ganz schnell hinunter.«

»Nicht nötig, Eliza. Und was würde denn dein Dad davon halten?« Russell lachte.

Eliza. Okay, langsam dämmerte es Mary. Eliza Sargent, Charlie Sargents Tochter. Die Küstenwache hatte ihn gestern an Land gebracht. Das hatte Josh ihr gestern Abend in diesem seltsam fröhlichen Ton erzählt, den er immer anschlug, wenn er über das Unglück anderer Leute redete. Das war auch ein Alarmzeichen, wenn auch nur ein kleines. In Anbetracht der Gesamtsituation versuchte Mary, die kleinen Alarmzeichen zu ignorieren.

Charlie Sargent kam ab und zu am frühen Abend ins *Cup* und kaufte ein paar Hummer-Kekse. Die Kekse waren wie Hummer geformt, nicht daraus gemacht. Wenn er bezahlte, zwinkerte er Mary immer zu und sagte: »Verrate es Val nicht.« Es konnte ihm gestern nicht allzu viel passiert sein, wenn Eliza jetzt hier im *Cup* – sehr dicht – neben Russell Perkins stand.

Mary hatte ihr Geheimnis noch niemandem verraten, nicht einmal Josh. Aber sie würde es ihm bald sagen. Vielleicht nicht heute Abend. Vielleicht morgen.

Das Klingeln eines Telefons riss sie aus ihren Gedanken. Charlie Sargents Tochter zog ein Handy aus ihrer Handtasche. »Entschuldige«, sagte sie zu Russell, bevor sie das Gespräch annahm. »Hi, Schatz. Evie? Süße? Ich kann dich kaum verstehen … Evie, du musst aufhören zu weinen, wenn ich dich verstehen soll.«

Eliza Sargents Stimme klang so liebevoll und zärtlich, dass Mary merkte, wie ihr – lächerlicherweise – Tränen in die Augen traten. In letzter Zeit war sie so emotional, bei jeder Kleinigkeit musste sie weinen. Sogar gestern, als diese Blondine mit den Ringellöckchen beim »Bachelor« rausgeflogen war, hatte sie geheult.

Eliza entfernte sich ein paar Schritte von der Theke, sodass Mary ihren Gesichtsausdruck nicht mehr erkennen konnte. Nach ein paar Minuten kam sie zu Russell zurück und steckte das Handy in ihre Tasche. Sie verdrehte übertrieben theatralisch – aber so, dass man merkte, dass es nicht böse gemeint war – die Augen. »Mein zweiter Anruf von einem weinenden Mädchen in vierundzwanzig Stunden«, erzählte sie Russell. »Evie hat gerade *Brücke nach Terabithia* ausgelesen. Ich kann es ihr nicht verdenken, mir ist es beim Lesen genau wie ihr ergangen.«

»Nie gelesen.« Russell zwinkerte Mary wieder zu. Komisch, dass Zwinkern bei manchen Leute richtig gruselig, bei anderen wiederum durchaus akzeptabel wirkte. Sogar bezaubernd.

»Hast du schon bestellt?«, erkundigte sich Eliza. »Ich nehme doch lieber einen Cabernet, keinen Champagner. Verrückt, ich weiß. Schließlich ist es Sommer, da sollten wir alle Weißwein oder Rosé trinken. Verklagt mich doch.« Sie zuckte wie jemand mit den Schultern, der nicht damit rechnete, verklagt zu werden.

Eine reiche Frau mit einer blauen Handtasche aus butterweichem Leder, eine Frau, die ungeheuer souverän und selbstbewusst im Leben zu stehen schien ... Obwohl Eliza theoretisch eine Einheimische war, war sie genau wie die typische Touristin, die Mary gelernt hatte, nicht leiden zu können. »Denkt, ihr gehört die Welt«, sagte Vivienne immer. (Wenn Eliza Sargent allerdings in ihren Frisiersalon käme, würde sie sie hofieren wie eine Königin. Ihr beispielsweise die Hände massieren, während die Haarfarbe einwirkte, und mit zwanzig Prozent Trinkgeld rechnen.)

Aber Mary fand diese Frau nicht unsympathisch, sosehr sie sich auch bemühte. Ganz im Gegenteil sogar. Das war genau jene Art Mensch, genau jene Art *Mutter*, die Mary Brown einmal sein wollte.

4. KAPITEL

Barton, Massachusetts

Rob

Rob guckte in seinen Kühlschrank. Marke *Viking*, ein Mittelklassemodell. Er hatte den *Professional* kaufen wollen, dessen Preis jenseits von zehntausend Dollar lag, aber Eliza hatte sich quergestellt. Energisch. Sie war der Meinung, es sei peinlich, einen Kühlschrank für Profiküchen zu besitzen, wenn sie doch keine Profiköchin war. Sie war in keinem Bereich ein Profi. »Du bist Profi darin, mein Lieblingsmensch zu sein«, hatte Rob gesagt, aber sie hatte nicht nachgegeben. Sogar das Mittelklassemodell war ihr peinlich gewesen. Ihr wäre ein einfacher *Electrolux* lieber gewesen, aber da hatte Rob sich quergestellt.

»Machst du Abendessen?«, fragte Zoe misstrauisch. Sie hatte sich leise wie eine Katze an ihn herangeschlichen. Rob drehte sich um. Zoe sah so *groß* aus. War sie seit gestern gewachsen? Seit heute Morgen?

»Ja«, erwiderte Rob selbstbewusst. »Ich mache uns Frittata.« Wenn Eliza wegfuhr, kochte sie normalerweise ein paar Gerichte vor, aber die Sache mit ihrem Dad war so plötzlich gekommen, dass dafür keine Zeit mehr gewesen war. Außerdem war Rob durchaus in der Lage, für seine Kinder zu kochen! Er war nicht total unfähig in der Küche. Schließlich hatte er genug Küchen entworfen, es sollte möglich sein, sich ohne allzu große Schwierigkeiten in einer zurechtzufinden.

»Weißt du, wie das geht?«

»Zoe«, sagte Rob ernst, »natürlich weiß ich, wie man Frittata macht.«

»Echt?«

Na ja, zumindest ungefähr.

»Ja«, meinte er. »Und warum gehst du nicht mal raus in den Garten und siehst nach, ob schon irgendwas wächst.«

»Was denn?«

»Tomaten.«

Zoe sah ihn an. »Ich bin ziemlich sicher, dass es für Tomaten zu früh ist. Kommen die nicht erst im August oder so?«

»Geh trotzdem nachsehen. Nur für alle Fälle.«

Als sie weg war, flitzte er ins untere Badezimmer, googelte mit seinem Handy »Frittata-Rezepte« und bemühte sich, sich so viele Arbeitsschritte wie möglich einzuprägen. Die Zubereitung schien nicht schwer zu sein.

Zoe kam mit einem frisch geernteten Bündel Rhabarber aus dem Garten zurück und hielt es ihm unter die Nase. »Ähm«, sagte er, »ich bin nicht sicher, ob Rhabarber zu Frittata passt.«

Zoe zuckte mit den Schultern und legte die Stangen auf die Küchentheke. »Das ist das, was gerade wächst.«

»Ich dachte, du schaust immer diese Kochshows. Hast du dich nicht nach etwas umgesehen, was brauchbar ist für Omelett?«

»Das ist Evie.«

»Was bin ich?« Evie kam von wer weiß wo herein. Sie hatte zu kleine Schuhe aus der Schatzkiste mit den Sachen zum Verkleiden sowie ein Kleid an, das einmal Eliza gehört hatte. Es reichte Evie bis zu den Knöcheln.

»Du bist die, die immer die Kochshows guckt.«

Evie nickte. »Ich schaue meistens *MasterChef Junior*.«

»Wenn das so ist … Kannst du etwas für mich aus dem Garten holen, was ich in diese Frittata geben kann?«

»Klar.« Evie war immer für alles zu haben.

»Vielleicht ziehst du dir besser diese High Heels aus?«

»Okay.« Sie kickte die Schuhe weg wie eine Brautjungfer, die nach dem offiziellen Teil der Hochzeit gleich zu »Twist and Shout« abtanzen wollte. Dann verschwand sie durch die Terrassentür in den Garten und kam nach ein paar Minuten mit einer Handvoll Basilikum, einem Bund Petersilie und ein paar grünen Bohnen zurück. »Schon besser«, sagte Rob, und Zoe verdrehte die Augen. Mit Evies Ausbeute konnte Rob etwas anfangen. Er würde die Kräuter zum Omelett geben und die grünen Bohnen als Beilage servieren – falls er Zeit fand, zu googeln, wie man sie zubereitete.

Es war schwer, eine Mom zu sein.

Die Frittata war unten zu dunkel und oben nicht ganz gar, aber beide Mädchen waren so anständig, es nicht zu erwähnen. Die Bohnen waren ein Flop. Rob hatte sie zu einem Brei zerkocht, den er in einem unbeobachteten Moment in den Müll kippte.

»Wann kommt Mom zurück?«, fragte Evie und schlürfte durch den Strohhalm ihren Milchshake. Schokolade. Die Mädchen hatten ihn selbst gemixt. Rob wusste, dass sie die Tatsache ausnutzten, dass nur er da war, aber er ließ es durchgehen. Es war ja nur für ein paar Tage.

»Bald«, entgegnete er. »Übermorgen, denke ich.«

»Du machst so ein komisches Gesicht«, stellte Evie fest.

»Wirklich? Ich denke gerade an die Arbeit.«

Evie nickte wissend. »Cabot Lodge, stimmt's?«

»Stimmt, Cabot Lodge.« Cabot Lodge war ein Megaprojekt, ein zweites Domizil für Christine und Jonathan Cabot, gute Freunde von Robs Mutter. Es war der größte (und, offen gestanden, der einzige) Auftrag, den Rob übernommen hatte, seit er letztes Jahr im Architekturbüro seines Mentors Mo Francis aufgehört und sich selbstständig gemacht hatte. Und Christine Cabot, die zukünftige Besitzerin von Cabot Lodge, brachte ihn regelmäßig an den Rand der Verzweiflung.

Cabot Lodge wurde in Naples, Maine, am Ufer des Long Lake gebaut. Das war weit genug von Robs eigentlichem Arbeitsort in Massachusetts entfernt, um ihn wahnsinnig zu machen. Er konnte nicht die Leute engagieren, mit denen er sonst zusammenarbeitete; Mrs. Cabot hatte einen Bauunternehmer beauftragt, den er nicht kannte und der außerdem irgendwie Furcht einflößend war: Mark Ruggman.

»Es ist komisch.« Evie nahm einen großen Bissen von der misslungenen Frittata. »Seit du nicht mehr bei Mo Francis arbeitest, bist du mehr da. Aber du bist weniger *da*.« Sie zeichnete bei dem Wort *da* zwei Anführungszeichen in die Luft und zog eine Augenbraue hoch.

Rob hustete. Dem Mädchen entging wirklich nichts. »Eine sehr scharfsinnige Beobachtung, Evie.«

Evie nickte. »Ich weiß nicht, was dieses Wort bedeutet. Und übrigens, Zoe benutzt ihr Handy.«

Rob sah, dass Zoe ihr iPhone in ihrer gefalteten Serviette versteckt hatte und eifrig drauflostippte.

»Zoe, leg das weg!«, sagte Rob. Zoe tippte weiter, bis er noch einmal *»Zoe!«* sagte, bevor sie unwillig »Sorry« murmelte und das Handy zur Seite legte. Dann sagte sie: »Jackie Rackley nervt total auf Instagram.«

»Kann ich Instagram kriegen?«, fragte Evie.

»Nein«, antworteten Rob und Zoe wie aus einem Mund.

Später, beim Schlafengehen, sagte Evie: »Oh, ich hab was vergessen. Du musst mich nach Läusen absuchen. Ein Mädchen in meiner Klasse hatte zu Schulschluss welche. Ich habe vergessen, Mommy auszurichten, dass wir alle gucken sollen, ob wir Läuse haben.«

Er betrachtete ihren Kopf. Evie hatte Elizas Haare: unglaublich dicht, dunkel und lockig. Ein ganzes Bataillon an Läusen könnte sich hier verschanzt haben und tagelang – wochenlang, monatelang – sich unentdeckt vermehren.

Er atmete tief durch und untersuchte ihren Scheitel. »Sieht gut aus«, sagte er nach ein paar Sekunden.

»Mommy macht das anders«, erklärte Evie. »Sie nimmt den Läusekamm und geht damit ganz tief rein …«

Er nahm einen Kamm von Evies Nachttisch und fuhr damit ein wenig auf Evies Kopfhaut herum. Man kam ohne ausgiebige komplexe Vorbereitung unmöglich mit dem Kamm durch diese Locken.

»Das ist kein Läusekamm.«

»Was ist denn da der Unterschied?«

Evie seufzte nachsichtig. »Glaub mir, da ist ein großer Unterschied. Ruf Deirdre an. Sie weiß, wie es geht.«

»Ich brauche Deirdre nicht anzurufen!«

Deirdre war Elizas beste Freundin. Sie war, wie alle Frauen in Barton, fit, gebräunt und immer sehr beschäftigt. Die Frauen von Barton traten in einer von Parfum umwölkten Herde auf und planten ständig Unternehmungen, in die ihre Ehemänner nicht einbezogen waren. Worüber redeten diese Frauen bei all ihren Drinks im Jachtklub, bei diesen Damen-Wochenenden und dem gelegentlichen Wellness-Tag in Boston? Welche Geheimnisse plauderten sie über die Männer in ihrem Leben aus? Rob wurde, wie er zugeben musste, schon nervös, wenn er nur daran dachte.

Eliza, die nicht gleich zu jedem Vertrauen fasste, meinte, Deirdre habe unter der Bräune und den durch Pilates gestählten Muskeln ein großes Herz. Deirdre hatte ein Kind, Sofia (mit der europäischen Schreibweise – kein *ph*), und einen Mann namens Brock, mit dem Rob gelegentlich Segeln und manchmal danach etwas trinken ging.

Deirdre veranstaltete Ende des Sommers eine riesige Benefizgala zugunsten afrikanischer Kinder, was Eliza einigermaßen rätselhaft war. (»Warum sucht sie sich kein unterstützungswürdiges Projekt in der Nähe?«) Rob war unter aggressiven

Spendensammlern aufgewachsen, unter um die Wette eifernden Wohltätern und halsabschneiderischen Benefizveranstaltern; er verstand, was Eliza meinte.

Trotz allem hatte Rob, was Deirdre betraf, seit dem Sommerfest bei den Colemans letztes Jahr ein ganz komisches Gefühl. Der Abend hatte etwas an sich gehabt, was er nicht recht deuten konnte. In Wahrheit hatte der Abend ganz viel an sich gehabt, was Rob nicht deuten konnte – Rob und alle anderen in der Stadt. Jennifer Coleman hatte einen neuen Cocktail entdeckt, den *Angel's Delight*, und er war geschmeidiger die Kehle runtergegangen, als ein Pinguin übers Eis gleiten kann.

Nein, er brauchte Deirdre nicht anzurufen. Eliza würde bald wieder zu Hause sein; er schaffte das allein. »Ich bin durchaus in der Lage, meine eigene Familie von Läusen zu befreien«, sagte er zu Evie. Dann kämmte er ihr ein paarmal locker durch die Haare und verkündete: »Alles okay.«

»Bist du sicher?« Evie sah ihn stirnrunzelnd an. »Das hat sich nicht gründlich angefühlt.«

»Ganz sicher.«

Evie seufzte, kletterte aus dem Bett und sah ihren Vater an. Sie trug ein langes, weißes Sommernachthemd, so eines, wie es die alten Jungfern in alten Filmen gern anhatten. Wie sie jetzt so dastand, in der Mitte ihres Schlafzimmers, sah sie aus wie ein süßes kleines Gespenst.

Sie presste die Lippen zusammen und fragte: »Hat sich Grandpa sehr wehgetan?«

»Nein, er hat sich auf seinem Boot den Kopf angeschlagen. Keine große Sache. Er ist mit ein paar Stichen genäht worden.« Elizas Vater war ein Hummerfischer, wie er im Buche steht, ein echter, in gelbem Ölzeug und mit waschechtem Ostküstenakzent. Er verwendete Ausdrücke wie »marode« für *krank* oder *verletzt*, und Leute, die sich ständig beklagten, waren »Schlappschwänze«.

»Also kommt Mommy bald nach Hause?«

»Ja, sie ist bald wieder da.« Rob zog die Decke zurück und signalisierte Evie, sich hinzulegen. Dann zog er ihr die Decke bis zum Kinn hinauf, so, wie sie es gern mochte, sogar im Sommer.

»Wenn nicht, machst du uns dann wieder eine Frittata?«

Rob war erfreut: Das war eine Art Wertschätzung seiner zweifelhaften Kochkünste. »Wenn du wieder dieses saugute Basilikum aus dem Garten holst.«

Evie guckte ihn missbilligend an. »So was sagt man nicht.«

»Basilikum?«

Sie schüttelte grinsend den Kopf. »Nein, saugut.«

»Keine Schimpfwörter, Evie«, meinte er streng. Ihr Grinsen wurde breiter. Evies Lächeln konnte einen Eisberg zum Schmelzen bringen. »Du hast recht, entschuldige«, fügte er hinzu. »Dieses schmackhafte Basilikum.«

»Okay, mach ich.« Evie nickte und ließ den Kopf aufs Kissen sinken. Hin und wieder schlief sie immer noch wie damals als Baby. Wenn Rob in der Nacht nach ihr sah, lag sie manchmal auf dem Bauch, und ihr kleines Hinterteil ragte in die Luft, als würde es auf einer Wolke schweben. Bei diesem Anblick hätte er am liebsten jedes Mal die Zeit angehalten.

»Kannst du mir einen Gefallen tun, Evie?«, flüsterte er.

»Welchen?« Ihre Stimme war schon ganz schläfrig.

»Kannst du versuchen, kein Teenager zu werden?«

»Okay«, murmelte sie. »Ich versuch's.«

Nachdem Rob sich später unten einen doppelten Whisky eingeschenkt hatte, machte er die Tür zur Garage auf. Sein Auto war weg, und Elizas Honda Pilot stand an seinem angestammten Platz. Das war natürlich nur sinnvoll, ihr SUV war das Familienauto und sollte bei der Familie bleiben. Dennoch spürte Rob angesichts des leeren Stellplatzes einen Anflug von Trauer. Er liebte seinen Wagen. Er liebte auch seine Segeljacht, eine

Hinckley Sou'wester 52, die ihm seine Mutter zum vierzigsten Geburtstag geschenkt hatte.

Man sollte materielle Dinge eigentlich nicht so leidenschaftlich lieben. Aber wenn er an Deck der *Family Affair* stand, wo alles genau dort war, wo er es haben wollte – jeder Knauf, jedes Instrument, jede Leine –, kam es Robert Barnes II so vor, als ob eine Hinckley Sou'wester 52 nicht nur etwas Materielles wäre. Das Boot hatte etwas an sich, das fast himmlisch war.

Als Rob die Garagentür wieder zumachte, spürte er plötzlich eine undefinierbare Melancholie, die sich um ihn legte wie eine Daunendecke. Er mochte es nicht, wenn Eliza weg war. Er vermisste sie! Und ihm gefiel nicht, dass sie diese Angelegenheit bei Phineas Tarbox nicht geklärt hatten. Er war es nicht gewöhnt, Dinge zwischen ihnen ungeklärt zu lassen.

Aber es waren ja nur ein, zwei Tage, das war praktisch nichts. Sie würde im Handumdrehen wieder da sein.

5. KAPITEL

Little Harbor, Maine

Eliza

»Hey, Dad«, rief Eliza aus der Küche, »dein Kühlschrank war leer. Was hast du denn gegessen?«

Sie ging ins Wohnzimmer. Ihr Vater saß mit der Fernbedienung in der Hand in seinem Lehnstuhl. Seine Augen waren geschlossen, der Bildschirm war dunkel und der Ton nicht eingeschaltet. Als er die Augen aufmachte, huschte ein verlegener Ausdruck über sein Gesicht, als wäre er gerade bei etwas Peinlichem überrascht worden. Die Art und Weise, wie er sich die Augen rieb, erinnerte Eliza an Evie.

»Oh, entschuldige«, flüsterte Eliza. »Ich wusste nicht, dass du eingenickt bist. Ich habe nur gerade gesagt, dass es eine gute Idee von mir war einzukaufen. Du hattest überhaupt nichts mehr da. Wie sagt man so schön? Bei dir ist Schmalhans Küchenmeister.« Sie versuchte, möglichst unbeschwert zu klingen.

Sie zog das Haargummi von ihrem Handgelenk (praktisch der »Alltagsschmuck« jeder viel beschäftigten Mutter) und fixierte damit ihren improvisierten Haarknoten, bevor sie die Lebensmittel auszupacken begann. Sie war zum Einkaufen zum neuen *Hannaford*-Supermarkt nach Ellsworth gefahren, der in ihrer Kindheit ein düsterer, langweiliger Laden der Kette *Dave's Shop'n Save* gewesen war. (Wer war dieser geheimnisvolle Dave? Sie hatte es nie herausbekommen.) Im neuen Supermarkt konnte man Kombucha, Quinoa und Hanfsamen kaufen, es gab Bioerdbeeren und Mangos, natürliche Mittel gegen Harninfektionen und glutenfreie Bagels. Davon hatte Eliza allerdings nichts gekauft. Das Wichtigste beim Kochen war nämlich, wie sie wusste, die Zielgruppe zu kennen. Also hatte sie zwei kleine Säcke weißen Reis, Cornflakes, zwei Packungen Hühnerschnitzel, Kaffee, Milch, Bananen und ein Dutzend Eier besorgt.

Sie nahm das Schwämmchen, das am Rand der Spüle vor sich hin trocknete, machte es nass, gab ein paar Tropfen Spülmittel darauf und begann, die schmutzigen Kühlschrankfächer zu schrubben.

»Ich mag keine Lebensmittel verschwenden. Meistens esse ich bei Val.«

»Aber ihr Lokal hat abends doch gar nicht geöffnet. Was isst du denn dann so?«

Er rutschte hin und her. »Ich komme schon zurecht.«

»Gehst du in das neue Café. Ins *Cup*?

Er schnaubte. »Klar, ich gehe rüber ins *Cup* und zahle fünfzehn Dollar für ein Sandwich.«

»*Fünfzehn Dollar* kosten sie auch wieder nicht. Und übrigens, ich weiß aus verlässlicher Quelle, dass du die Hummer-Kekse magst, die es dort gibt.«

»Wer hat dir das erzählt?«

»Niemand. Ein Vögelchen hat es mir gezwitschert.«

»Der Kaffee kostet fünf.«

»Nicht *fünf*, Dad.« Zugegeben, erst heute Morgen hatte Eliza vier Dollar und fünfundzwanzig Cent für einen großen Cappuccino bezahlt. (Er war es wert gewesen.) Das Mädchen von gestern, Viviennes Tochter, hatte ihn für sie gemacht. Sie war sehr nett gewesen, hatte sich viel Mühe mit dem Aufschäumen der Milch gegeben und sogar ein Muster in Form eines Hummers in den Schaum gezeichnet.

Elizas Handy, das auf dem Couchtisch lag, meldete eine SMS. Evie von ihrem iPad mini: *Ich habe unseren nächsten Hund gefunden.* Mitgeschickt war der Link zu einem Foto. Seit sie Fred, ihren geliebten Golden Retriever, letztes Jahr hatten einschläfern lassen, war Evie auf der Suche nach einem Hund, den sie retten konnte. Eliza tröstete sich mit dem Wissen, dass das ein Zeichen für Evies großes Herz und ihr Mitgefühl war, aber bei ein paar von den Hunden musste man extrem tolerant sein, um sie als vierbeinige Spielgefährten zu bezeichnen. Der aktuelle Kandidat hieß Maisy. Die Hündin war ein trauriger Anblick, hatte kahle Stellen am Rücken und an den Schultern und einen verzweifelten Blick. Die Spitze eines Ohrs schien zu fehlen. Eliza schrieb *Eher nicht, Schatz* zurück und machte sich daran, die Hühnerschnitzel zuzubereiten.

Sie schlug ein Ei auf, gab etwas Wasser dazu und wendete die Schnitzel erst in Ei und dann in zerbröselten Cornflakes. Zu Hause machte sie nie Hühnerschnitzel. Sie käme einfach nie auf die Idee, dieses typische Gericht ihrer Kindheit für ihre eigenen Kinder zu kochen. Zoe mochte keine Cornflakes, und Evie missbilligte die Hühnerhaltung: Freilandeier konnte sie gerade noch akzeptieren, aber damit war ihr Limit erreicht. Die Schnitzel jetzt zuzubereiten, vor allem in dieser Küche, hatte allerdings etwas Beruhigendes an sich. Lange Zeit war das das einzige Essen gewesen, das Eliza für ihren Vater hatte kochen können. Manchmal hatte sie einen sehr einfachen grünen Salat dazu gemacht, manchmal eine Schüssel in Butter geschwenkter Nudeln.

Am Küchentisch, der so klein war, dass Elizas Knie und die ihres Vaters aneinanderstießen, versuchte sie, das Gespräch in Gang zu halten. Sie erzählte Charlie von den Sommerplänen ihrer Familie: von Evies Theatercamp, von Zoes Naturwissenschaft-Camp und auch von Robs Plan, mit der *Family Affair*, seinem unfassbar teuren Boot, nächsten Frühling einen großen Segeltörn in der Karibik zu machen – wenn er denn Kumpel fand, die ihn begleiteten. Sie war sich völlig bewusst, dass sie sich wie ein privilegiertes Luxusweibchen anhörte, aber wenn sie nicht redete, herrschte Schweigen.

Sie beschrieb Robs ersten eigenen Auftrag, seit er bei Mo Francis aufgehört hatte. »Wir dachten, er wäre die ganze Zeit daheim! Aber er arbeitet noch mehr.« Sie erzählte von der Cabot Lodge und davon, dass Mrs. Cabot erklärt hatte, Robs Pläne – die er nach *ihren Vorgaben* gezeichnet hatte – würden ihr nicht gefallen. Und dass Rob nun wieder ganz von vorn anfangen musste.

»Reiche Leute«, meinte Charlie kopfschüttelnd.

»Nicht wahr? Sie sind so unberechenbar.«

Charlie guckte sie vielsagend an.

»Ich weiß«, sagte Eliza, »ich weiß.«

In Elizas Kindheit waren die reichsten Leute, die sie gekannt hatte, die McPhersons gewesen, die ein traumhaft schönes Haus an der Spitze der *Point* genannten Landzunge gehabt hatten und jeden Sommer aus Philadelphia hergekommen waren.

»Erinnerst du dich an die McPhersons?«, fragte sie Charlie. »Das Hummer-Fest am Strand damals?«

»Ja«, antwortete er. »Lange her.«

»Haben sie das Haus noch?«

»Ich glaube, ja. Das einzige Haus mit Sandstrand in der Gegend.«

Eliza erinnerte sich an einen Samstag im Hochsommer, an dem sich der Nebel wie eine Decke über die Landzunge gelegt hatte. Sie war dreizehn, hatte einen leichten Sonnenbrand und zerzaustes Haar. Die Trauer und der Schmerz über den Tod ihrer Mutter waren ihr immer noch anzusehen. Charlie war von den McPhersons für das Fest als Koch und Entertainer in Personalunion engagiert worden. Er und Eliza waren schon seit Nachmittag da, und Charlie hatte bereits die Grube für das Feuer gegraben, die Steine hingelegt und Feuer gemacht. Als das Feuer irgendwann die richtige Temperatur erreicht hatte, schob er die Steine mit einem Spaten auf die Seite. Er hatte Meeralgen mitgebracht, die er über die Grube mit dem glimmenden Holz legte, und eine Plane vorbereitet, mit der er die Pfannen mit dem schmorenden Hummer später abdecken würde. »Es wäre viel einfacher«, erklärte er Eliza, während er schwitzend mit der Schaufel hantierte, »das Ganze in der Küche zuzubereiten, aber sie wollten es unbedingt authentisch haben. Also kriegen sie es authentisch.«

Dann trafen die Gäste ein und spazierten vorsichtig über die abschüssige große Wiese zum Strand hinunter. Die Damen zogen ihre Schuhe aus und ließen sie einfach liegen. Sie hatten leuchtend rot oder rosa lackierte Zehennägel, trugen Sommerkleider und dufteten nach Parfum. Alle Frauen hatten ein Glas Champagner in der Hand, die Männer Longdrinkgläser – Eliza hatte damals noch nicht gewusst, dass die so hießen – mit Cocktails.

»Sie wollte, dass ich Dottie zu ihr sage«, sagte Eliza jetzt zu ihrem Dad. »Aber ich wollte nicht.«

»Das ist, falls ihn jemand noch nicht kennt, Charlie Sargent«, hatte Mrs. McPherson zu ihren Gästen gesagt. »Mein persönlicher Hummerfischer.« Eliza hatte gewartet, dass Charlie zu ihr herübergucken, die Augen verdrehen und sie beide gleich einen Blick wechseln würden, der *Ist diese Frau denn zu fassen?* besagte. Aber sein Lächeln wurde breiter, und statt die Augen zu verdrehen, sagte er: »Und das ist meine Assistentin Eliza.« Sie stellte fest, dass er mit seinem Akzent besonders dick auftrug.

»Ach, wie süß«, flöteten die Frauen und schauten Eliza an, die sich gerade kratzte, weil ein Moskito sie gestochen hatte. »Ist sie nicht entzückend?« Und eine sagte: »Für diese Haare würde ich *töten*.«

Als es Zeit wurde, das Essen auf die Feuerstelle zu geben, begann Charlie betont dramatisch, die Hummer aus der Wanne zu fischen, in der er sie transportiert hatte.

»Ich habe ein paar riesige und ein paar kleinere«, erklärte er.

»Diesen hier, Mrs. Wheeler, habe ich extra für sie gefangen. Er ist noch ganz jung und kleiner als die anderen. Ich weiß ja, dass Sie essen wie ein Vögelchen.« Er zwinkerte Mrs. Wheeler zu, und sie kicherte. Er trug wirklich dick auf, das merkte Eliza genau, und alle nahmen es ihm bereitwilligst ab.

Als es ans Knacken der Hummer ging, setzten sich alle auf die großen karierten Decken, die auf dem Sand ausgebreitet waren. Die Gäste hatten Lätzchen um – wie riesige Babys –, und neben ihnen lagen griffbereit die Feuchttücher zum Reinigen der Hände. Charlie nahm auf dem kleinen Schemel Platz, auf dem er auch während des Feuermachens gesessen hatte, und hielt einen Hummer in die Höhe. Dann zeigte er, wie man den Schwanz wegzog, ihn aufbrach und dann das Fleisch herausschob. »Alles in einem Stück, so wie es sein soll ... genau, Mr. Frank, so ist es richtig.« Jetzt waren die Hummerscheren dran. »Drehen Sie die Schere nach hinten, Mrs. Carrington. Ganz nach hinten, genau. Immer nach hinten.« Er demonstrierte, wie man mit der Zange umgehen musste, um das Fleisch in einem Stück herauszulösen. Wenn jemand dabei Schwierigkeiten hatte, ging er zu ihm, kniete sich neben ihn hin und nahm ihm den Hummerschwanz oder die Scheren aus der Hand. Dann stippten alle ihr Hummerfleisch in Schälchen mit zerlassener Butter, aßen den Mais, die Kartoffeln und zu guter Letzt den Blaubeerkuchen. Eliza stellte sich näher zu ihrem Vater. Man bot ihr an, mitzuessen, doch sie lehnte dankend ab. Stattdessen beobachtete sie die Frauen ... die Art und Weise, wie sie beim Lachen den Kopf in den Nacken warfen und ihrem jeweiligen Gesprächspartner die Hand auf den Arm legten.

Irgendwann musste Eliza auf die Toilette, also zeigte ihr Mrs. McPherson (»Also wirklich, Schätzchen, sag doch *Dottie* zu mir. *Mrs. McPherson* ist meine Schwiegermutter!«) den Weg zum Gästebad. Als Eliza versuchte, den Türknauf zu drehen, stellte sie fest, dass abgesperrt war. Sie wollte gerade klopfen, als sie von drinnen durch den Spalt unter der Tür Geräusche hörte. Stöhnen, Seufzen. Sexgeräusche. Carrie Simmons hatte ihr erzählt, wie sich das anhörte. Eliza selbst, gerade mal dreizehn, hatte so etwas noch nie gehört. Internet hatte es noch nicht gegeben, und ins Kino kam sie auch nicht oft. Sie fand ein anderes Bad in der oberen Etage und kehrte anschließend zur Party zurück.

Die Sonne versank hinter dem Horizont, es wurde dunkel, und der Mond ging auf. Vollmond.

»Das habe ich alles für Sie organisiert, Mrs. McPherson«, sagte Charlie und nickte. »Ich habe den Mond für Sie bestellt.« Alle Partygäste, und zwar ausnahmslos alle, lachten. Sie liebten Charlie Sargent, sie liebten Dottie McPhersons persönlichen Hummerfischer! Sie liebten den Sommer in Maine.

Am Schluss des Abends reichte Mrs. McPherson Charlie einen Umschlag. Ihre Wangen waren jetzt leicht gerötet, und sie wirkte gelöst und glücklich. Erst umarmte sie Eliza, dann drückte sie Charlie – zu lang und zu fest – an sich. »Sie, Charlie Sargent«, sagte sie, »sind ein Schatz. Ohne Sie wäre es einfach kein richtiger Sommer in Maine.«

Auf der Heimfahrt war Eliza schweigsam. Erst als Charlie sich erkundigte, ob alles in Ordnung war, platzte es aus ihr heraus. »Warum lässt du das mit dir machen?«

»Was?«

»Vor ihnen den Alleinunterhalter zu spielen. Ist dir das nicht peinlich?«

»Peinlich? Was sollte mir peinlich sein?«

»Es ist alles so gekünstelt, so unecht.« Ihr fielen die Sexgeräusche wieder ein. »Diese Leute sind alle falsch. Sie verstellen sich. Als wüssten diese reichen Typen nicht, wie man einen Hummer zerlegt, sie tun das jeden Sommer – seit Jahren. Und du …«

»Und ich tue was?«

»Du spielst mit. Du redest sogar extra im Dialekt. Für die da.«

Ganz kurz huschte ein gekränkter Ausdruck über Charlies Gesicht; Eliza sah es, als sie an der einzigen Laterne der Hauptstraße vorbeifuhren. »Das macht mir nichts aus, Eliza«, entgegnete er. »Und da es mir nichts ausmacht, sehe ich auch keinen Grund, warum es dir etwas ausmachen sollte.«

Am nächsten Morgen, als ihr Vater noch schlief – wozu er selten Gelegenheit hatte, aber im Sommer konnte man sonntags nicht zum Fischen hinausfahren –, machte sie den Umschlag auf. Es befanden sich zehn nagelneue Hundertdollarscheine darin. Auf dem Umschlag stand in Rot *Ellsworth Bank und Kreditanstalt*. Die Geldscheine lagen alle mit der Vorderseite nach oben übereinander. Vorne drauf Ben Franklin mit seiner komischen Frisur und seinen tief liegenden Augen. Immer wieder sah Eliza ihn an, zehn Mal insgesamt. Wie oft musste man dafür wohl Hummerfallen auswerfen, für diese paar Stunden am Strand bei den McPhersons, für die große Hummerknack-Show?

Später an diesem Tag fuhren sie ins Einkaufszentrum nach Bangor und kauften ein neues Kleid für Eliza, neue Schuhe sowie ein Hemd und eine neue Lunch-Box für Charlie. Die alte, sagte er, zerfiel bereits in ihre Einzelteile. Auf der Heimfahrt hatten sie einen Zwischenstopp im *Jordan's* eingelegt, nebeneinander auf der klapprigen Holzbank ihre Burger gegessen, Rootbeer getrunken und einträchtig schweigend den vorbeifahrenden Sommerverkehr beobachtet.

»Dottie McPherson hatte vor ein oder zwei Jahren einen Schlaganfall«, sagte Charlie nun und holte Eliza wieder in die Gegenwart zurück. »Ich weiß nicht, ob sie es noch jedes Jahr hierherschafft, aber ihre Kinder kommen regelmäßig.« Eliza hatte Mrs. McPhersons Busen, ihr Parfum und die Geräusche von damals noch lebhaft vor sich.

Sie aß ein Stück Hühnerschnitzel. Sehr gelungen, wenn sie sich selbst mal loben durfte. Vielleicht sollte sie dieses Gericht doch in ihr Repertoire an Speisen in Barton aufnehmen … trotz der Bedenken, die Evie wegen der Hühnerhaltung hatte. Bestimmt ließen sich irgendwo Schnitzel von frei laufenden Hühnern auftreiben.

Ihr Vater hatte nur ein paar Bissen gegessen. »Dad, im Krankenhaus haben sie dich aber schon auf Gehirnerschütterung untersucht, oder?« Sie schloss die Augen und versuchte, sich an alles zu erinnern, was sie während ihres Medizinstudiums über Gehirnerschütterungen gelernt hatte. Alles, was ihr einfiel, war der – im Moment – irrelevante und nichtmedizinische Rat, dass man bei einer Erkältung viel und bei Fieber wenig essen sollte.

Er zuckte mit den Schultern. »Ich denke schon.«

»Tut dir dein Kopf jetzt weh?«

»Ein bisschen. Nicht sehr.«

Sie musterte ihn prüfend. Charlie gab nie irgendwelche Schmerzen zu. »Was denkst du, wann lassen sie dich wieder arbeiten gehen?«

Charlie räusperte sich. »Weiß nicht. Bald, hoffe ich. Meine Hummerfallen müssen schon brechend voll sein.«

»Und wann ist dein nächster Krankenhaustermin?«

»Ich habe keinen.« Er lächelte sein berühmtes schiefes Lächeln.

»Als ich dieses Lächeln zum ersten Mal gesehen habe«, hatte ihre Mutter Eliza einmal erzählt, »ist mir fast das Herz stehen geblieben.« Eliza kannte die Geschichte natürlich: Ihre Mutter hatte mit Val im Hafen gesessen und zugesehen, wie die Boote hereinkamen. Dann Liebe auf den ersten Blick et cetera, et cetera. Eliza wusste selbst genau, was es für ein Gefühl war, dort zu sitzen und zu warten … mit wahnsinnigem Herzklopfen und so aufgeregt, dass einem ganz heiß war. Sie wusste nicht recht, ob sie an Liebe auf den ersten Blick glaubte, aber an die

Liebe glaubte sie natürlich. Sie glaubte so sehr daran, dass ihr sogar jetzt, in diesem Moment, beim Gedanken an Rob und ihre Töchter ganz warm ums Herz wurde.

Aber, Mannomann, die Liebe konnte ganz schön kompliziert sein. Sie dachte an Phineas Tarbox. Sie dachte daran, wie sie mit Russell im *Cup* gesessen hatte. Und sie dachte an die vielen Dinge, die auch nach all den Jahren immer noch unausgesprochen blieben. Sie wusste nicht genau, was sie gestern Abend in Russells Gegenwart empfunden hatte. Begehren oder nur die Erinnerung daran. Aber vielleicht war es auch nicht wichtig, diese beiden Gefühle zu unterscheiden. Vielleicht waren die beiden Gefühle ja ein und dasselbe, praktisch austauschbar.

»Dad, du musst dir im Krankenhaus die Fäden entfernen und den Arm anschauen lassen.«

»Kannst nicht du mir die Fäden rausziehen? Das wäre billiger.«

»Ich bin weder Ärztin noch Krankenschwester. Ich darf so etwas gar nicht!«

»Für mich kommst du nahe ran. Und du bist netter. Netter als die anderen.« Er lächelte.

Charlie Sargent konnte, hatte Elizas Mutter immer gesagt, mit seinem Charme einen Hummer aus der Schale locken. Joanie war sehr stolz auf diese Beschreibung gewesen; sie hatte sie sich selbst ausgedacht.

»Eine Kontrolluntersuchung sollte von der Versicherung abgedeckt sein«, erklärte Eliza ihrem Vater. Soviel sie wusste, zahlte ihr Vater jeden Monat eine beträchtliche Summe ein, die er steuerlich absetzen konnte.«

Er hörte auf zu lächeln.

»Was ist, Dad? Was ist los?«

»Ich bin derzeit nicht versichert.«

»*Was?*«

»Die Prämie war so verdammt hoch und der Betrag, den ich absetzen konnte, so gering, dass er fast nicht ins Gewicht gefallen ist …«

»Dad, das kannst du doch nicht machen. Du brauchst eine Krankenversicherung.« Eliza merkte, dass sie leicht panisch wurde. Letztes Jahr hatte sie eine höhere und bessere Versicherung für ihn abschließen wollen, aber er hatte es nicht zugelassen.

»Ich bin nie krank«, widersprach er. »Ich bin kerngesund.« Er legte die Gabel mit dem aufgespießten Stück Schnitzel unberührt wieder auf den Teller und klopfte sich mit einer Hand auf die Brust, um zu zeigen, wie robust alles da drinnen war.

»Ich weiß, aber, *Dad*, du brauchst unbedingt eine Versicherung. Rob und ich können dir dabei helfen. Du weißt, wie gern wir das tun würden.«

Charlie presste die Lippen zusammen, schnitt demonstrativ ein großes Stück Schnitzel ab und führte die Gabel schwungvoll zum Mund. »Ich brauche keine Hilfe, Eliza.«

»Aber …«

Er kaute und schluckte langsam und bedächtig. »Du weißt, dass du hier immer willkommen bist, Eliza«, meinte er schließlich, »aber ich bin sicher, dass deine Familie dich mehr braucht als ich. Du kannst also jederzeit wieder nach Hause fahren, wenn du möchtest.«

»Wirfst du mich raus?«

Er lachte. »Natürlich nicht, ich gebe dir lediglich die Erlaubnis, dich selbst rauszuwerfen.«

»Nein«, erwiderte sie störrisch, »ich fahre erst, wenn wir einen Kontrolltermin ausgemacht haben.«

»Eliza, es geht mir gut. Ich habe mir den Kopf angeschlagen und den Arm geprellt. Ich hätte nie die Küstenwache rufen sollen. Dadurch hat alles dramatischer ausgesehen, als es war. Bald fahre ich wieder mit dem Boot hinaus, und du brauchst dich um mich nicht mehr zu sorgen.« Doch da war irgendetwas in Charlies Blick, etwas Ausweichendes, und er schaute Eliza nicht in die Augen.

Ihr Handy summte wieder. Bei der Familie Barnes gab es die strenge Regel, dass man beim Essen sein Handy nicht benutzen durfte, doch da Eliza weit weg war, erlaubte sie sich einen kurzen Blick auf das Display. Nur für den Fall, dass es ein Feuer oder ein Erdbeben gegeben hatte. Es war wieder Evie: *Wie wär's mit dem da?* Diesmal hatte sie das Foto direkt in die Nachricht eingebettet. Zu sehen war ein dürrer, böse guckender Terrier, dem auf einer Seite der Bart fehlte und der insgesamt so aussah, als hätte er einen Teil seines Fells in seinem letzten Zuhause – wo auch immer das gewesen sein mochte – gelassen. Ein Hund genau nach Evies Geschmack. *Er ist neun und heißt Columbo*, stand in der SMS. *Er ist in einem Tierheim in Connecticut.*

Eliza, die nicht in der Stimmung war, irgendetwas zu beschönigen, schrieb *Neun ist zu alt, er würde nicht lang genug bei uns sein* zurück. Dann widmete sie ihre Aufmerksamkeit wieder ihrem Vater. Auf einer Wange hatte er spinnennetzförmige rote Äderchen, die ihr im März, bei seinem letzten Besuch in Barton, nicht aufgefallen waren. Gut, die vielen Jahre des Arbeitens im Freien hinterließen zwangsläufig ihre Spuren. Neben der genähten Wunde an seiner Stirn war nun ein blauer Fleck zu sehen, und die Haut an seinem Hals war schlaff. Ihr Vater, der immer der kräftigste, unbesiegbarste Mann gewesen war, den sie kannte, sah plötzlich schwach und mitgenommen aus.

»Fahr ruhig nach Hause, Eliza. Morgen früh bin ich wieder wie neu.«

Sie ließ sich seine Worte eine Minute durch den Kopf gehen. Irgendetwas stimmte hier nicht. »Wenn du mir in die Augen schaust und sagst, dass du hundertprozentig ohne mich zurechtkommst, dann fahre ich. Und zwar nur dann.«

Ihr Vater schaute weg. Elizas Blick fiel auf die schmucklose alte Spüle und das Abtropfgestell mit der einsamen, kleinen Kaffeetasse. Der Anblick brach ihr das Herz.

»Dann hätten wir das also geklärt«, sagte sie und begann, den Rest der Woche zu planen. Sie konnte Deirdre (vielmehr Deirdres Sommer-Nanny) bitten, sich ein bisschen um die Mädchen zu kümmern. Rob hatte nur diesen einen Auftrag und war, da er jetzt nicht mehr nach Boston pendeln musste, zeitlich flexibler. »Ich bleibe, Dad. Nur ein paar Tage, bis du wieder ganz auf den Beinen bist. Ich rufe Rob gleich an, wenn wir zu Ende gegessen haben.«

6. KAPITEL

Little Harbor, Maine

Mary

Josh lag mit einem Bier in der Hand leicht angeheitert auf der karierten alten Couch. Zwei leere und ein paar volle Dosen standen auf dem Tisch.

Andi, die kurz vor Schließen des Cafés noch die Espressomaschine für die wöchentliche Reinigung auseinandergenommen hatte, war teilweise schuld daran, dass Mary sich verspätet hatte. Allerdings musste Mary sich auch selbst die Schuld geben. Immerhin hatte sie Andi ihre Hilfe angeboten. Sie hatte also geholfen, die Wasser-Essig-Mischung in die Maschine zu füllen. Sie half, den Milchschaumstab abzuschrauben und zu reinigen. Und half, den sogenannten Brühkopf abzumontieren und auch dieses Teil zu reinigen. Das alles tat sie, obwohl Andi ihr immer wieder sagte, sie solle doch Schluss machen. Und obwohl sie wusste, dass Josh auf sie wartete.

»Kein Problem«, sagte sie zu Andi. »Alles gut.« Während der Milchschaumstab in warmem Wasser lag, polierte sie die ganze Maschine auf Hochglanz. Am Schluss konnte sie ihr Spiegelbild darin sehen (das müde und bekümmert aussah). Immer wieder warf sie einen Blick auf die Uhr über der Espressomaschine. Die Uhrzeiger bewegten sich unaufhörlich, wie Uhrzeiger das nun mal tun, und mit jeder Minute, die verstrich, wurde Mary noch schuldbewusster. Dennoch putzte sie weiter. Sie ließ das Essigwasser einmal durch die Maschine laufen. Zweimal. Dreimal. Als das Handy in ihrer Schürzentasche summte, ignorierte sie es.

Wenn Andi und Daphne über Josh redeten, sagten sie »der junge Mann«, ganz so, als wären sie betagte Großeltern, denen die Sitten und Gebräuche der heutigen Jugend völlig fremd waren. Dabei wusste Mary, dass Daphne sechsunddreißig war, also gleich alt wie Vivienne, und Andi einundvierzig. Manchmal sagte Daphne neckend »altes Mädchen« zu Andi; das waren die einzigen Momente, in denen Andi sich über Daphne ärgerte. Einmal hatte Mary gehört, wie sie »Himmel, Daph, diesen Witz machst du jetzt seit fünf Jahren, lass es« gezischt hatte.

Dann, als Josh einmal nach der Sperrstunde zu lang im Café herumgesessen und auf Mary gewartet hatte, hatte Andi sich ein paar Minuten mit ihm unterhalten. Danach war irgendetwas anders gewesen. Daphne und Andi zogen sie nicht mehr liebevoll mit Josh auf, und Mary ertappte die beiden hin und wieder dabei, wie sie sie mit einem elterlich-besorgten Blick betrachteten.

Mary legte nun ihr Handy auf den Tisch, beugte sich zu Josh hinüber und küsste ihn. Sie war vorhin kurz zu Hause gewesen, um das gelbe Kleid anzuziehen, das sie liebte und Vivienne hasste. »Darin siehst du wie eine Farmertochter aus dem 19. Jahrhundert aus.« Mary selbst hingegen fühlte sich weiblich und sexy, sie hatte sich sogar so einen Zopf wie in *The Hunger Games* geflochten. Das hatte Vivienne ihr beigebracht. Vivienne drohte immer, dass sie sie eines Tages in den Frisiersalon schleppen würde, damit ihre Mädchen »irgendwas« mit Marys Haaren machen konnten.

Josh schmeckte nach Miller Lite. Er deutete auf die vollen Dosen auf dem Tisch und sagte: »Nimm dir eins, Babe.« Sie legte sich eine Hand auf den Bauch. »Nein, danke, vielleicht später.«

Im Fernsehen lief *Fast N' Loud*, Joshs Lieblingssendung, in der alte Autos aufgemotzt wurden. Damit er sie sehen konnte, hatte er den Discovery Channel abonnieren müssen. Es gab Monate, in denen die zwölf Dollar für den Kabelsender sein Budget ans Limit brachten, aber er dachte nicht daran, ihn zu kündigen. Manchmal bezahlte Mary einen Teil der Rechnung mit dem Geld, das sie im *Cup* verdiente. Insgeheim hoffte sie jedes Mal, Josh würde das Geld ablehnen, aber das war nie der Fall. Vielleicht war sie ja selbst schuld, weil sie es ihm anbot. Andererseits war es eigentlich nur fair, die Rechnung teilweise zu übernehmen, sie und Josh schauten viel zusammen fern.

Marys Mathelehrerin Ms. Berry hatte im April des letzten Schuljahres bemerkt, dass Marys Noten schlechter wurden und sie hin und wieder vergaß, ihre Hausaufgaben abzugeben. Einmal hatte sie Mary gebeten, nach dem Unterricht zu bleiben, weil sie mit ihr reden wollte. Sie hatte sogar angedeutet, dass sie Marys Mutter vielleicht zu einem Gespräch einladen würde. Ms. Berry hatte es lächelnd als »Gespräch unter vier Augen« bezeichnet und dabei Anführungszeichen in die Luft gezeichnet, als würde die ganze Sache dadurch lustiger oder privater … wie eine Art Mädchen-Schlummerparty. Mary, die wusste, dass Vivienne sich eher die verlängerten Wimpern ausreißen würde, als mit der Mathelehrerin zu reden, murmelte etwas von einer total schlimmen Erkältung, die sich schon den ganzen Frühling hinzog. Und dann versuchte sie, bis Schulende sogar noch weniger aufzufallen als bisher.

Es war leicht, abzutauchen … in einer Schule wie ihrer und mit einem Leben wie ihrem. Alle taten das. Die Leute, die nicht unauffällig waren, stellten die Ausnahme dar.

Es war seltsam. Eigentlich wusste Mary fast nichts über Ms. Berry. Nur, dass sie aus New Hampshire hergezogen war, drüben in Franklin wohnte und einen Deutschen Schäferhund namens William hatte. Aber manchmal, wenn Mary daran dachte, dass sie Ms. Berry enttäuscht hatte, bekam sie ein ganz flaues Gefühl im Magen.

Es war das gleiche Gefühl wie damals als Neunjährige, als sie einen ihrer nagelneuen Ohrringe auf dem Jahrmarkt in Presque Isle verloren hatte. »Tja, da haben wir's«, hatte Vivienne gesagt. »Ich schätze, du hast ihn nicht richtig geschlossen.« Dieses ungute Gefühl im Magen, das mit etwas unwiederbringlich Verlorenem einherging – Mary würde es ihr Leben lang nicht vergessen.

»Ach, komm schon, Schatz.« Josh deutete auf das Miller Lite.

Er mochte es, wenn sie mit ihm trank. Ihm gefiel, dass sie dabei lockerer wurde. Mary gefiel das, ehrlich gesagt, auch. Nüchtern war sie wie ein Luftballon, der mit ein paar Schnüren am Boden festgebunden war und sich nicht losmachen konnte. Nach einem oder zwei Bier war es, als würde aus dem Nichts eine unsichtbare Hand auftauchen und die Schnüre durchschneiden. Und Mary konnte abheben und hinauf zum Himmel und zu den Wolken schweben, losgelöst von allem.

»Vielleicht später«, wiederholte sie, obwohl sie wusste, dass sie kein Bier trinken würde. Heute nicht.

Seine Miene war nun nicht mehr ganz so heiter. Also tat Mary so, als wäre sie ganz aufs Fernsehen konzentriert. »Woran arbeiten sie heute?« In Wahrheit interessierten Autos sie überhaupt nicht.

»Sieh dir das an, Babe.« Josh nickte in Richtung Fernseher.

Joshs Traum war, einen blauen 96er Chevy Camaro mit zwei weißen Streifen auf der Motorhaube zu besitzen, mit dem er in der Stadt herumfahren konnte. Er wollte ihn bei der Down-East-Autoshow präsentieren, neben den anderen Sportwagen, mit offener Motorhaube, sodass man den Motor bewundern konnte. »Man kann von diesen Motoren praktisch essen, so sauber sind sie!«, hatte er einmal gesagt.

Mary schob Joshs Beine auf die Seite, damit sie sich auch

auf die Couch setzen konnte, und zog seine Beine dann auf ihr gelbes Kleid. Er hatte das Kleid nicht erwähnt. Vielleicht hatte Vivienne ja recht, vielleicht stand das Kleid ihr gar nicht, und sie sah wirklich wie eine Farmerstocher aus. Sie startete einen Versuch: »Mmmh, du riechst ganz frisch.«

»Du bist so spät gekommen, dass ich alle Zeit der Welt zum Duschen hatte.« Josh lächelte wieder, doch diesmal wirkte es nicht mehr so nett. Eher angeheitert als heiter. Manchmal, so wie gerade eben, veränderte sich Joshs Gesichtsausdruck total schnell. War das normal? Ihrer Meinung nach nicht, aber sie hatte niemanden, den sie fragen konnte. Sie hatte keine beste Freundin wie die Teenager in Filmen oder in Fernsehserien. Früher schon. Früher hatte sie Alyssa Michaud gehabt … vor dieser dummen Sache mit Tyler Wasson.

»*Virgin Mary*«, hatte Tyler Wasson nach der großen Katastrophe zu ihr gesagt und dann die ganzen Idioten vom Basketballteam dazu gebracht, sie auch so zu nennen. Wenn sie daran dachte, stiegen ihr immer noch die Tränen in die Augen.

Als Josh, der damals neu in der Stadt gewesen war, sie ins Kino eingeladen hatte, hatte sie vermutet, dass er sie älter schätzte, als sie war. Obwohl das nicht gerade oft passierte. Dann hatte sich allerdings herausgestellt, dass er genau wusste, wie alt sie war. Er wusste, dass sie noch auf die Highschool ging. Ein Date hatte zu einem weiteren und dann zu noch einem geführt, und Mary, die vorher noch nie ein *richtiges Date* gehabt hatte, war von Josh hingerissen gewesen. Wenn sie da an diesen miesen Typen Tyler Wasson dachte … Dem hatte sie ihre Jungfräulichkeit praktisch auf einem Tablett serviert und gesagt: »Da, bedien dich!«

Nicht, dass Josh gefragt oder sich besonders bemüht hätte …

Im Laufe der Zeit hatte sie gemerkt, dass sie dankbar war, ihn zu haben. Den ganzen Winter über und bis zum Ende des doofen letzten Jahres an der Highschool hatte Mary einen

Ort gehabt, wo sie nach der Schule oder am Wochenende hingehen konnte. Es gab jemanden, der auf sie wartete und dem es nicht egal war, wo sie war und wann sie zurückkam. Was war dagegen schon die gelegentliche düstere Stimmung oder das fallweise plötzliche Schweigen? Was machte es schon, dass die Dates nur am Anfang stattgefunden hatten und dass Josh jetzt nur noch wollte, dass sie nach der Arbeit zu ihm kam und mit ihm fernsah? Sie hatte jemanden, und jemand hatte sie.

Jetzt holte Mary tief Luft, atmete ganz langsam aus und sagte: »Ich habe dir aus dem Café etwas mitgebracht. Kekse!« Sie legte die Hummer-Kekse auf den Couchtisch, der aus dem Secondhandladen stammte.

Josh warf einen kurzen Blick auf die Kekse. »Großartig«, sagte er wenig begeistert. Mary hätte sie Vivienne geben sollen – die hatte eine Schwäche für Süßes. Offenbar war Mary auch daran schuld. Bevor Vivienne mit Mary schwanger geworden war, hatte sie praktisch nie eine Nachspeise gegessen. »Mädchen ruinieren einem die Figur«, pflegte sie zu sagen, während sie sich ihre Twizzlers-Lakritze schmecken ließ. Dabei hatte Vivienne Kleidergröße sechsunddreißig und sah immer noch toll aus.

»Das stimmt«, sagten Daphne *und* Andi. »Deine Mutter ist zweifellos umwerfend.« Als Nachsatz fügten sie dann – eine Spur zu hastig – hinzu: »Du auch. Du siehst genauso aus wie sie.« Aber Vivienne war die Strahlendere von ihnen – quasi der Außenscheinwerfer zu Marys schwacher Glühbirne.

»Die Kekse sind noch ganz frisch«, sagte sie zu Josh. Auf dem Aufkleber auf der Tüte stand *Standard Baking Co.*, Portland. Erst gestern hatte Charlie Sargents Tochter Eliza als Mitbringsel eine Tüte für ihre Kinder und eine für ihren Mann gekauft. Mary hatte sich mit Elizas Kaffee besonders viel Mühe gegeben: Sie lernte immer noch, wie man ein Muster in den

Cappuccino-Schaum zeichnete. Die Touristen liebten so etwas, und obwohl Eliza theoretisch keine Touristin war, wirkte sie auch nicht wie eine Einheimische.

»Wow«, hatte Eliza gesagt und in ihre Tasse geguckt, »es ist ein … was ist das … eine Hummerschere? Fantastisch.«

Es sollte eine Blume darstellen, aber Mary hatte weder sich noch Eliza in Verlegenheit bringen wollen, indem sie den Irrtum aufklärte.

»Okay.« Joshs Blick wanderte wieder zu seinem Flachbildfernseher.

Tja, jetzt reichte es Mary langsam. »Josh, ich habe dir etwas *mitgebracht*. Ein Geschenk. Du könntest dich wenigstens *bedanken*.«

Er sah sie kurz an. »Hab ich doch. Ich habe Danke gesagt.«

Hatte er nicht. Mary versuchte, nicht länger daran zu denken, aber in ihrem Kopf schrillte gerade eine Alarmglocke nach der anderen, und die roten Warnflaggen flatterten wie verrückt. Wenn das Joshs Art war, auf ein kleines Geschenk zu reagieren … wie dann auf ein viel größeres?

Sie öffnete die Tüte Hummer-Kekse und schielte verstohlen zu Josh hinüber, um zu sehen, ob es ihn störte beziehungsweise er es überhaupt bemerkte. Weder noch. Mit Marys Magen verhielt es sich in letzter Zeit ganz merkwürdig. Manchmal konnte sie gar nichts essen, dann wieder hatte sie eine richtige Gier nach etwas Fettem und Salzigem. War *das* normal?

Mary ermahnte sich, sich erwachsen zu verhalten. Im August würde sie achtzehn sein, nächstes Jahr um diese Zeit Mutter. Oder auch nicht. Was machte es schon, dass Josh sich für die Kekse nicht bedankte? Sie hatte schließlich nichts dafür bezahlt. Warum machte sie dann eine so große Sache daraus? Sie war ihren lächerlichen Reaktionen, dieser albernen Gekränktheit praktisch ausgeliefert. Das waren Highschool-Gefühle, vielleicht sogar noch kindischere.

Sie schob Joshs Beine weg, stand auf, ging hinter die Couch und legte ihm die Hände auf die Schultern.

»Stimmt etwas nicht?«, erkundigte sie sich, während sie sich zu ihm hinunterbeugte.

»Beschissener Fang heute, das ist alles«, brummte er.

»Schon wieder, Baby? Das tut mir leid.«

Schon gestern war der Fang *beschissen* gewesen. Genau genommen seit Wochen. Nicht für alle Fischer, aber für Josh. »Ende Juli wird es besser«, sagte sie. »Das ist immer so.« Sie seufzte mitfühlend.

»Das ist ein klassischer alter Stingray«, meinte Josh in Richtung Fernseher.

Mary kannte sich mit Stingrays nicht aus, doch sie nickte, als wüsste sie Bescheid. Sie war nervös, langsam wurde die Zeit knapp, Joshs Laune zu heben. Sie setzte sich wieder zu ihm auf die Couch, nahm seine Hand und strich mit dem Zeigefinger über seine Adern und Muskeln. »Total klassisch«, stimmte sie zu.

So hatte sie sich diesen Abend nicht vorgestellt.

»Corvette«, sagte er. »Hat über dreißig Jahre in der Garage gestanden.«

Für Mary sah in Joshs Sendung ein Auto wie das andere aus. Das da hatte eine stumpfe, hässliche braune Farbe und sah sehr gewöhnlich aus. Eine ältere, freundlich wirkende Frau mit Pferdeschwanz stand neben ihrem erwachsenen Sohn. Die beiden wollten das Auto zu Ehren ihres verstorbenen Mannes/Vaters in neuem Glanz erstrahlen lassen. Tja, das war lieb von ihnen, aber trotzdem … Im Moment wollte sich Mary die zwei im Fernsehen nicht zu sehr zu Herzen gehen lassen. Sie hatte andere Sorgen.

»Hey, Babe?«

Josh grunzte und starrte weiterhin auf den Bildschirm.

»Hast du Lust, heute irgendwas zu unternehmen? Außer

fernsehen? Ich bin nach der Arbeit hergekommen, ich habe dieses Kleid angezogen, ich dachte, vielleicht könnten wir …«

Josh pfiff anerkennend.

Nicht ihretwegen oder wegen des Kleids. Wegen der Autosendung. So hatte sie sich diesen Abend *wirklich* nicht vorgestellt. Mary strich ihr gelbes Kleid wieder glatt. Sie überlegte, ob Gelb ihr überhaupt stand. Gelb machte sie blass. Im Fernsehen redete gerade jemand über eine Benzineinspritzung. »Hundert Riesen ist er wert«, sagte Josh. »Mann, was könnte ich mit hundert Riesen alles tun.«

Josh hatte sie nicht einmal gehört – es war, als wäre sie gar nicht da. Jetzt pfiff er wieder und sagte: »*Hundert* Riesen. Einfach in der Garage.«

»Josh!«, rief sie und wusste sofort, dass das ein Ton war, den sie besser nicht anschlagen sollte. »Ich versuche, mit dir zu *reden*!«

»Verflucht, Mary, und ich versuche, diese verdammte Sendung zu sehen.«

Sie hörte jetzt *überall* Alarmglocken läuten.

Im Fernsehen sagte der Typ mit der Lederjacke und den nach hinten gegelten, grau melierten Haaren gerade: »Treibstoffleitung, Bremsleitungen, Kühlwasserleitung, alles, was aus Gummi ist, muss erneuert werden.«

Mary merkte, dass sie vor Wut zu kochen begann. »Ich gehe, Josh.« Sie stand auf.

»Geh nicht.«

»Ich gehe«, wiederholte sie.

»Mary, bleib. Es tut mir leid, okay? Himmel, ich wollte doch nur die Sendung gucken.« Er richtete die Fernbedienung auf den Fernseher, und der Bildschirm wurde schwarz. »Okay? Siehst du? Bist du jetzt zufrieden? Ich habe ihn ausgeschaltet.«

Ihr gefiel sein Blick nicht. Aber sie blieb sitzen, und als er nun seinen Arm um sie legte, dachte sie: Okay, es wird alles gut, und ich kann es ihm bald sagen. Die Alarmglocken verstummten.

Mit der Zeit würde Josh so sein, wie sie ihn haben wollte. Sie musste nur noch ein wenig warten.

7. KAPITEL

Barton, Massachusetts

Rob

Es war Taco-Abend bei den Palmers. Brock war – irgendwohin – verreist. (Brock, der irgendeinen lukrativen Job in der geheimnisvollen Welt der Schuldenkonsolidierung hatte, war ständig unterwegs.) Rob war, wie Deirdre gesagt hatte, herzlichst eingeladen gewesen, mit den Mädchen zu essen. Sie hatte ein gigantisches Taco-Buffet auf ihrer riesigen Kücheninsel angerichtet, fast ein Dutzend weiße Schüsseln mit verschiedenen Füllungen: Frühlingszwiebeln, Koriander, Oliven, Pico de Gallo aus gehackten Tomaten, Zwiebeln und Chilischoten, geriebenen Käse und so weiter. »Es gibt genug!«, hatte sie gesagt. »Bleib!«

Doch Rob hatte ein paar Unterlagen für die Cabot Lodge auf dem Boot vergessen. Vor ein paar Tagen, bevor Eliza abgereist war, hatte er – vergebens – versucht, auf dem Boot ein paar Stunden in Ruhe zu arbeiten und sich zu konzentrieren. Er würde also zuerst in den Jachtklub fahren und die Unterlagen aus dem Boot holen und konnte dann rechtzeitig wieder bei Deirdre sein, um die Mädchen abzuholen. Dann würde er sie nach Hause bringen und ihnen einen Gutenachtkuss geben.

Auf dem Weg von den Palmers zum Jachtklub rief er Eliza zweimal auf dem Handy an. Sie hob nie ab. Rob führte es auf den schlechten Empfang da oben in Little Harbor zurück. Sie war seit einundfünfzig Stunden weg, und er hatte in dieser Zeit nur ein Mal mit ihr telefoniert. Und das gerade mal lang genug, um zu erfahren, dass ihr Dad gestürzt und sich am Kopf verletzt und den Arm geprellt hatte. Es schien keine große Sache zu sein, aber sie wollte noch ein paar Tage bleiben, um sicherzugehen, dass alles in Ordnung war. Falls Rob einstweilen die Stellung halten konnte …

Ob er die Stellung halten konnte? Selbstverständlich. Schließlich hatte er – unter anderem – genau deshalb im Architekturbüro seines langjährigen Mentors Mo Francis aufgehört und sich selbstständig gemacht. Mehr Zeit zu Hause, weniger Zeit im Auto für die tägliche Fahrt nach Boston und zurück. (»Du bist jetzt mehr da«, hatte Evie, die kleine Erwachsene, erklärt. »Aber du bist weniger *da*.«)

»Klar«, hatte er zu Eliza gesagt, »klar kann ich die Stellung halten. Bleib du ruhig bei deinem Dad.« Elizas Dad war von der etwas ruppigen, wortkargen Sorte Mensch, aber Evie, Zoe und Eliza liebten ihn innig. Rob gab sich immer Mühe mit Charlie Sargent, ebenso wie sich Eliza mit Robs häufig anwesender, gelegentlich aggressiven und meist beschwipsten Mutter Judith Mühe gab. Judith und Eliza krachten, um es sanft auszudrücken, gelegentlich zusammen.

Rob bog in die Einfahrt zum Gelände des Jachtklubs ein, und der Pförtner in dem kleinen Häuschen winkte ihn durch. Eliza fuhr immer sehr langsam an ihm vorbei, damit der Mann sie sehen konnte. Sie zückte praktisch drei verschiedene Ausweise, hätte sich von ihm am liebsten die Fingerabdrücke nehmen lassen und ihm einen Kontoauszug sowie eine Beschreibung dessen, was sie gefrühstückt hatte, gezeigt. Sie war nicht von Kindheit an gewöhnt, sich in Jachtklubs aufzuhalten, und hatte daher insgeheim immer Angst, rausgeworfen zu werden. Und das, obwohl sie beide angesehene Mitglieder waren, schon seit ewigen Zeiten. Rob hatte in den vielen Jahren seiner Ehe mit Eliza gelernt, in Bezug auf Geld so mit ihr umzugehen wie ein Kopfgeldjäger, der sich einem Kriminellen nähert: auf Zehenspitzen, im Dunkeln und ohne Vorwarnung.

Er wusste auch, wie Eliza darüber dachte, dass sie beide so viel Geld von Judith annahmen. Das war einer der Gründe, warum er beschlossen hatte, mit seiner Mom ein ernstes Wörtchen übers Finanzielle zu reden. Aber daran wollte er im Moment lieber nicht denken.

Rob fuhr am Parkplatz des Klubhauses und des Tennisplatzes vorbei und weiter Richtung Bootssteg. Er konnte sie bereits draußen auf dem Wasser sehen, die *Family Affair*, in ihrer ganzen sechzehn Meter langen Pracht. Unter Jachtbesitzern sagte man, dass es nichts Besseres als eine Hinckley gab. Und, Mannomann, wie recht sie hatten. Über den Preis war man sich in Barton allerdings nicht ganz sicher. Kostete sie zweieinviertel Millionen? Zweieinhalb? Doch bestimmt nicht drei Millionen, oder? Rob wusste es selbst nicht genau. Wollte es auch nicht unbedingt wissen.

Der Junge, der die Leute mit einem kleinen Boot zu ihren Jachten hinausbrachte, strotzte nur so vor Lässigkeit. Er war auf eine ganz bestimmte Art und Weise gut aussehend, die Rob noch aus seiner Zeit an der Privatschule bestens vertraut war. Breite Schultern, dichte Haare und braun gebrannt, aber nicht Miami-Braun. Einer der Marshall-Zwillinge. Rob wusste nicht, welcher. Der Junge sagte: »Sie fahren doch nicht allein mit der Jacht raus, so kurz vor Sonnenuntergang, oder, Sir?«

»Nein, ich mache nur einen kurzen Besuch.« Er segelte nie allein – das hatte er Eliza versprochen. Außerdem wollte er die Mädchen nicht zu lange bei Deirdre lassen. Im Grunde wollte er nur schnell seine Unterlagen holen und sich wieder in seine Arbeit vertiefen.

Er stieg in das kleine Boot, und der Marshall-Zwilling startete den Motor.

»Schöner Abend«, meinte der Junge nach kurzem Schweigen.

»Zweifellos.« Rob sah sich um. Es stimmte. Der Himmel

war blau, und man konnte bereits schemenhaft den Mond erkennen, der mit vornehmer Zurückhaltung auf seinen großen Auftritt zu warten schien.

Rob versuchte, nicht mehr an die Cabot Lodge zu denken, und tastete in seiner Hosentasche nach seinem Glücksbringer. Nachdem Robs Vater Robert Barnes I nach Thailand gezogen war, um mit Malai, einer schönen, jungen Frau mit glatter Haut, zusammenzuleben, hatte er Rob irgendwann eine Zehn-Baht-Münze geschickt. Auf der einen Seite war König Bhumibol Adulyadej abgebildet, auf der anderen der Tempel der Morgenröte. Die Sache mit der Münze war lange her. Damals war für Rob die Abwesenheit seines Vaters noch neu gewesen, wie eine frische, blutende Wunde. Als die Münze eines Nachmittags mit der Post eingetroffen war – mit fremdländischen Marken auf dem Kuvert –, hatte Rob es für ein Zeichen gehalten, dass sein Vater bald zurückkommen würde. Er hatte die Münze noch am selben Tag in die Tasche der Hose seiner Schuluniform gesteckt und sich geschworen, sie so lange bei sich zu tragen, bis sein Vater wieder da war.

Offensichtlich hatte Rob sich getäuscht, was die Bedeutung der Münze betraf. Sein Vater war nicht zurückgekehrt. Weder damals noch irgendwann. Und doch hatte Rob es sich angewöhnt, die Münze jeden Abend aus der Hosentasche zu nehmen und auf die Kommode zu legen. Jeden Morgen steckte er sie sich wieder in die Tasche und zeichnete mit den Fingerspitzen die Konturen von König Bhumibol Adulyadejs bebrilltem Antlitz nach. Er hatte sich oft an dieser Münze festgehalten: als Eliza bei Zoe zu früh Wehen bekommen hatte … als ihm auf dem Old Course in St. Andrews in Schottland, dem ältesten und berühmtesten Golfplatz der Welt, ein Score von neunundsiebzig geglückt war … als er Mo Francis mitgeteilt hatte, dass er sich selbstständig machen wollte … Eigentlich war kein Tag ohne diesen Glücksbringer in seiner Hosentasche vergangen.

Ohne seine Münze das Haus zu verlassen war für Rob ungefähr so abwegig, wie ohne Unterhose zum Einkaufen zu gehen.

Der Marshall-Zwilling manövrierte sein Boot parallel zur Längsseite von Robs Boot. »Oh Mann, diese Jacht«, sagte er, »ist einfach der Wahnsinn.« Sein lässiges, cooles Gehabe war wie weggeblasen, und er wurde angesichts dieses größten und tollsten aller Spielzeuge wieder zu einem kleinen Jungen. »Das schönste Boot im ganzen Hafen.«

»Ich weiß.« Rob versuchte nicht einmal, bescheiden zu wirken. Es stimmte einfach, was der Marshall-Junge gerade gesagt hatte. Manchmal kamen größere Boote in den Jachthafen. Aber keine besseren.

»'ne Viertelstunde?«

»Ja.« Rob nickte. »Länger werde ich nicht brauchen. Ich möchte nur schnell nach dem Rechten sehen und ein paar Sachen holen, die ich vergessen habe.«

Er kletterte an Bord der *Family Affair*, ging die beiden Seitendecks ab und fuhr dabei mit der Hand fast andächtig über die maßgefertigte Reling, die von Hand lackierten *Dorade*-Lüfter zur Belüftung des Schiffsinnenteils und die mit Elchleder bezogenen Haltebügel des Verdecks. Er beugte sich vor und berührte die elegant geschwungene Fußreling aus Teakholz. Unter Deck gab es nicht eine, nicht zwei, sondern drei Kabinen. Jede Ecke war abgerundet, jedes Detail vollkommen … sogar die Schubladen mit Schwalbenschwanzverbindungen, das maßgefertigte Abtropfgestell und der versenkt montierte Messerblock.

Rob sammelte seine Unterlagen ein und versuchte, nicht an die Sache mit seiner Mutter und dem Geld zu denken. Und er versuchte, auch nicht an Elizas Highschool-Freund zu denken, der ebenfalls in Little Harbor war. An diesen »schnellen Drink«, auf den Eliza am ersten Tag mit dieser Jugendliebe gegangen war, wollte er auch nicht denken. Ebenfalls nicht daran, dass sie diesen gemeinsamen Drink am Telefon wie nebenbei erwähnt hatte, bemüht, es nur ja nicht wie eine große Sache klingen u lassen.

Sei nicht lächerlich, Rob. Vielleicht *war* es keine große Sache. Russell Perkins war nur ein Ex, und alle hatten Expartner! Er hatte Kitty Sutherland, die in den ersten beiden Jahren auf dem College seine Freundin gewesen war, bevor er Eliza getroffen hatte. Die blonde, fast wie eine Kennedy wirkende Kitty Sutherland mit der Bob-Frisur und dem breiten Haarband, die auch an den verregnetsten Tagen in Providence ihre Ballerinas nicht gegen Doc Martens austauschte. Und die immer nur Designerhosen trug, nie übergroße Männerjeans und Flanellhemden.

Aber Kitty Sutherland bedeutete ihm nichts mehr. Konnte Eliza das Gleiche von Russell Perkins behaupten? Die hatten irgendetwas an sich, diese körperlich arbeitenden Männer, die ihren Lebensunterhalt praktisch eigenhändig direkt aus dem Meer zogen. Sie waren wie mythische Fabelwesen, im Vergleich zu denen sich Rob hoffnungslos unzureichend vorkam. Da war diese Angst, die er nie ganz abschütteln konnte – diese Angst, dass er Eliza einmal an die Welt verlieren würde, aus der sie stammte. Und er durfte Eliza nicht verlieren. Sie war sein Licht im Dunkeln, sein Anker, die ihn am Boden hielt, und alle anderen Klischees, die ihm einfielen. Wenn er sie jemals verlor, würde er nicht mehr weiterwissen.

8. KAPITEL

Little Harbor, Maine

Eliza

Der heutige Hund aus dem Tierheim war ein Mischling – halb Corgi, halb Pyrenäenberghund – und hieß Elijah. Eliza, die gerade ihre Sachen für die Heimfahrt einpackte, warf einen kurzen Blick auf das Foto in Evies SMS. Sie fragte sich, wie um alles in der Welt diese zwei Hunderassen es geschafft hatten, sich zu paaren. Eigentlich hätte sie nichts dagegen gehabt, mal dabei zuzuschauen, nur um mit eigenen Augen zu sehen, dass es möglich war. Es kam ihr wie der Anfang eines schmutzigen Witzes vor: *Ein Corgi und ein Pyrenäenberghund kommen in eine Bar …*

Wir können uns keinen Hund nehmen, der so ähnlich heißt wie ich, schrieb sie zurück. Die Antwort kam postwendend: *Wir können ihm einen anderen Namen geben.*

Wer auch immer es für eine gute Idee gehalten hatte, dass kleine Kinder von einem iPad aus Nachrichten verschicken konnten, verdiente einen schwungvollen Tritt in den Schritt. Eliza liebte Evie über alles, keine Frage, aber es gab Zeiten, da war es *völlig in Ordnung*, keinen Kontakt zu haben. Ihrer Meinung nach. Wie sollten diese Kinder auch nur ansatzweise selbstständig werden, wenn ständig Erwachsene zu ihrer Verfügung standen? »Nein!«, schrieb sie lapidar zurück. Dann fügte sie noch ein Küsschen-Emoji hinzu (Evie war manchmal sehr sensibel, und ein Emoji konnte wahre Wunder wirken), und schaltete ihr Handy aus. Sie konnte immer noch dem miesen Empfang in Little Harbor die Schuld geben.

Es gab natürlich viele Eltern, die rund um die Uhr in Kontakt mit ihren Kindern sein wollten. »Es ist lächerlich«, hatte

Sheila Rackley vor ein paar Wochen gespielt genervt gesagt. »Jackie schickt mir *die ganze Zeit* irgendwelche Nachrichten.« Allerdings hatte man genau gemerkt, dass sie in Wahrheit stolz darauf war. Als würden sie und Jackie zur gleichen beliebten Highschool-Clique gehören.

Charlie war gerade unterwegs zu seinem Boot, um irgendetwas zu überprüfen.

»Wie willst du das machen?«, hatte Eliza ihn misstrauisch gefragt und auf seinen verletzten Arm gedeutet.

»Ich lasse mich von einem der Jungs hinausrudern. Ich will mich ohnehin nach jemandem umsehen, der mir beim Fischen hilft. Es wird Zeit, dass ich wieder aufs Meer hinauskomme.«

Eliza hatte ihren Vater in den letzten Tagen so genau beobachtet, wie es möglich war, ohne ihm dadurch auf die Nerven zu gehen. Er sah müde aus und schlief mehr als sonst, aber schließlich hatte er einen Schock erlitten. Insofern war das normal. Sie hatte sich auch seine Kopfverletzung angesehen. Die Wunde verheilte gut. Das größere Problem war die Schlinge. Mit nur einem Arm konnte Charlie die Hummerfallen weder auswerfen noch einholen. Mit genügend Unterstützung, und zwar der richtigen Unterstützung, könnte er zumindest mit der *Joanie B* ausfahren. Er könnte das Boot möglicherweise sogar selbst steuern, mit einer Hand, und jemand anderen anweisen, nach den Fallen zu sehen. Mit einem Helfer und einem zweiten Mann könnte er es vielleicht schaffen. Natürlich war Charlie niemand, der gern um Hilfe bat, aber er machte sich Sorgen um seine – schon seit Tagen – unbeaufsichtigten Hummerfallen. Insofern wäre ihm das Fischen mit Hilfe allemal lieber als überhaupt kein Fischen.

»Du versprichst mir, dass du nur nach dem Boot siehst und nicht aufs offene Meer hinausfährst, okay?«, hatte sie gesagt.

»Ich hatte noch nie einen Grund, dich anzulügen, Eliza, und ich fange auch jetzt nicht damit an.«

Sie bemühte sich, nicht schon wieder darauf herumzureiten, dass er ihr gerade nicht in die Augen geschaut hatte.

Wenn sie vor neun Uhr aufbrach, würde sie vor dem Abendessen zu Hause in Barton sein. Wenn Charlie Leute fand, die ihm halfen, würde er morgen früh fischen gehen. Um die Zeit, zu der sie aufwachen würde, wäre er schon seit der Morgendämmerung wach und hätte in Vals Café bereits seine Tasse Kaffee getrunken und sein Spiegelei mit Toast gefrühstückt. Dann würde er den Motor der *Joanie B* anwerfen und bei einem atemberaubend schönen Sommersonnenaufgang aufs Meer hinausfahren. Er würde sich zu einem seiner Helfer umdrehen und sagen, dass Bobby Cutler besser bald zu fischen anfangen sollte wie ein echter Mann, wenn er dieses neue Boot abbezahlen wollte, ehe sein Sohn sein Nachfolger würde. Und dann würde wieder Normalität einkehren.

Eliza würde wieder in ihrem eigenen Bett neben ihrem eigenen Mann und unter demselben Dach wie ihre Kinder schlafen. Seit einer Woche waren Ferien! Möge der Sommer beginnen. Ausflüge an den Strand. Ein Segeltag auf der *Family Affair*. Die Aufführung von Evies Theatercamp. Und nicht zu vergessen Deirdres Charity-Gala, *Ostafrika braucht dich*. *Ene, mene, mu*, hatte Sheila gesagt, aber Deirdre hatte nicht gelacht. Natürlich nicht. Sie nahm die ganze Sache sehr ernst. *Gut so*. Eliza musste allerdings immer – unwillkürlich – daran denken, was gewesen wäre, wenn man das ganze Geld, das für die Organisation dieser Gala draufging, einfach direkt nach Afrika schickte. Hätte man damit nicht besser und schneller geholfen?

Aber Deirdre hatte das Herz am rechten Fleck und Eliza selbst schließlich keinerlei Erfahrung im Fundraising.

Sie machte den Reißverschluss ihrer Reisetasche auf und fing an, die gestapelten Kleidungsstücke einzupacken, die sie von oben heruntergetragen hatte. Es war unglaublich, wie viel von ihren Sachen in dem kleinen Haus ihres Vaters verstreut waren.

Nicht nur unglaublich, sondern unhöflich und total daneben. Eliza hätte mit ihren Töchtern geschimpft, wenn sie in einem Haus, das nicht ihnen gehörte, ein derartiges Chaos angerichtet hätten. Sie nahm an, dass sie nach der Rückkehr in das Haus ihrer Kindheit in die Angewohnheiten ihrer unordentlichen Teenagerzeit zurückgefallen war.

Vielleicht war Charlie ganz froh, dass sie bald weg war. Froh, dass er wieder zu seinem geregelten, eintönigen Leben zurückkehren konnte: der einsamen Kaffeetasse, dem einfachen Abendessen, der Ruhe. Später in den Ferien, wenn die Sommercamps vorbei waren und Charlie wieder vollständig genesen war, würde sie ihn mit den Mädchen besuchen. Die beiden liebten es, mit der *Joanie B* hinauszufahren und Charlie beim Einholen der Hummerfallen zu helfen. Sie brüllten vor Lachen, wenn er von ihrer Mutter erzählte, die ihm früher auch geholfen hatte, Tag für Tag, jeden Sommer. Ihre Töchter amüsierten sich köstlich über den *abscheulich stinkenden Hering* (Zoe) und diese *urkomischen gelben Overalls – hast du die wirklich angehabt, Mom*? (Evie, und ja, sie hatte.) Für die Mädchen war das Fischen ein Ferienabenteuer, ein kurzer Blick in eine längst vergangene Zeit, so ähnlich wie das Wikingerschiff im Epcot-Themenpark im Disney World in Orlando.

Sie sammelte ihre zwei Handyladegeräte ein (zwei? Warum hatte sie zwei mitgenommen?), ihre Vitamintabletten und Probiotika, ihre Zahnpaste, den Roman, in dem sie keine Zeile weitergelesen hatte, und die *US Weekly* (mit Taylor Swift auf dem Cover), die sie mühelos in kürzester Zeit ausgelesen hatte. Was sie nicht fand, war ihr Notizblock mit ihrer nie enden wollenden To-do-Liste. Eliza war in vielerlei Hinsicht fortschrittlich, aber unerschütterlich altmodisch, was Listen betraf. Dass der Block unauffindbar war, machte sie fast wahnsinnig. Sie brauchte ihre Liste wie die Luft zum Atmen.

Sie kniete gerade auf allen vieren im Wohnzimmer und

schaute unters Sofa, als sie es an der Tür klopfen und schließlich Val hereinkommen hörte. »Hallo«, sagte Val, »Ich habe gehört, dass du wieder nach Hause fährst, Eliza.«

»Wo hast du das gehört?« Unter dem Sofa war nichts. Eliza stand auf und seufzte. Wenn Val hier war, musste ihr Café bereits geschlossen sein. Eliza lief langsam die Zeit davon. Sie würde später als geplant von hier wegkommen.

»Es ist eine ziemlich kleine Stadt«, antwortete Val. »Mir kommt fast alles zu Ohren, was hier so passiert. Was suchst du denn?«

Eliza freute sich fast immer, Val zu sehen, aber der verschwundene Notizblock machte sie noch verrückt. Sie *hasste* es, etwas zu verlieren.

»Ich finde meinen Block einfach nicht. Darauf habe ich mir gestern Abend, als ich mit Zoe telefoniert habe, etwas notiert, was sie für ihr Naturwissenschaft-Camp braucht. Es macht mich ganz wahnsinnig.« Sie hatte das kindische Bedürfnis, Val wegen des Notizblocks die Schuld zu geben, obwohl natürlich sie selbst diejenige war, die ihn verlegt hatte. »Es waren so komische Dinge wie Behälter für Würmer und Schnecken, Joghurtbecher und eine Art Diagnose-Set zum Bestimmen von Blutgruppen …«

Sie ging in die Küche. Val folgte ihr und murmelte irgendetwas Besänftigendes, aber davon tauchte der Block auch nicht auf. »Weißt du, deine Mutter war genauso, wenn sie etwas verloren hat. Sie konnte es nicht leiden.« Elizas Suchaktion in der Küche wurde von einem vertrauten Gefühl in der Magengegend unterbrochen, das sich immer dann einstellte, wenn jemand aus heiterem Himmel ihre Mutter erwähnte. Besonders dann, wenn es jemand wie Val war, der Joanie gut gekannt hatte. Es war ein so starkes Gefühl, dass es immer von seinem eigenen Geräusch begleitet wurde. *Rums* oder *Wumms,* ein Geräusch, das sie sogar noch jetzt, so viele Jahre später, daran erinnerte, wie gewaltig ihr Verlust damals gewesen war. Am liebsten hätte sie zu Val gesagt: »Erwähne sie nicht, es tut immer noch zu weh.« Gleichzeitig hatte sie das Bedürfnis, Val zu bitten, sich mit ihr sofort hinzusetzen und ihr jedes Detail aus dem Leben ihrer Mutter zu erzählen, das sie noch nicht kannte.

»Ich kann schnell nach oben laufen. Vielleicht liegt er ja unter deinem Bett«, bot Val an.

Eliza riss frustriert eine Küchenschublade auf. Das Ding sprang wegen der Wucht, mit der Eliza daran zog, fast aus den Schienen. »Es ist ein Notizblock, kein Verschluss eines Ohrrings! Sollte also nicht schwer zu finden sein.«

Der Inhalt der Krimskrams-Lade, die praktisch in keiner amerikanischen Küche fehlte, war im Haus ihres Vaters erstaunlich übersichtlich. Eliza sah ein Maßband, einen Schraubenzieher, eine Küchenschere und eine Packung Gummibänder. Und unter diesen Gegenständen lagen ein paar zusammengefaltete Zettel. Eliza zog sie heraus. Sie tat es, weil sie nun mal eine bekennende Schnüfflerin war, aber auch, weil sie hoffte, dass der Notizblock vielleicht irgendwie unter die Zettel gekrochen war, die Zeit vergessen hatte und eingeschlafen war.

Sehr seltsam. Ihr Vater bewahrte den medizinischen Befund von jemand anderem in seiner Krimskrams-Lade auf …

Und dann war da plötzlich Val, die wie versteinert in der Küchentür stand, mit Elizas Block in der Hand. Vals Gesichtsausdruck erinnerte Eliza an ihre Töchter, wenn sie versuchten, etwas zu verheimlichen, und ertappt wurden. Ihre Kinder waren beide furchtbar schlechte Lügnerinnen, wofür Eliza sehr dankbar war.

»Da ist er!«, rief Val übertrieben fröhlich. »Er ist zwischen das Bett und den Nachttisch gerutscht. Ich habe auch eine Haarklammer und zwei Streifen Kaugummi gefunden.«

Eliza schaute sich den Befund genauer an. Er war auf den 12. April datiert. Name des Patienten: *Charlie Sargent*. Aber das konnte doch unmöglich stimmen – ihr Vater würde eher auf Stachelschweinborsten schlafen, als zum Arzt zu gehen. Er hatte neulich doch erst auf Drängen der Küstenwache zugestimmt, sich den Kopf und den Arm untersuchen zu lassen. Sie hatten ihn in die Notaufnahme gebracht, weil die blutende Wunde an seinem Kopf genäht werden musste und er eine Armschlinge brauchte. Aber im April?

»Eliza«, sagte Val nun nicht mehr gespielt fröhlich.

Geburtsdatum: *30.3.1952.*

»Eliza«, wiederholte Val scharf.

Versicherung: *keine.*

»Eliza.« Jetzt klang Val fast panisch. Eliza streckte einen Finger in die Luft, als würde sie einem Kellner zu verstehen geben, dass sie noch eine Minute brauchte.

Sie begann, die nächste Seite zu lesen, auf der die Ergebnisse eines CTs standen und aus jenen Worten bestanden, die Eliza dreimal lesen musste, um sicher sein zu können, dass sie sie auch richtig verstanden hatte. *Verdacht auf Hinterkopf-Glioblastom, linker Hirnlappen.*

Bezahlung: *MasterCard, Valerie Beals.*

Vor Elizas Augen verschwamm alles. Die Buchstaben wirbelten durcheinander, fügten sich in anderer Reihenfolge aneinander, verdrehten sich und fanden dann ihren richtigen Platz wieder.

»Moment.« Eliza suchte Vals Blick. Sie hatte im Laufe der Jahre unzählige Male in diese Augen geschaut, und es war ihre Stimme gewesen, die Eliza mitgeteilt hatte, dass ihre Mutter gestorben war. Es war dieses Gesicht gewesen, das ihr so vertraut war wie ihr eigenes und dem sie vor langer Zeit ihr *entsetzliches Erlebnis* erzählt hatte. Aber jetzt hatte Vals Miene etwas an sich, das Eliza ganz fremd war. Als würden unsichtbare Seile an ihr reißen und ihr Gesicht bis zur Unkenntlichkeit verzerren. »Ich verstehe nicht. Ein Glioblastom ist ein Hirntumor.«

Sie schaute wieder den Befund an: *Umgehender neuer Untersuchungstermin empfohlen.*

»Hör zu«, sagte Val. »Hör mir zu, Eliza.«

»Ein Glioblastom ist ein unheilbarer Hirntumor, Val.«

In Gedanken googelte Eliza bereits nach *»mögliche Behandlungen bei Hirntumor«*, sie blätterte hektisch im Neurologieteil eines ihrer alten Medizinbücher. Sie sang sogar dieses alberne Lied über die menschlichen Organe, das Evie in der dritten Klasse gelernt hatte: *Mein Körper arbeitet Tag und Nacht, er arbeitet und arbeitet schlafend und wach …*

»Eliza, Liebes, dein Vater ist krank.«

Mein Gehirn kontrolliert alles – alles, was mein Körper macht. Meine Lungen saugen die Luft ein, versorgen mein Blut mit Sauerstoff …

Val setzte sich an den Tisch, bedeutete Eliza, ihr gegenüber Platz zu nehmen, und faltete die Hände wie zum Gebet. »Charlie hat sich schon eine Weile nicht gut gefühlt, eine ganze Weile sogar, aber du kennst ihn ja – er würde es nie zugeben. Jedenfalls wurde er beim Fischen immer wahnsinnig müde, ist immer früher nach Hause gekommen und hat immer weniger gefangen. Es hat angefangen, nachdem er euch im März besucht hat. Anfang April war er einmal ein bisschen verwirrt und hat sich in den Hafen rudern lassen. Einer der Männer hat mir erzählt, dass Charlie undeutlich gesprochen und ungefähr zwanzig Sekunden nicht gewusst hat, wo er war …« Sie machte eine Pause. »Also habe ich ihm keine Wahl gelassen, für ihn einen Termin im Maine Coast Memorial-Krankenhaus gemacht und ihn hingebracht. Es wurde ein CT gemacht, und das Ergebnis war nicht so, wie es sein sollte. Und das hat die Diagnose bestätigt.«

»Warum hast du nicht *mich* angerufen, Val?« Elizas Stimme war brüchig wie ein morscher Zweig. »*Ich* hätte das tun sollen.« Sie kam sich wie die schlechteste Tochter auf der ganzen Welt vor, wenn sie daran dachte, dass sie im Jachtklub Cocktails geschlürft und Ballettstunden genommen hatte, während ihr Vater krank war.

»Er hat mich nicht gelassen, Eliza. Ich habe es ihm selbstverständlich nahegelegt, aber er hat es nicht erlaubt. Er wollte nicht, dass du es erfährst …«

»Aber er muss nach Boston kommen, Val. Zur Behandlung. Er kann nicht *hierbleiben*. Das Ganze war im April, und jetzt haben wir fast Juli … Val, er muss zu einem Neurochirurgen. Sofort. Das hätte längst passieren müssen.« Eliza sah sich fieberhaft um, als würde sie glauben, ihr Vater hätte sich hier irgendwo versteckt, vielleicht unter dem Tisch, und sie könnte ihn herausziehen und in eine Klinik in Boston bringen. »Er muss sofort zu einem Arzt, er muss noch *heute* mit mir nach Boston fahren. Val, hast du eine Vorstellung davon, wie *ernst* so etwas ist? Ein *Glioblastom*? Es ist der schlimmste Hirntumor, den man haben kann, der allerschlimmste. Es ist der aggressivste Krebs, den es gibt.«

»Doch«, entgegnete Val energisch, »natürlich weiß ich das. Ich habe alles gehört, was der Arzt zu ihm gesagt hat, Eliza, jedes Wort. Charlie wollte nicht, dass du es erfährst, Eliza. Er will es noch immer nicht. Du kennst doch deinen Dad – wenn er Hilfe gewollt hätte, hätte er dich sofort angerufen. Wenn er wollte, dass du es weißt, hätte er es dir selbst gesagt.«

Eliza sackte auf ihrem Stuhl zusammen. »Ach, Val. *Val*. Was sollen wir bloß tun?«

9. KAPITEL

Naples, Maine

Rob

Mark Ruggman, der Bauleiter der Cabot Lodge, schlürfte gerade Kaffee aus einem riesigen *Dunkin' Donuts*-Becher. Rob traute sich nicht, seinen großen Cappuccino aus dem Auto mitzunehmen und ließ ihn im Becherhalter seines Minivans kalt werden. Weichei-Kaffee. Noch schlimmer, wenn man daran schnupperte und die doppelte Portion Vanille-Sahne roch. Aber hey, um mit Selena Gomez zu sprechen, die von Onkel Jack in *Breaking Bad* zitiert wird: *Doch das Herz will, was es will.*

»Hi«, sagte Ruggman, als Rob aus seinem Wagen ausstieg, dessen Reifen sich in die weiche Erde der Baustelle gefressen hatten.

»Hallo, wie geht's?«, erwiderte Rob und zuckte innerlich zusammen, weil er so zuvorkommend, fast dienstbeflissen klang. (Sollte es nicht genau umgekehrt sein? Schließlich hatte *er* Ruggman beauftragt.)

Die Cabot Lodge mit ihren beeindruckenden sechshundert Quadratmetern befand sich bereits in einer fortgeschrittenen Bauphase. Die Lodge hatte schon Fenster, Türen, ein Dach und eine Fassade. Wenn man es nicht besser gewusst hätte, hätte man meinen können, dass der Großteil der Arbeit erledigt sei. (Rob wusste es besser – er hätte eine schöne Stange Geld verwettet, dass Ruggman es ebenfalls besser wusste.)

Zwischen den Kiefern am Ufer sah man den Long Lake mit seinem klaren, blauen Wasser einladend schimmern. Der See sah wie frisch poliert aus, so, als wäre gerade ein Reinigungsteam hier gewesen. In der Ferne sah man links die *Songo River*

Queen II, deren Passagiere gerade für eine morgendliche Rundfahrt an Bord gingen. Rob wusste nicht, wo die *Songo River Queen I* war. Vielleicht hatte sie ja wie Robert Barnes I vor Jahren beschlossen, mit seiner Geliebten nach Thailand zu ziehen.

In der Nähe der Cabot Lodge glitt ein Mann auf seinem Stand-up-Paddleboard vorbei, gefolgt von drei Kajaks. Am Himmel schwebte eine einzige tiefe Schäfchenwolke, und bei einem Haus ein paar Stege weiter wurde ein Motorboot startklar gemacht. Es war alles wie in *Am goldenen See*. Sehr idyllisch.

»Es geht zügig voran«, meinte Rob anerkennend. Gestern hatte Ruggman ihm berichtet, dass die Küchenschränke eingebaut waren, und Rob wollte sie sich heute ansehen.

Christine Cabot wollte Thanksgiving hier mit ihrer Großfamilie feiern. Sie wollte, dass das Haus vor dem ersten Schneefall für die Skisaison tipptopp vorbereitet war. Die Skihalter, die sie vor dem Haus montiert haben wollte, sollten ebenso angebracht sein wie die Etagenbetten für ihre Enkel gebaut und das Geschirr im Schrank verstaut, auf dem sie das Chili servieren wollte.

Als Rob Christine Cabot das erste Mal gesehen hatte, hatte er etwas gesagt, was nicht unbedingt eine Lüge, aber auch nicht ganz die Wahrheit gewesen war. Er hatte gesagt: »Kein Problem, bis Thanksgiving ist das Haus bezugsfertig.« Christine Cabot hatte ihm ein strahlendes Lächeln geschenkt, bei dem ihre fast unwirklich perfekten Zähne schneeweiß aufgeblitzt hatten, und Rob hatte sich wieder wie der vaterlose Schüler auf der Buckingham Browne & Nichols Highschool gefühlt, wo er für sein außerordentlich gewinnendes Wesen bekannt gewesen war. Auch auf der Ivy League University, an der er studiert hatte, war er immer der sympathische junge Mann gewesen, später dann der gute Ehemann und Vater und ein stets gern gesehener Partygast. *Gib ihnen das, was sie wollen, und sie werden dich anlächeln.* Das war eindeutig seine Achillesferse: dieser Wunsch zu gefallen.

»Sollen wir mit dem Hineingehen auf Christine warten?«, fragte er Ruggman.

»Sie war schon hier.« Ruggman war anzusehen, dass er innerlich triumphierte.

»Was? Schon?«

»Vor ungefähr eineinhalb Stunden.«

»Ohne mich?« Rob fühlte sich plötzlich wie ein Junge, der beim Squaredance aus dem Takt gekommen war.

»Offensichtlich ja.« Ruggman beugte sich vor und spuckte auf den Boden. Man musste eine besondere Art Mann sein, wenn man so unverfroren ausspuckte. Rob war nicht diese Art Mann, war es nie gewesen.

»Und sie … hat die Schränke gesehen?«

»Oh ja.« Noch ein Schluck Kaffee. Ruggman wippte auf den Fersen vor und zurück und schaute auf den See hinaus. Das Tempo, das der Typ auf seinem Stand-up-Paddleboard hinlegte, war beeindruckend.

»Ruggman, warum habe ich das Gefühl, dass Sie mir etwas verschweigen?«

Ruggman räusperte sich. »Ich dachte, sie hätte Sie angerufen. Die Wahrheit ist …« Er spuckte wieder aus. »Sie hasst die Schränke.«

»Sie hasst die Schränke?« Rob konnte es sich nicht verkneifen, Ruggman zu korrigieren. »Was meint sie damit?«

Rob wusste, dass die Phase des Innenausbaus, in der alle Lampen, Fußböden, Wandverkleidungen und maßgefertigten Möbel eingebaut wurden, die schwierigste sein konnte. Und die verdammten Küchenschränke. Diese Bauphase konnte einen, wie Rob wusste, eine Menge Nerven kosten.

»Keine Ahnung«, antwortete Ruggman. »Sie hasst sie und will, dass alles neu gemacht wird.«

»Aber das bedeutet, dass …«

»Ich weiß.« Ruggman sah jetzt fast intelligent aus.

»Dadurch verzögert sich möglicherweise der Einzug.«

»Das haben Sie jetzt gesagt. Aber ja, das kann sein.« Er trank seinen Kaffee aus und zerdrückte den Becher mit seinen fleischigen Fingern. »Ich muss jetzt nach den Arbeitern sehen. Geben Sie Bescheid, wenn Sie wegfahren, und lassen Sie mich wissen, wie Sie weitermachen wollen.« Er starrte auf Robs Hosentasche. »Ihr Handy läutet.«

»Oh, das habe ich gar nicht mitgekriegt.« Rob nahm das Gespräch an, ohne auf das Display zu schauen – er vermutete, dass es Eliza war. Er ging auf die Rückseite des Hauses, weg von Ruggman.

»Robbie?«

Außer Mrs. Cabot gab es nur eine einzige Person auf der Welt, die ihn Robbie nannte. Eine mit grenzenloser Energie und immer perfekt gestylten Haaren, eine angesehene Vorsitzende zahlloser Wohltätigkeitsorganisationen und die Großmutter seiner zwei kleinen Prinzessinnen. Und der Fluch – sowie der Grund – seiner Existenz. Seine Mutter. Judith.

»Hi, Mom.« Eine zaghafte innere Stimme sagte: Rede mit ihr über das Geld. Jetzt, tu es jetzt, klär die Sache ein für alle Mal. Sag ihr, dass du einen Fehler gemacht hast.«

»Ich habe gerade mit Christine telefoniert.«

Ein winziger Kobold schien mit dem hinteren Teil eines Hammers von innen an Robs Schädeldecke zu schlagen. »Tatsächlich?«

»Sie ist außer sich.«

»*Sie* ist außer sich?«

»Sie hat zu Thanksgiving ihre ganze Familie eingeladen.«

»Das hat sie erwähnt, Mom, und zwar nicht nur einmal, glaube ich.«

»Und sie sagt, die Küchenschränke sind grässlich. Sie sagt, es muss alles neu gemacht werden.«

»Aha.«

»So verzweifelt habe ich sie schon nicht mehr erlebt«, fuhr Judith fort, »seit Jonathan junior sein Jurastudium aufgegeben hat.«

Rob seufzte. »Jonathan junior hat sein Studium hingeschmissen, weil er ständig auf Koks war, Mom.«

»Robbie!«, rief Judith entsetzt.

Das Letzte, was Rob über Jonathan junior gehört hatte, war, dass er sich in der Wildnis von Montana in einer Entzugsklinik befand. Sie hatten ihn dort – echten – Wölfen ausgesetzt.

»Mom, sie hat sich diese Küche selbst ausgesucht. Sie hat ihr gefallen, als sie sich dafür entschieden hat!«

»Tja, und jetzt gefällt sie ihr nicht mehr. Also hilfst du ihr, nicht wahr? Du bringst es in Ordnung. Der Kunde hat immer recht, sagt man nicht so?«

»So sagt man im Baumarkt.«

»Sei nicht frech, Robbie.«

Es war nicht leicht, sich gleichzeitig kritisiert, verärgert und nervös zu fühlen. Nicht leicht, aber, wie Rob gerade merkte, nicht unmöglich.

»Robbie, bist du noch da? Dir ist hoffentlich bewusst, dass Christine *einige* Freunde hat, die vorhaben, in derselben Gegend *noch größere* Häuser zu bauen als Christines Lodge. Mit solchen Aufträgen hättest du beruflich jahrelang ausgesorgt. Falls du es als Selbstständiger in dieser Welt zu etwas bringen willst …«

»Ich weiß, Mom, deshalb habe ich diesen Auftrag ja überhaupt angenommen.«

»Hey, Barnes!«, rief Ruggman. »Wir brauchen Sie hier drüben!« Rob mochte es, wenn man ihn nur mit seinem Nachnamen ansprach. Dann fühlte er sich wie ein richtiger Kerl.

»Mom, ich muss Schluss machen. Ich arbeite, Mom …«

»Aber du kriegst das mit der Küche hin, okay?«

»Sicher.«

Der Kobold mit dem Hammer machte *klopf, klopf, klopf.*

»Braver Junge. Ich wusste, du schaffst es, dass Christine vor Thanksgiving einziehen kann.«

Er schaute auf sein Handy. »Mom, Eliza ruft gerade an, ich muss Schluss machen.«

Eliza weinte. Sie weinte nicht nur, sie schluchzte. Er hatte Eliza nicht mehr so weinen gehört, seit … Moment, hatte er sie *überhaupt* schon einmal so weinen gehört? Er konnte kein Wort von dem verstehen, was sie sagte. Der Mann auf dem Paddleboard hatte den Steg erreicht. Ruggman ging auf ihn zu.

»Rob?« Elizas Stimme klang wie aus einer anderen Welt. »Bist du noch da?«

Eine Wolke schob sich über die Sonne, und für einen Moment wurde es ganz dunkel um ihn herum.

»Ich bin hier«, sagte er. »Ich bin hier.«

10. KAPITEL

Little Harbor, Maine

Eliza

Alles war zu schaffen, wenn man nur wollte. Davon war Eliza felsenfest überzeugt. Das predigte sie ihren Töchtern ständig. Zerrissenes Mathe-Arbeitsblatt? Kein Problem, wir laden ein neues von der Lehrer-Website herunter. Auf dem Plakat für Sozialkunde über den Rand hinausgemalt? Mal mit einem weißen Stift über das Blaue drüber. *Siehst du, sieht aus wie neu.* Kaputtes Fahrrad? Gebrochenes Herz? Zerstörte Träume? Lässt sich alles reparieren! *Das kriegen wir hin.* Sie sagte sich diese Worte auf dem Weg in den Hafen immer wieder vor, wie ein Mantra.

Lag es am Geld, dass Charlie nicht mit ihr reden wollte? Nun ja, sie hatte Geld, *sie und Rob* hatten Geld. Robs Mutter hatte Tonnen von Geld, mehr, als sie brauchte. Man konnte sich zwar kein neues Gehirn kaufen, aber für Geld konnte man den besten Arzt in Boston bekommen. Man konnte sich *Optionen* kaufen. Sie musste nur ihren Vater von diesem Boot kriegen, damit sie mit ihm reden konnte. Sie ging schneller und fing dann zu laufen an. Als sie im Hafen ankam, war sie total außer Atem.

Verdammt. Sie hatte gehofft, allein zu sein, aber das nette Mädchen aus dem Café war auch da. Mary, die die undeutlichen Motive in den Cappuccino zeichnete. Als Mary Eliza kommen hörte, drehte sie sich um, und ihr Gesicht war so offen und freundlich, dass Eliza sich schrecklich fühlte, weil sie sie gerade weit fort gewünscht hatte.

»Hi«, sagte Eliza, »ich hoffe, es stört dich nicht, wenn ich mich ein bisschen zu dir setze.« Sie bemühte sich, normal und ungezwungen und nicht wie jemand zu klingen, der gerade etwas Schreckliches erfahren hatte. Sie wusste nicht einmal, was sie ihrem Vater sagen würde – diesen Teil ihres Plans hatte sie sich noch nicht zurechtgelegt.

»Überhaupt nicht.« Mary tat etwas Interessantes mit ihrem Körper, indem sie sich nicht wirklich bewegte, aber Eliza trotzdem Platz machte.

»Du bist Mary, nicht wahr? Aus dem Café?«

»Stimmt.« Mary lächelte scheu.

»Ich bin Eliza.«

»Ich weiß, ich erinnere mich.«

»Wartest du auf jemanden?«

»Ja«, antwortete Mary, »auf meinen Freund. Er ist …« Sie räusperte sich.

»Ein Fischer?«

»Ja.«

»Warum kommt er schon jetzt zurück? Es ist erst …«, Eliza sah auf ihre Armbanduhr, »halb drei.«

»Ja, manchmal ist er … Ich weiß nicht. Manchmal fährt er überhaupt nicht raus. Wenn er am Vortag einen schlechten Tag hatte. Er ist dann irgendwie … schlecht drauf.« Mary lachte, aber es war das unsichere Mädchenlachen, das Eliza manchmal bei Zoe und deren Freundinnen auffiel. Das Lachen, das Eliza sowohl auf die Palme brachte, als auch ein zärtliches Gefühl für die jungen Mädchen in ihr weckte. Am liebsten hätte sie gesagt: »Lacht nicht, wenn ihr es nicht lustig findet. Ihr schuldet dieser Welt überhaupt nichts!« Und gleichzeitig hatte sie das Bedürfnis zu sagen: »Komm her, Liebes, lass dich drücken, alles wird wieder gut.«

Sie wandte sich zu Mary und betrachtete sie. Das Mädchen war wirklich außerordentlich hübsch mit den hellblonden Haaren und dieser wunderschönen Haut. Aber Mary hatte nicht die Ausstrahlung eines Mädchens, das sich für hübsch hielt. Eliza selbst hatte nach den vielen Jahren auf den Fischerbooten in Sachen schöner Haut resigniert; auch die teuersten Pflegeprodukte der Welt konnten ihre Sommersprossen nicht zum Verschwinden bringen. Wenn sie heutzutage segeln ging, trug sie ausgiebig Sonnencreme auf, obwohl die Hautschäden – wenn man den Hautärzten Glauben schenkte – irreversibel waren. Es war alles verlorene Liebesmüh.

Sie konnte die *Joanie B* an ihrem Anlegeplatz und sogar ihren Vater erkennen, der sich gerade bedächtig am Boot zu schaffen machte. Eliza versuchte, die Worte, die ihr unaufhörlich durch den Kopf gingen, zu verdrängen: Er ist krank, er ist krank.

Nach einer Weile sagte sie: »Manchmal denke ich daran, wie viele Leute hier wohl schon gesessen und gewartet haben, dass die Fischerboote hereinkommen. Im Laufe der Jahrhunderte. Weißt du, was ich meine? Eine Kleinstadt wie diese hier ist etwas sehr Merkwürdiges. Ich meine, in meiner Kindheit und Jugend ist es mir vollkommen normal vorgekommen, wie die Männer hier ihren Lebensunterhalt verdienen: frühmorgens mit dem Boot aufs offene Meer hinaus zu verschwinden und abends wieder zurückzukehren. Aber dann bin ich in die Großstadt gezogen und habe festgestellt, dass der Großteil der Bevölkerung ihr Geld nicht auf diese Art und Weise verdient. Die meisten Leute fahren mit dem Auto ins Büro und schieben von ihrem Schreibtisch aus Gelder von einem Konto auf ein anderes, entwerfen Häuser oder managen internationale Konzerne …« Sie brach ab. Tumor, Tumor, Tumor, sagte die Stimme in ihrem Kopf.

»Unter diesem Aspekt habe ich es noch nie betrachtet«, stellte Mary fest.

»Warum solltest du auch? Das hier ist deine Welt«, meinte Eliza. »Rede ich zu viel? Wenn ja, dann entschuldige bitte. Ich neige dazu, zu diesem vielen Reden, wenn ich mich von etwas abzulenken versuche.«

»Keine Sorge«, erwiderte Mary. »Es macht mir nichts aus.«

Krebs, Krebs, Krebs.

»Meine Mutter hat früher immer hier auf meinen Vater gewartet. Sie hat ihn sogar hier kennengelernt. Meine Mom hat hier Urlaub gemacht, sich verliebt, und der Rest ist Geschichte. Sie ist nie mehr von hier weggegangen und hat mir immer erzählt, dass es wie im Märchen war.«

»Das ist eine schöne Geschichte«, flüsterte Mary. Sie lächelte.

»Sie ist gestorben, als ich zwölf war.«

»Das tut mir leid.«

»*Mir* tut es leid. Ich wollte dich nicht damit belasten. Es ist nur … Ich schätze, ich bin einfach ein bisschen sentimental.«

Ein Glioblastom war fast immer unheilbar.

Um das Thema zu wechseln und damit die entsetzlichen Worte aufhörten, in ihrem Kopf zu rotieren, sagte Eliza: »Du hast wirklich schöne Haare, weißt du. Ich wette, sie trocknen nach dem Duschen einfach und sind von selbst so seidig und glatt.«

Der Occipitallappen befand sich im hinteren Teil des Gehirns, dort, wo man einem Kranken mit der Hand den Kopf stützte, um ihm beim Trinken zu helfen. Einem Sterbenden.

Mary wirkte überrascht – als hätte sie darüber noch nie nachgedacht. »Stimmt eigentlich.«

»Da hast du Glück.«

»Meine Mutter sagt, meine Haare sind eine Katastrophe. Kein Volumen.«

»Das ist – ohne deine Mutter beleidigen zu wollen – absurd«, entgegnete Eliza. »*Meine* Haare sind eine Katastrophe. Das Einzige, was ich mit ihnen tun kann, ist, sie zurückzubinden und das Beste zu hoffen.«

Das war übrigens das Thema der ersten Lektion in dem Brief, den Joanie Eliza hinterlassen hatte: Haare.

Deine Haare werden dich verrückt machen, aber die anderen werden dich immer um sie beneiden. Letzteres wird Ersteres – zumindest einigermaßen – wettmachen. Ich hatte die gleichen Haare, bevor sie der Chemo zum Opfer gefallen sind. Hoffentlich behältst du mich mehr mit Haaren in Erinnerung als ohne.

Ich habe keine Tränen mehr, Eliza. Sie sind schon alle geweint. Mein ganzer Körper vertrocknet praktisch bei lebendigem Leib: meine Lippen, meine Haut, meine Organe.

Manchmal bringst du mir eine Schüssel mit Eisstückchen, mein Liebling, und die sind wie Nektar für mich.

Ich sage dir jetzt, was du mit deinen Haaren machen sollst, Eliza: gar nichts. Als du kleiner warst, habe ich dir Zöpfe geflochten. Ich habe dir mit einem feinen Kamm einen Mittelscheitel gezogen und Ordnung in das Chaos gebracht. Mit elf wolltest du keine Zöpfe mehr (das hat mir ein bisschen das Herz gebrochen) und warst – frisurentechnisch – total überfordert. Erst jetzt kriegst du deine Haare langsam in den Griff. Ich empfehle Folgendes: Versuch nicht, sie zu bändigen. Lass dir zweimal im Jahr die Spitzen schneiden. (Ich sage Val, dass sie mit dir zum Friseur gehen soll, Charlie ist damit überfordert.) Immer lufttrocknen lassen, nie föhnen. Niemals Stufen. Lass dir nie von jemand anderem einen Stufenschnitt machen. Wenn du ausgehst und besonders hübsch sein willst, steck sie zu einem Knoten hoch. Verwende Conair-Secure-Haarnadeln, die schwarzen. Kauf dir immer gleich eine Packung mit neunzig Stück. Kein Haarspray. Lass dir ein paar Locken ins Gesicht fallen. Alle werden hingerissen sein.

»Quatsch«, protestierte Mary. »Deine Haare sind toll. Diese dichten Locken … Ich würde alles dafür geben.«

»Lieb, dass du das sagst«, meinte Eliza, obwohl die schrecklichen Worte immer noch in ihrem Kopf kreisten.

Bei einem CT hebt sich ein Glioblastom hell von der grauen Gehirnmasse ab.

Mary lachte. Es klang jetzt echter. Mittlerweile war Eliza froh, dass Mary da war und sie ein bisschen ablenkte. »Ich schätze, wir wollen immer das, was wir nicht haben können.«

»Bist du froh, dass du von hier fortgegangen bist? Für immer, meine ich?«, erkundigte sich Mary nach einer Weile, ohne Eliza dabei anzusehen. Sie schaute aufs blaue Meer hinaus, ließ die Beine baumeln und kickte mit den Füßen gegen die Hafenmauer.

Eliza brauchte keine Sekunde nachzudenken. »Oh Mann, und wie!«

Da Mary sie erschrocken ansah, fügte Eliza rasch hinzu: »Nicht immer! Es war schwer, das Weggehen. Das war es wirklich.« Vor allem in ihrem ersten Semester an der Brown hatte sie sich total verloren gefühlt. Providence, das eigentlich niemand als Großstadt bezeichnete, war ihr riesig vorgekommen. Neben ihrer Mitbewohnerin, einer weltgewandten Schönheit namens Francesca Spencer aus Manhattan, die vorher auf eine Privatschule gegangen war, war Eliza sich vorgekommen, als wäre sie in einem Hamsterkäfig aufgewachsen. Sie hatte ständig an Charlie denken müssen, der nun in dem kleinen Haus allein war. Außerdem hatte sie einen so hohen Studienkredit aufgenommen, dass sie immer knapp bei Kasse war. Ein Sandwich von *Hole in the Wall* in der Thayer Street war ein großer Luxus gewesen.

Über all diese Schwierigkeiten war sie im Laufe der Zeit hinweggekommen. Zugegeben, einmal hatte sie Russell von einem Münztelefon im Studentenheim angerufen und ihn angefleht, sie abzuholen.

Er hatte sich geweigert.

Er hatte ihr nicht vergeben. Damals jedenfalls nicht. Sie war sich nicht einmal sicher, ob er ihr mittlerweile vergeben hatte.

Mary wirkte immer noch etwas beunruhigt, also fuhr Eliza fort: »Und es hat viel Gutes an sich, in einem Städtchen aufzuwachsen, wo jeder jeden kennt …«

Sie brach ab, da sie merkte, dass Marys Schultern zu beben begannen, erst nur ganz leicht, dann heftiger. Schließlich fing das Mädchen zu weinen an. »Meine Güte, es tut mir so leid«, sagte Eliza schuldbewusst. »Ich wollte nicht, dass …«

Mary winkte ab, als wollte sie zu verstehen geben, dass ihr Weinanfall nichts mit Eliza zu tun hatte. »Nein, es liegt nicht … es ist nicht …«, stieß sie hervor, ehe die Tränen von Neuem zu fließen begannen.

Eliza wusste erst nicht, was sie tun sollte. Dann erinnerte sie sich daran, was immer die richtige Entscheidung war: seine eigenen Sorgen für einen Moment hintanzustellen und jemand anderem bei dessen Sorgen zur Seite zu stehen.

»Mary? Du brauchst nicht mit mir zu reden, schließlich kennst du mich ja kaum, aber du kannst es gern tun. Ich bin eine ziemlich gute Zuhörerin.«

Mary seufzte laut. Es hörte sich herzzerreißend an.

»Hast du jemanden, mit dem du reden kannst, abgesehen von mir?« Eliza rutschte näher zu Mary hinüber und legte einen Arm um sie. Vielleicht trat sie ihr damit ja zu nahe, aber schließlich hatte sie genug Erfahrung mit Teenagern, um eines zu wissen: Man ließ niemanden allein, der weinte. Es sei denn, die Person erklärte ausdrücklich, dass man sie in Ruhe lassen sollte. Zuerst versuchte man, für sie da zu sein. Eliza wartete. Mary sagte nicht, dass sie allein sein wollte. Im Gegenteil – sie lehnte sich an Eliza, und in diesem Moment hätte sie Evie oder Zoe sein können, die wegen einer Unstimmigkeit in der Schulpause oder einer Partyeinladung, die nie kam, traurig war.

»Alles gut, Mary«, erklärte Eliza nachdrücklich, obwohl sie

selbst nicht daran glaubte. Gar nichts war gut. Schon wieder kam ihr dieses alberne Kinderlied in den Sinn: *Mein Gehirn kontrolliert alles – alles, was mein Körper macht.*

Sie dachte an die vielen Töchter, Frauen, Schwestern und Freundinnen, die in diesem Hafen auf jemanden gewartet hatten. *Er ist krank, er ist krank, er ist krank.* Sie dachte daran, dass Menschen, auf die man wartete, manchmal nie mehr zurückkehrten. Ihr traten Tränen in die Augen, und sie musste sie wegblinzeln und tief durchatmen. Mary neben ihr hatte sich etwas beruhigt und sagte: »Entschuldige, ich weiß nicht, was …«

»Nein«, widersprach Eliza, »du brauchst dich für überhaupt nichts zu entschuldigen, okay?«

Mary gab keine Antwort.

»Okay, Mary?«

»Okay.«

»Ich fahre ein paar Tage nach Hause zu meiner Familie und komme dann wieder zurück, um … nun ja, weil ich ein paar Dinge für meinen Dad erledigen muss. Aber gib mir dein Handy. Ich tippe meine Nummer ein, nur für den Fall, dass du jemanden zum Zuhören brauchst.«

Mary zögerte.

»Das war kein Vorschlag …« Eliza bemühte sich, streng dreinzuschauen – so, wie sie es immer tat, wenn ihre Kinder vom Tisch aufstanden, ohne ihre Teller abzuräumen.

»Okay.« Mary zog ihr Handy aus der Hosentasche und gab es Eliza, ohne es anzusehen. Bevor Eliza die Kontakte gefunden hatte, sah sie eine SMS, in der »Hey, Babe, sorry wegen vorhin« stand.

Sie blickte Mary, die wieder aufs Meer hinausstarrte, kurz an und speicherte unter den Kontakten ihre Nummer und – wenn schon, denn schon – auch ihre E-Mail-Adresse. Man konnte ja nie wissen. Als sie wieder aufschaute, sah sie ein kleines Boot den Hafen ansteuern. Auf dem Boot befanden sich Charlie und ein ihr unbekannter Mann, der ruderte.

»Da kommt mein Dad.« Elizas Herz begann, im Takt von Tumor, Tumor, Tumor zu klopfen. »Ich kann nicht erkennen, wer ihn hereinrudert.«

»Ich schon«, sagte Mary. »Das ist mein Freund. Das ist Josh.«

Sie standen beide auf und winkten.

Kurz bevor das Boot den Hafen erreichte, tat Eliza etwas, was sie selbst überraschte. Im Nachhinein hätte sie nicht sagen können, was um alles in der Welt in sie gefahren war, dem Gespräch diese Richtung zu geben. Sie drehte sich zu Mary und sagte: »Weißt du, was meine Mutter immer zu mir gesagt hat?«

»Was denn?«

»Sie hat gesagt: ›Entscheide dich im Zweifelsfall immer dafür, mutig zu sein.‹«

Mary überlegte. »Das gefällt mir.«

»Gut, das klingt vielleicht banal«, räumte Eliza ein. Jetzt, da sie den Satz ausgesprochen hatte, fand sie, dass es wirklich wie ein Spruch klang, bei dem Zoe die Augen verdrehen würde. Andererseits hatten sich in Elizas Leben die Worte ihrer Mutter immer wieder bewährt. »Aber es ist erstaunlich, in wie vielen Situationen es zutreffend ist.«

»Möglich.«

Eliza holte tief Luft, sah zu, wie das kleine Boot immer näher kam, und wappnete sich für das, was nun kommen würde.

11. KAPITEL

Little Harbor, Maine

Mary

Die Dame in der Aufnahme der Klinik hatte braune, gütige Augen und einen so üppigen, weichen Busen – ihre Brüste machten auf dem Tresen vor ihr praktisch ein Nickerchen –, dass Mary ihr am liebsten in die Arme gesunken und eineinhalb Wochen dortgeblieben wäre. Marys Kehle war trocken und rau. Als sie den Mund öffnete, um ihren Namen zu sagen, merkte sie, dass sie seit heute Morgen, als Vivienne arbeiten gegangen war, kein Wort mehr geredet hatte. Sie hatte auch nichts gegessen, und ihr Magen beschwerte sich jetzt darüber. Laut.

»Okay«, sagte die Frau, »dann wollen wir mal. Machen Sie es sich besser bequem, beim ersten Termin gibt es eine Menge Formulare auszufüllen. Wenn Sie eine Versicherungskarte haben, könnte ich schon mal eine Kopie davon machen.«

Mary senkte den Blick. »Ich habe keine.«

»Okay«, meinte die Frau betont fröhlich, »kein Problem. Für eine Behandlung bei uns ist keine Versicherung nötig.«

Es war ein Standardformular: Name, Adresse, Geburtsdatum, frühere Erkrankungen et cetera, et cetera. Datum der letzten Periode. Grund für den Klinikbesuch. Ach herrje. *Schwanger,* schrieb Mary unglücklich, ließ aber nicht zu, dass ihr die Tränen kamen. In nicht allzu ferner Zukunft würde sie eine Mutter sein. Sie konnte sich also nicht erlauben, wegen eines simplen Fragebogens loszuheulen. Reiß dich zusammen, Mary.

Die Frau mit den gütigen Augen teilte Mary mit, dass eine Beraterin sie gleich aufrufen würde. Mary nahm sich eine Zeitschrift und tat so, als würde sie lesen. Als sie ihren Namen hörte, folgte sie der Beraterin durch einen langen Flur in einen Raum mit weißen Wänden und zwei Stühlen. Diese Frau hier hatte nichts Weiches, Gütiges an sich. Sie war kleiner als Mary, hatte braune, kurze Haare (*zu kurz, zu jungenhaft*, würde Vivienne anmerken). Kein Make-up, kein Busen. »Ich bin Sarah«, sagte die Frau, die erste Silbe betonend. »Ich arbeite hier als medizinische Assistentin und Beraterin. Zuerst werde ich Ihnen ein paar Fragen stellen, und dann übernimmt Sie unsere Krankenschwester Patricia, okay?«

»Okay.« Mary setzte sich auf den Stuhl, auf den *Sa*rah gedeutet hatte und presste die Knie fest zusammen, damit sie nicht zitterten.

Sarah überflog die ausgefüllten Formulare, legte den Kopf schief und sagte: »Wir werden bei Ihnen erst mal einen Schwangerschaftstest machen. Selbst wenn sie fünf zu Hause gemacht haben. Oder fünfzig. Wir machen selbst einen.«

»Gut.«

Sarah stellte ihre Fragen so, wie sie alles zu tun schien: schnell und effizient. Kein Wort zu viel. Sie erinnerte Mary an Viviennes Freundin Sam, die im *Maine Coast Memorial* auf der Intensivstation arbeitete. Von Viviennes Freunden mochte Mary sie am liebsten.

Das waren die Fragen:

»Haben Sie eine feste Beziehung?«

»Fühlen Sie sich in Ihrer Beziehung sicher?«

»War der Geschlechtsverkehr einvernehmlich?«

»Fühlen Sie sich zu Hause sicher?«

»Besteht irgendein Grund zu der Annahme, dass Sie sich mit einer Geschlechtskrankheit angesteckt haben könnten?«

»Haben Sie Schmerzen?«

Das waren die Antworten:

Ja, ja, ja, ja, nein, nein.

Am Schluss war Mary knallrot im Gesicht. Sarah hingegen wirkte während der ganzen Sache so entspannt, als würden sie gerade übers Wetter reden. Falls ihr Marys roter Kopf aufgefallen war, ließ sie es sich nicht anmerken. Mary legte sich eine Hand auf die Wange, um sie zu kühlen, und auch das schien Sarah nicht zu bemerken.

Als Sarah keine Fragen mehr hatte, schickte sie Mary mit einem Becher und ein paar Instruktionen auf die Toilette. »Ich hätte gern eine Urinprobe«, erklärte sie so gelassen, als würde sie eine Cola oder eine Portion Pommes bestellen. Bevor Mary in den Becher pinkelte, schaute sie sich in der Toilette um: Überall hingen Plakate, und auf einem kleinen Tisch lagen Kärtchen mit den Telefonnummern diverser Krisenhotlines sowie ein paar Infobroschüren. *Das Leben ist kostbar – schützen Sie sich*, stand auf dem Cover einer Broschüre und *Die Hälfte aller Geschlechtskrankheiten betrifft Menschen unter 25* auf einem anderen. *Schweigen deckt Gewalt*, las Mary auf einem Plakat mit dem Foto einer Frau, der ein Mann den Mund zuhielt. *Sie sind nicht allein*. Auf dem Plakat daneben sah man eine Schwangere, deren Arme mit blauen Flecken übersät waren. Während Mary die Plakate betrachtete, sah sie plötzlich Joshs merkwürdig verschleierten Blick vor sich, wenn er ihretwegen die Geduld verlor.

Auf diesen Plakaten war jedoch von Gewalt die Rede. Von Schlagen und Stoßen. Gewalt, nicht Ungeduld. Diese Plakate hatten nichts mit ihr oder mit Josh zu tun. Sie war keine von diesen Frauen. Sie brauchte kein Kärtchen. Als sie fertig war, hinterließ sie den Becher in dem kleinen Fenster, wie Sarah es ihr erklärt hatte.

Mary stellte erleichtert fest, dass sie sich nicht ausziehen musste. Die Krankenschwester würde nur ein Gespräch mit ihr führen, sobald die Ergebnisse des Schwangerschaftstests vorlagen. Schwester Patricia war älter und größer als Sarah, hatte die schlanke Figur und die von Wind und Wetter gebräunte Haut einer passionierten Bergsteigerin oder Langstreckenläuferin. Sie schüttelte Mary lächelnd die Hand, und dabei bildeten sich in ihren Augenwinkeln tiefe Fältchen. Dann sah sie Mary an und sagte sehr behutsam: »Wir haben Ihr Testergebnis. Es ist so, wie Sie bereits vermutet haben. Mary, Sie sind schwanger. Ausgehend von Ihrer letzten Periode sind Sie ungefähr in der achten Woche.«

Obwohl Mary das bereits wusste, merkte sie jetzt, dass sie insgeheim gehofft hatte, sie hätte sich geirrt. Sie musste plötzlich an Ms. Berry denken. An Ms. Berry, die eine komplizierte Matheaufgabe an die Tafel schrieb und Mary ansah, damit sie sie löste.

»Ich bin sicher«, fuhr Patricia fort, »dass Sie bereits über Ihre Optionen nachgedacht haben …«

Sie sah Mary abwartend an. Mary nickte.

»Und falls Sie sich schon für eine Option entschieden haben, brauchen wir über die anderen nicht mehr allzu lange zu reden.« Sie wartete wieder.

»Nein«, flüsterte Mary, »ich habe mich noch nicht entschieden.«

»Kein Problem«, meinte Patricia lächelnd. Sie machte eine Schublade auf und nahm von einigen Stapeln Papier jeweils ein paar Seiten. »Wir haben hier Informationen über Abtreibung, Adoption und darüber, das Kind zur Welt zu bringen und selbst großzuziehen. Ich gebe Ihnen alles mit, wenn Sie gehen.« Sie legte die Unterlagen auf den Tisch und sah Mary wieder an.

Mary räusperte sich. »Für eine … äh …«, sie brachte mehrere Anläufe, bis sie das Wort herausbrachte, »… eine Abtreibung … wie, äh, wie lange habe ich …« Reiß dich zusammen, Mary, ermahnte sie sich streng. Sie räusperte sich wieder und dachte daran, wie nett Andi und Daphne immer mit ihr geredet und wie liebevoll sie sie wegen Josh aufgezogen hatten. Bei ihnen hatte alles so unschuldig und lustig geklungen, wie aus einem Film über amerikanische Highschools. Mary hatte das Gefühl, als hätte sie die beiden – ausgerechnet diese beiden – enttäuscht, weil sie sich in diese Situation gebracht hatte. »Bis wann muss ich mich entscheiden?«

»Wir nehmen hier keine Schwangerschaftsabbrüche vor«, erklärte Patricia freundlich. »Wir können Sie über den Eingriff informieren, aber wenn Sie sich dafür entscheiden, müssen Sie in eine Klinik in Bangor. Wir können Ihnen gern die Adresse geben. Im Bundesstaat Maine ist gesetzlich vorgeschrieben, dass Abtreibungen bis zur zweiundzwanzigsten Woche durchgeführt werden dürfen. Allerdings haben manche Ärzte und Kliniken eine Grenze, wie weit sie zu gehen bereit sind. In Bangor ist das Limit dreizehn Wochen und sechs Tage. Nach der vierzehnten Woche müssen Sie in eine Planned-Parenthood-Klinik oder nach Massachusetts gehen.«

»Dreizehn Wochen und sechs Tage«, wiederholte Mary leise. Das war eine sehr genaue Zeitangabe.

»Sie haben also ein wenig Zeit«, erklärte Patricia. »Natürlich müssten Sie rechtzeitig einen Termin ausmachen. Und wenn Sie sich bereits sicher sind, ist es am besten, es nicht lange hinauszuzögern. Je früher, desto besser. Es macht vieles leichter, in jeder Hinsicht.« Sie zwinkerte Mary zu, und Mary fragte sich, wie oft am Tag oder in der Woche die Krankenschwester solche Dinge sagte. »Wenn Sie sich nicht sicher sind, denken Sie in Ruhe darüber nach. Wir empfehlen unseren Patientinnen allerdings, sich wegen einer ausführlicheren Beratung möglichst bald einen Termin in der Klinik in Bangor geben zu lassen.«

Bis auf das eine Mal, als sie im Hafen auf ihn gewartet hatte, war Mary Josh aus dem Weg gegangen. Sie hatte angenommen, dass sich die Dinge nach dem heutigen Termin irgendwie ändern würden – dass sie sich entweder trauen würde, es ihm zu sagen, oder dass die Notwendigkeit, es ihm zu sagen, nicht mehr gegeben war. Bis jetzt hatte sie sich auf der Toilette versteckt, wenn er im Café aufgetaucht war, und Daphne gebeten zu sagen, sie arbeite heute nicht. Wenn er dann zu ihr nach Hause gekommen wäre, hätte sie das Licht ausgemacht, sich eingesperrt und die Bettdecke über den Kopf gezogen. Aber Josh kam selten zu ihr nach Hause.

»Krach gehabt?«, hatte Daphne gefragt. »Och, das tut mir leid. Aber ihr kriegt das bestimmt wieder hin. So etwas passiert schon mal.«

»Daph und ich haben oft gestritten«, hatte Andi hinzugefügt. »Jetzt, da wir älter geworden sind, fehlt uns die Energie dafür.«

Mary hatte so gelacht, wie sie glaubte, dass die beiden es erwarteten, und mit dem Besen eifrig die Ecken gekehrt, wo sich gern die Muffin-Krümel sammelten.

Jetzt atmete Mary tief und bebend durch. Es fühlte sich an, als würde die Luft bis in ihre Zehenspitzen strömen. Spürte das Baby diesen Atemzug? Spürte es, wo Mary gerade war und worüber sie sich unterhielt?

»Und meine Mom? Muss sie irgendetwas unterschreiben oder so?«

»Es muss nicht Ihre Mom sein«, antwortete Patricia. »Bei einer Frau unter achtzehn muss lediglich eine erwachsene Vertrauensperson in die Entscheidung einbezogen werden. Das kann ein Großelternteil oder jemand anders sein. Und wenn sie keine Vertrauensperson haben, kann auch jemand vom Klinikpersonal diese Funktion übernehmen.«

Mary dachte wieder an Andi und Daphne, sie dachte an Ms. Berry. Sie dachte sogar an die Telefonnummer, die Eliza Sargent im Hafen ihr ins Handy getippt hatte. Sie konnte sich beim besten Willen nicht vorstellen, eine dieser warmherzigen, wunderbaren Frauen zu fragen, ob sie ihr eventuell bei einer Abtreibung helfen würden. Abtreiben. Das klang wie ein einfacher technischer Vorgang. Wie Löschen am Computer.

»Nun, wenn Sie das Baby behalten wollen, Mary, haben wir hier Informationen über alles, was während einer Schwangerschaft zu beachten ist. Auch über Vitamine, gesunde Ernährung et cetera. An unserer Klinik bieten wir keine Schwangerschaftsbetreuung an, aber wir können Ihnen eine Liste mit entsprechenden Ärzten geben. Falls Sie rauchen oder Alkohol und Drogen zu sich nehmen sollten, kann das extrem gefährlich für den Embryo sein.«

»Alles klar«, sagte Mary folgsam. »Das tue ich alles nicht.«

Als sie wenig später zum Zahlen wieder zu der Dame in der Aufnahme ging, stellte sie erleichtert fest, dass es verschiedene Tarife für Klinikbesuche gab. Für Patienten, die nicht versichert waren und wenig Geld hatten, war lediglich ein freiwilliger Beitrag vorgesehen. Der Fünfdollarschein, den Mary aus ihrem Portemonnaie zog, kam ihr kaum angemessen vor – das war weniger als fürs Kino! –, aber die Frau nahm ihn lächelnd an. Leute, die hier arbeiteten, schienen die vorurteilslosesten Menschen der ganzen Welt zu sein. Mary tat es fast leid, dass sie schon gehen musste.

Jetzt war sie also mit Broschüren eingedeckt (*Literatur*, hatte die vollbusige Dame in der Aufnahme gesagt – ein Wort, das Mary in diesem Zusammenhang etwas komisch vorkam). Außerdem hatte sie nun eine Packung Schwangerschaftsvitamine und eine Liste mit Ärzten in Ellsworth und Bangor. Und sie hatte ein mulmiges Gefühl im Bauch, das möglicherweise auf Hunger oder Angst zurückzuführen war. Wahrscheinlicher war allerdings, dass die Erkenntnis der Unausweichlichkeit ihrer Situation ihr plötzlich wie ein Stein im Magen lag.

Das Einzige, das wirklich Einzige, worauf Mary jetzt Lust hatte, war ein Rootbeer-Float – Wurzelbier mit Vanilleeis. Also machte sie auf dem Heimweg im *Jordan's* an der Route One einen Zwischenstopp.

Als sie den Motor abstellte und Alyssa Michaud aus dem stahlgrauen Jeep Cherokee ihres Vaters aussteigen sah, wusste Mary sofort, dass es ein Fehler gewesen war herzukommen. Was kaum jemand über Alyssa wusste, war, dass sie bei der Führerscheinprüfung dreimal durchgefallen war – zweimal war sie am Rückwärts-Einparken gescheitert und einmal, weil sie ganz am Anfang der Prüfung auf der falschen Straßenseite gefahren war. (»Ich dachte, die Straße gehört noch zum Parkplatz.«)

Mary wusste das, weil sie und Alyssa in der dritten Klasse in der Highschool beste Freundinnen gewesen waren. Damals hatte Tyler Wasson wegen Alyssa mit Mary Schluss gemacht. Später hatte er auch Alyssa sitzen gelassen. Und danach hatte Alyssa nur mehr das College im Kopf gehabt – und Mary nur Josh.

Es grenzte also an ein Wunder, dass Alyssa Michaud jetzt plötzlich Auto fuhr. Aber da war sie jetzt, auf dem Parkplatz vor dem *Jordan's*, und kam direkt auf Mary zu.

Alyssa hatte eine Baseballkappe auf, auf der in weinroter Schrift *BATES* stand. Alyssa war unter den Besten ihrer (winzigen) Abschlussklasse und würde aufs Bates College in Lewiston gehen. Dort würde sie von einem altehrwürdigen Backsteingebäude zum anderen schlendern und (laut der Collegebroschüre, die Mary in Alyssas Schlafzimmer gesehen hatte, bevor es »aus« zwischen ihnen gewesen war) viel Zeit damit zubringen, mit hohen Bücherstapeln auf bunten Herbstlaubhaufen herumzuliegen. Alyssas Vater besaß ein Jeep-Autohaus in Ellsworth, und ihre Eltern hatten für sie noch in der Junior High einen Collegeberater engagiert, der sie durch die Anmeldemodalitäten gecoacht hatte. Und jetzt stand sie da, mit Baseballkappe, (sehr kurzen) Shorts und Plateau-Flipflops. Es war schwer, sie nicht für das alles zu hassen.

Mary hatte ihr ganzes Leben in Maine verbracht und konnte sich nicht erinnern, auch nur ein einziges Mal im Herbstlaub gelegen zu haben. Wenn hier die Blätter fielen, war die Erde feucht und kalt, und man verspürte wenig Lust, auf dem Boden herumzuliegen. Aber gut, vielleicht war in Lewiston das Wetter anders.

»Hey«, sagte Alyssa, »lange nicht gesehen!«

Zu Marys Überraschung schien sich Alyssa aufrichtig zu freuen. Mary vergewisserte sich mit einem schnellen Blick, dass ihre *Literatur* durchs Autofenster nicht zu sehen war. Wenn Alyssa merkte, was los war, würde der regionale Radiosender die Neuigkeit bereits verbreitet haben, ehe Mary wieder zu Hause war. So war das nun mal in Kleinstädten. Sie stellte sich vor das Autofenster, sicherheitshalber.

»Hi.« Mary zwang sich zu einem Lächeln. Alyssas Haare sahen aus wie aus der Shampoo-Werbung, blond und glänzend, und ihr T-Shirt war so dünn und eng, dass man ihren Nabel und die durchtrainierten Bauchmuskeln sehen konnte. Mary stellte fest, dass sie neidisch war.

»Was tust du denn hier?«

»Nichts«, antwortete Mary. »Ich habe mir heute freigenommen, weil ich ein paar Dinge erledigen wollte. Und ich dachte, ich kaufe mir ein Rootbeer-Float.«

»Ich liebe die Rootbeer-Floats hier«, sagte Alyssa. »Sie sind einfach unerreicht gut. Vielleicht hole ich mir auch eins. Oder vielleicht ein Hummerbrötchen.«

Bei dem Wort Hummerbrötchen drehte sich Mary wieder der Magen um. Wie konnte man wahnsinnig hungrig sein, wenn einem gleichzeitig speiübel war?

Alyssa deutete mit dem Kopf zur Route One hinüber. »Eigentlich bin ich unterwegs zum Nagelstudio. Diese Gelfarbe hat ungefähr eine Minute gehalten. Ich werde ihnen ordentlich die Meinung sagen.«

»Tu das«, meinte Mary, obwohl sie in Wahrheit dachte, dass Alyssa das besser nicht tun sollte – und wahrscheinlich auch nicht tun würde. Sie guckte auf Alyssas Nägel. Das Einzige, was ihr auffiel, war ein winziges Stück abgeblätterte Farbe an einem kleinen Finger.

»Ich habe dich schon ewig nicht mehr gesehen.« Alyssa kickte mit einem ihrer Flipflops in den Asphalt des Parkplatzes.

»Ja.« Mary starrte die riesige Eistüte aus Plastik an, die schon seit ewigen Zeiten auf dem Dach des Restaurants stand – schon lange bevor Mary hier ihr erstes Rootbeer-Float bekommen hatte. »Ich bin ziemlich beschäftigt. Ich arbeite.«

Alyssa kniff die Augen zusammen und blies sich eine Haarsträhne aus dem Gesicht. »Schön für dich. Ich hätte mir über den Sommer auch einen Job suchen sollen. Eigentlich war ich die ganze Zeit nur am Strand.« Sie betrachtete mit gespieltem Bedauern ihre braun gebrannten Beine.

»Vergiss den Mistkerl«, hatte Vivienne gesagt, als Tyler Mary wegen Alyssa sitzen lassen hatte. Mary war damals dermaßen verletzt gewesen, dass sie etwas ganz Untypisches getan hatte: Sie hatte sich in Viviennes Armen ausgeweint. Ein Teil des Problems war, dass sie noch nicht bereit gewesen war, mit Tyler zu schlafen, Alyssa aber offenbar sehr wohl. Vivienne hatte Alyssa nie gemocht. Ihrer Meinung nach hielt Alyssa sich für etwas Besseres, weil ihr Vater ein Autohaus in Ellsworth besaß und ihre Mutter auf mysteriöse Art und Weise zu viel Geld gekommen war. »Das kleine Biest war schon immer größenwahnsinnig«, hatte Vivienne gesagt und Mary ungewöhnlich zärtlich übers Haar gestrichen. Und zwar *ohne* zu erwähnen, dass es höchste Zeit für eine Pflegespülung sei. Mary konnte sich erinnern, dass sie bei Viviennes Bemerkung zusammengezuckt war, aber sie wusste auch noch, dass es gutgetan hatte, ihre Mutter auf ihrer Seite zu haben.

»Du findest jemand anderen«, hatte Vivienne hinzugefügt. »Du solltest mal mit mir und den Mädchen nach der Arbeit ausgehen. Wir zeigen dir, wie man Spaß hat. Wir zeigen dir, wie das geht.«

»Ähm«, hatte Mary gemurmelt, »irgendwann vielleicht.« Vivienne war für jemanden in Marys Alter eine junge Mutter, daran bestand kein Zweifel, aber sie war keine Gleichaltrige; sie war immer noch ihre Mutter, und Mary konnte sich keine Situation vorstellen, in der sie sich von Vivienne und »den Mädchen« zeigen lassen wollte, wie »es ging«.

Es kam Mary lange nicht in den Sinn, dass ihre Mutter ihr für die unmittelbare Zukunft etwas anderes hätte raten können. Erst nach den schlimmen – und ganz selten auch komischen – Ereignissen dieses Sommers war Mary bewusst geworden, dass Vivienne damals nicht einmal in Erwägung gezogen hatte, Mary könnte auch ohne Freund glücklich sein.

Mary versuchte, sich mit kleinen Schritten – und so, dass Alyssa es nicht merkte – in Richtung Tresen zu bewegen. Es war erst elf, aber im *Jordan's* hatte sich schon eine Schlange gebildet: viele ältere Touristen (Wohnmobil-Typen) in L.L.-Bean-Poloshirts und ein paar ihr unbekannte Mädchen mit Spaghettiträger-Tops. Mary versuchte, sich ein paar Abschiedsworte einfallen zu lassen, die Alyssa klarmachten, dass sie ihr nichts mehr nachtrug und ihr alles Gute fürs College wünschte. Ehe sie dazu kam, stieg ihr eine intensive Geruchswolke in die Nase. Es roch nicht nur nach Muscheln, sondern auch nach Pommes, Garnelen und den allgegenwärtigen Hummerbrötchen, und der Geruch traf Mary mit einer Wucht, als hätte man ihr einen Schlag in die Magengrube versetzt. Plötzlich verschwamm ihr alles vor den Augen, und sie nahm Alyssa nur noch am Rande wahr. Dann fiel sie um.

12. KAPITEL

Barton, Massachusetts

Eliza

Eliza hatte stundenlang versucht, ihren Dad zu überreden, sie nach Barton zu begleiten, doch ohne Erfolg. Als sie es schließlich aufgegeben hatte, hatte sie keine Lust mehr gehabt loszufahren. Die Straßen, die von Little Harbor wegführten, waren endlos lang und kurvig, und Eliza war nachts eine schreckliche Autofahrerin. Das war schon immer so gewesen.

Stattdessen war sie am nächsten Tag bei Sonnenaufgang aufgestanden. Sie war so früh aufgebrochen, dass das *Cup* noch nicht geöffnet hatte. Das *Val's* schon. Aber Eliza war, offen gestanden, kein Fan von Vals Kaffee.

Auf der Fahrt nach Barton fiel Eliza wieder der Termin bei Phineas Tarbox ein. Phineas war der Anwalt, den sie und Rob sich genommen hatten, nachdem ihr früherer Anwalt in den Ruhestand gegangen und nach Florida umgesiedelt war. Der frühere Anwalt hatte sie und Rob beim Verfassen ihrer Testamente und bei der Erbschaftsplanung beraten – bei all jenen Dingen, die das Leben eines verantwortungsvollen Erwachsenen so mit sich brachten. Als er ihnen dann mitgeteilt hatte, dass er sich als Anwalt zurückzog, hatte Rob es eilig gehabt, seine Angelegenheiten in einer anderen Kanzlei zu ordnen.

Angelegenheiten ordnen? hatte Eliza gedacht. *Hast du vor zu sterben, Rob?*

»Man hat einfach ein besseres Gefühl«, hatte Rob entgegnet, »wenn alles geregelt ist.«

Besser als was? hatte Eliza fragen wollen, es sich aber verkniffen.

Es hatte eigentlich wie ein netter Abend begonnen. Phineas hatte nur mehr den Termin um 17 Uhr frei gehabt, den letzten an diesem Tag, und Rob und Eliza hatten vor, anschließend irgendwohin gemeinsam Tapas essen zu gehen.

»Wir sind richtig jämmerlich«, erklärte Eliza. »Wir verbringen unseren kinderfreien Abend damit, über Testamente zu reden.«

Sie saßen also bei Phineas Tarbox, der sich als jovialer, braun gebrannter Mann mit großen Händen und Pfefferminzatem entpuppte, und gingen mit ihm alle Unterlagen der früheren Anwaltskanzlei durch. Und, ja, Eliza bekam von den vielen Details ganz glasige Augen, und, ja, sie betrachtete eine beträchtliche Weile das Jura-Diplom (Yale) an der Wand, um sich zu vergewissern, dass der Mann wirklich *Phineas Tarbox* hieß.

Tatsächlich.

Dann runzelte Phineas Tarbox plötzlich die Stirn.

»Da ist nur eines …« Er blätterte in den Unterlagen. »Ich sehe nirgendwo, dass Sie einen Vormund für Ihre Kinder bestimmt haben.« Er runzelte die Stirn noch mehr, und zwischen seinen Augenbrauen bildete sich die Andeutung einer Falte. Nur eine Andeutung allerdings – wahrscheinlich hatte er sich Botox spritzen lassen. Männer, reiche Männer, taten das heutzutage.

»Ich dachte, das hätten wir getan.« Rob guckte Eliza an.

Sie rutschte unbehaglich auf ihrem Stuhl hin und her. »Ich bin mir nicht sicher. Haben wir?«

Phineas raschelte wieder mit den Papieren. »Nein, ich kann hier nichts finden … Nein, nein, Sie haben noch keinen Vormund bestimmt. Davon ist nirgendwo die Rede. Also sollten wir das gleich erledigen.« Er blickte auf und lächelte höflich. »Es ist nicht unüblich. Die Leute beginnen ihren Nachlass oft schon zu regeln, bevor sie Kinder haben. Dann vergessen sie darauf zu achten, einen Vormund zu bestimmen, und ehe man sichs versieht, sind ihre Kinder …«

»Dreizehn und zehn«, ergänzte Eliza.

»Richtig«, sagte Phineas. »So ist es. Ich möchte Ihnen ja nicht das Messer auf die Brust setzen – das ist natürlich nur so eine Redensart –, aber wenn Sie bereit sind, können wir diese Testamentsklausel sofort aufsetzen. Sie unterschreiben, und damit ist die Sache ein für alle Mal erledigt.«

»Großartig«, meinte Rob. »Setzen Sie uns ruhig das Messer auf die Brust. Der Vormund ist meine Mutter, Judith Barnes.« Er klang sehr entschieden.

»Moment mal«, rief Eliza.

»Ich bete Judith an.« Phineas lächelte so komisch, dass sich Eliza fragte, ob zwischen ihm und Judith vielleicht einmal mehr als nur Anwaltskram gelaufen war. »Ich bete sie einfach an«, wiederholte Phineas. Eliza konnte seinen Pfefferminzatem riechen.

»Da sind Sie nicht der Einzige«, merkte Rob an.

Phineas machte sich auf einem Post-it ein paar Notizen. »Darüber haben wir nie geredet«, zischte Eliza Rob an. Sie konnte es nicht fassen, wie *schnell* er die Frage nach dem Vormund beantwortet hatte. Mit welcher *Selbstverständlichkeit*. Als würde er aus einem längst fertigen Drehbuch vorlesen. Sie wandte sich an Phineas. »Tut mir leid, aber ich glaube nicht, dass wir schon wissen … Ich meine, wir haben noch nicht …«

Phineas schaute erst Rob, dann Eliza und dann wieder Rob an und faltete gütig nickend die Hände. Er lächelte, sodass aus den kleinen Fältchen in seinen Mundwinkeln tiefere Reiche-Leute-Falten wurden, solche, die man sich beim Skifahren und Segeln oder unter der Sonne Monacos holte. Das kam wahrscheinlich ständig in seiner Kanzlei vor, diese Art von Missverständnis, nicht wahr? Oder doch nicht?

Rob sagte: »Eliza …«

»Wir werden nicht *sterben*, Rob«, unterbrach sie ihn. »Ich meine, wir beide zugleich? Wie wahrscheinlich ist das?«

»Vielleicht nicht«, räumte Rob ein. »Aber Menschen sterben nun mal. Auch Eltern sterben manchmal.« Wer wüsste das besser als ich, dachte Eliza. »Wir müssen Vorkehrungen treffen.«

Judith, der Vormund ihrer Kinder! Judith war, obwohl man es ihr nicht ansah, eine Alkoholikerin mit vielen tollen Schuhen, einer Wespentaille und Geld wie Heu. Sie konnte den Mädchen vielleicht ein Dach über dem Kopf bieten, aber kein richtiges Zuhause. Sie konnte nicht mit ihnen lernen oder dafür sorgen, dass sie ihren Grünkohl aufaßen. Eliza drehte sich fast der Magen um. Hinter sich hörte sie das surrende Geräusch des Druckers, der gerade das Testament mit der neuen Klausel ausdruckte. Das Geräusch ihres besiegelten Schicksals.

»Das stimmt.« Phineas räusperte sich. »Glauben Sie mir, die richtige Entscheidung heute kann Ihnen später viel Ärger ersparen, falls etwas Unvorhergesehenes passiert. Ich könnte Ihnen da einiges erzählen.« Er ging zum Drucker, nahm die Seiten heraus und legte sie – genau parallel zur Kante – auf seinen Schreibtisch.

»Das glaube ich gern«, meinte Eliza. »Ich bin trotzdem noch nicht bereit zu unterschreiben.«

Phineas Tarbox räusperte sich schon wieder. (Hatte er irgendein gesundheitliches Problem? Eine Allergie? Es *war* April, der Höhepunkt der Pollensaison.) »Warum nehmen Sie die Unterlagen nicht einfach mit nach Hause und geben sie mir zurück, wenn Sie so weit sind.«

Man einigte sich darauf.

Nachher gingen Rob und sie zwar wie geplant Tapas essen, aber irgendetwas Dunkles, Namenloses schien sich zwischen die *Gambas al ajillo* und *Patatas bravas* hin und her zu schlängeln.

Die Sangria allerdings war hervorragend.

Während des Essens legte Rob irgendwann seine Gabel weg und sagte: »Sollen wir über den Elefanten im Raum reden?«

»Da ist kein Elefant«, widersprach Eliza. Es stimmte nicht. Offensichtlich.

Alle liebten es, wenn Rob und Eliza erzählten, wie sie sich kennengelernt hatten: auf einer eisigen Straße in Providence, Eliza mit einem Sandwich in der Hand, auf Rob zuschlitternd. Wie wurde so etwas in romantischen Komödien bezeichnet? »Schicksalhafte Begegnung.« Das war allerdings nicht die ganze Story, sondern nur der Anfang, eine Szene, wie sie die Leute auf Cocktailpartys gern hörten. Die *ganze* Geschichte war, dass Eliza Rob vorher schon wochenlang beobachtet hatte. Monatelang. Sie hatte ihn beobachtet, als er noch mit Kitty Sutherland zusammen gewesen war. Und sie hatte sich gesagt: *Der ist es.* Und eines Tages war sie ihm nachgegangen, hatte sich ein Sandwich, das sie sich eigentlich nicht leisten konnte, gekauft und sich genau überlegt, was sie als Nächstes tun sollte.

Es stimmte, dass sie auf ihn zugeschlittert war; die Straße war wirklich sehr glatt und abschüssig gewesen. Eigentlich hatte sie nicht vorgehabt zu schlittern, aber die Schwerkraft und die Witterung hatten sich einfach durchgesetzt. Der Rest war, wie man so schön sagte, Geschichte.

»Mir ist nicht wohl bei dem Gedanken, dass deine Mutter der Vormund unserer Kinder sein soll.«

Sie senkte den Blick, spürte aber trotzdem, dass Rob sie ansah. Sie wusste, was er tat, nämlich auf diese unschuldige, verwirrte Art und Weise zu blinzeln – wie immer, wenn er überrascht war, dass nicht alles so lief, wie er wollte. Wenn man ihm auch nur kleinste Steine in den Weg legte, empfand er das als *Affront* – eben *weil* es ihm nicht oft passierte. »Aber warum? Wir haben doch keine Alternative.«

Sie schaute ihn immer noch nicht an. »Selbstverständlich haben wir eine. Wir haben meinen Vater.«

»Ich bitte dich, Eliza, ich rede von einer realistischen Alternative.« Die Tortilla Española wurden serviert, dann die Calamares en su tinta. Die Tintenfischstückchen zischten in der Servierpfanne. Eliza nahm noch einen Schluck Sangria.

»Lass uns ein andermal darüber reden«, schlug Rob vor.

»Okay.« Der Knoblauch klebte ihr im Rachen. Von der Sangria war sie leicht beschwipst, aber es war jene Art von Schwips, bei der man sich heiß und unwohl fühlte, nicht ausgelassen. »Ein andermal.«

Zu Hause hatte Rob die zusammengefalteten Unterlagen dann auf den Küchentisch gelegt, wo Eliza sich immer um die Rechnungen kümmerte, Elternbriefe unterschrieb und Arzttermine in einen großen Kalender eintrug. Normalerweise war es ihr sehr wichtig, dass alles erledigt wurde und nichts herumlag. Die Unterlagen allerdings blieben liegen. Sie lagen dort wie die letzten Gäste einer Cocktailparty, die sogar dann ihren Hintern nicht von der Couch hochkriegen, wenn die Gastgeber bereits die Gläser abräumen.

Natürlich würden Rob und sie nicht *gleichzeitig* sterben. Sie sollte die Papiere einfach unterschreiben. Einen Kompromiss eingehen, wie verheiratete beziehungsweise vernünftige Leute das eben taten.

Aber sie schaffte es nicht. Sie konnte nicht vernünftig sein. Sie hatte das Gefühl, als würde sie mit ihrer Unterschrift ihre Kinder Judiths Welt – Robs Welt – ausliefern. Nichts würde von Elizas Welt übrig bleiben, überhaupt nichts! Sie hätte am liebsten losgeheult und mit dem Fuß auf den Boden gestampft wie ein Kind. Wenn das Unvorstellbare eintrat und die Mädchen zu Judith kamen, würde alles weg sein, was Eliza erlebt hatte: Little Harbor, die Boote, der Hafen und die Hummerfallen … Das kleine Haus, in dem Eliza aufgewachsen war, Charlies kräftige Hände und sein wettergegerbtes Gesicht. All das wäre ausgelöscht, verschluckt von einem privilegierten Leben in Luxus.

Eliza und Rob würden nicht sterben, nicht gleichzeitig, keine Frage.

Aber theoretisch wäre es möglich, da hatte Phineas recht: Sie und Rob mussten sich auf alle Eventualitäten vorbereiten.

Anfangs sagte Rob hin und wieder noch wie nebenbei: »Hey, kannst du bei Gelegenheit mal diese Papiere unterschreiben?« Dann versuchte er, ein wenig Druck zu machen, und zwar per SMS: *Habe eine Sprachnachricht von Phineas bekommen. Wir sollen ihm die Unterlagen schicken.* Er versuchte es auf die strenge Tour, die humorvolle, die freundliche und die energische. Einmal legte er ihr die Unterlagen aufs Kopfkissen wie Schokoladetäfelchen in einem schicken Hotel. Eliza legte sie mal da-, mal dorthin und verfrachtete sie schließlich in Robs Arbeitszimmer in der zweiten Etage. Aus den Augen, aus dem Sinn, ohne Unterschrift.

Das Problem war, dass das Testament Eliza trotzdem nicht aus dem Sinn ging. Sie musste ständig daran denken. Öfter, vermutete sie, als wenn sie einfach unterschrieben hätte. Und das Schlimmste daran war, dass Rob recht hatte. Er hatte recht! Judith war die Einzige, die als Vormund infrage kam. Sie liebte die Mädchen auf ihre eigene, Gin-getränkte Weise. Charlie war nie eine realistische Alternative gewesen – es war lächerlich zu glauben, die Mädchen würden in einem Fischerdorf aufwachsen wollen. Und selbst wenn alle Ausgaben, die Charlie entstünden, durch den Nachlass finanziell abgedeckt wären, würde er niemals seinen Job als Fischer an den Nagel hängen und nach Massachusetts ziehen. Jetzt, da er unheilbar krank war, brauchte man über ihn als Vormund natürlich überhaupt nicht mehr zu sprechen.

Aber trotzdem! Sogar jetzt, viele Monate nach dem ersten Termin bei Phineas Tarbox, musste Eliza immer wieder daran denken, mit welcher Selbstverständlichkeit Rob in der Anwaltskanzlei für sie beide geantwortet hatte. Was er nicht gesagt hatte (weil er es gar nicht zu sagen brauchte), war: *Deine Familie ist nicht gut genug für meine Kinder. Meine schon.*

Ihr Groll über all das war tief in ihrem Herzen vergraben – wie die Erbse unter der Matratze der Prinzessin. Und, gleich wie die Prinzessin, spürte Eliza das Ding jedes Mal, wenn sie sich in der Nacht im Bett umdrehte.

Aber vielleicht war es keine Erbse, vielleicht war es etwas, was zwar erbsengroß, aber scharf wie eine Rasierklinge war. Mit so einem Ding könnte man leicht eine Naht aufschlitzen. Aber was dann? Wenn die Naht offen war, würde alles, alles herausquellen.

Eliza war nur eine Woche aus Barton weg gewesen, doch als sie zu Hause ankam, erschien es ihr plötzlich viel länger. Als hätte sie die Tage in Little Harbor in einer Zeitschleife verbracht. In ihrer Abwesenheit hatten die Pfingstrosen im Vorgarten des Hauses gegenüber zu blühen begonnen. Ihre Nachbarin Mrs. Cavanaugh war gerade mit einer Gartenschere in der Hand herausgekommen und sah sich jetzt im Garten um. Es kam Eliza falsch (regelrecht *rücksichtslos*) von den Pfingstrosen vor, so prachtvoll zu blühen, wenn doch ihr Vater den bösartigsten Hirntumor hatte, den es gab. Wie konnten sie es wagen? Sie erinnerte sich, dass sie nach dem Tod ihrer Mutter ganz ähnlich empfunden hatte. Schon zwei Tage danach hatte man von ihr erwartet, wieder in die Schule zu gehen und sich mit Mathe und Physik auseinanderzusetzen, und es war alles *nicht zu fassen* gewesen: dass die Zahlen immer noch das bedeuteten, was sie sollten … dass ihre eigene Lunge und das Herz funktionierten wie eh und je … dass sie auf die Toilette gehen oder Wasser trinken musste, wenn sie durstig war. All diese normalen, alltäglichen Dinge liefen ab wie immer, trotz der schrecklichen Lücke, die der Tod ihrer Mutter hinterlassen hatte.

Charlie hatte es Eliza übel genommen, dass sie in seiner Küchenschublade herumgeschnüffelt hatte. Er nahm es Val übel, dass sie Eliza von dem Tumor erzählt hatte. Und nein, er wollte nicht darüber reden. Nein, er wollte zu keinem Arzt in Boston, er würde nicht mit Eliza nach Barton fahren. Er würde seine Hummerfallen nicht unbeaufsichtigt lassen. Nein, er wollte nicht nach Ellsworth oder ins *Lobster Trap* essen gehen. Er wollte fernsehen und dann ins Bett, und er würde sich jetzt von Eliza verabschieden, denn er stand früh auf, und wenn er morgen vom Fischen zurückkam, würde Eliza ja nicht mehr da sein.

»Du kannst doch nicht mit dem Boot hinausfahren«, hatte Eliza gesagt. »Denk an deinen Arm!«

»Ich habe schon jemanden, der mir hilft«, hatte er entgegnet. »Ich komme schon zurecht, Eliza, du brauchst dir keine Sorgen zu machen.«

Eliza hatte Russell fragen wollen, ob er ihrem Vater helfen könne, aber Russell musste sich um seine eigenen Hummerfallen kümmern. Man konnte nicht von ihm verlangen, dass er auch noch die ihres Dads übernahm. Obwohl er sicher bereit gewesen wäre, es zu tun, wenn Eliza ihn darum gebeten hätte.

Als Eliza sechzehn gewesen war, hatte Val immer gesagt: *Das mit dir und Russell, das ist nur ein Strohfeuer.*

Und so war es natürlich auch gewesen.

Eliza winkte Mrs. Cavanaugh zu, bog in ihre eigene Einfahrt ein, stieg aus dem Auto und ging ins Haus.

»Hallo!«, rief sie. »*Hallo?* Ich bin wieder da. Wo seid ihr alle?«

Evie war im Theatercamp, aber Zoe sollte eigentlich zu Hause sein, und Rob natürlich auch. Er sollte in seinem Arbeitszimmer sitzen und an dem Cabot-Lodge-Projekt arbeiten. Außer, er war wieder mal nach Naples gefahren. Würde er das tun, ohne ihr Bescheid zu geben? Nein, das glaubte sie nicht.

Sie stellte ihre Reisetasche im Vorraum auf den Boden und ging hinauf in die zweite Etage. In Robs Arbeitszimmer herrschte Chaos. Es sah so aus, als wäre über Nacht eine Horde Ratten eingefallen und hätte das Zimmer mit all den Plänen, Büchern und Unterlagen verwüstet. Sie sah, dass auf Robs Schreibtisch nicht eine, nicht zwei, sondern *drei* Kaffeetassen standen, alle halb leer.

Eliza machte die Augen zu und dachte daran, wie lange Rob zugehört hatte, als sie ihm von Charlie erzählt hatte. Sie dachte daran, wie er angeboten hatte, alles stehen und liegen zu lassen und sofort nach Little Harbor zu kommen. Sie schlug die Augen wieder auf. Die Kaffeetassen waren immer noch da. Sie schloss die Tür.

Zoes Bett war ordentlich gemacht, und Marvin, ihr alter Plüschelefant, saß auf dem Kopfkissen. Auf Evies Bett war die Tagesdecke verrutscht und hing am Fußende auf dem Boden, aber zumindest hatte sie es versucht. Elizas und Robs Bett war überhaupt nicht gemacht. Eliza schloss auch diese Tür. Sie würde sich später darum kümmern; sie würde sich um alles später kümmern. Plötzlich war sie so erschöpft, dass sie am liebsten in das ungemachte Ehebett gefallen wäre und geschlafen hätte. Als sie unten die Hautür aufgehen hörte, lief sie die Treppe hinunter und sah Deirdre, Sofia und Zoe hereinkommen.

»Mom!« Zoe strahlte über das ganze Gesicht. Da sie als Teenager für eine richtige Umarmung vor anderen Leuten schon ein bisschen zu cool war, praktizierte sie seit einiger Zeit eine Sonderform: halb umarmen, halb anlehnen. Das war okay. Eliza wusste, dass irgendwo da drunter die Liebe war, vielleicht versteckt in diesen unglaublich langen Beinen. Man konnte bei Mädchen in Zoes Alter den Blick einfach nicht abwenden, das ging beim besten Willen nicht: Ihre Beine wurden einfach immer länger und länger. Aber das durfte man ihnen natürlich nicht *sagen*, denn dann verdrehten sie nur die Augen und gaben einem das Gefühl, selbst alt, kurzbeinig und doof zu sein. »Du bist wieder da!«, rief Zoe. »Und du bleibst, oder? Du kannst dir mit uns das Feuerwerk am 4. Juli ansehen, oder?«

Deirdre trug ein rückenfreies Sommerkleid, das ihre straffen Oberarme schön zur Geltung brachte, und farblich dazu passende Espadrilles. Sie duftete wie ein Garten nach einem Frühlingsregen und sah aus wie einem *Activia*-Werbespot entsprungen: strahlend schön vor Gesundheit dank der richtigen Menge an Darmbakterien. Eliza hatte nicht mehr ganz saubere Shorts – zweimal hintereinander getragen, ohne sie zu waschen – und ein altes Hummer-Fest-T-Shirt an, das sie in der Kommode ihres Kinderzimmers gefunden hatte. Beim Packen hatte sie nicht vorgehabt, lange in Little Harbor zu bleiben, und sie hatte keine große Lust auf einen Kampf mit der altersschwachen Waschmaschine ihres Vaters gehabt.

Lektion Nummer zwei aus dem Brief ihrer Mutter:

Immer Zahnseide verwenden, Eliza! Ich habe gute Zähne, dein Vater hat gute Zähne, und deine sind fast perfekt. Das ist ein Geschenk, keine Selbstverständlichkeit. Also pass gut auf sie auf.

»Ja, ich bin wieder da«, entgegnete Eliza. »Wir sehen uns gemeinsam das Feuerwerk an.« Zoe roch nach Zoe, genau wie immer. Wie Haare, die zu oft mit viel Shampoo gewaschen wurden. Sie roch wie nach etwas zu intensiv duftender Bodylotion von *Bath & Body Works* und ein bisschen nach Belgischen Waffeln. Sie roch wunderbar. »Ich bin wieder *zu Hause*«, sagte Eliza.

»Rob musste nach Boston fahren«, erzählte Deirdre. »Es geht um irgendein Treffen mit Mrs. Cabot. Ganz dringend. Er ist sehr früh aufgebrochen, also müsste er jetzt schon wieder auf dem Rückweg sein. Er wollte dich nicht stören. Kristi hat heute frei, also habe ich Evie ins Camp gebracht und bin dann mit diesen beiden …«, sie zeigte auf Sofia und Zoe, »… ins *Big Joe's* frühstücken gegangen. Und hier sind wir also.«

»*Big Joe's*«, meinte Eliza. »Ihr Glücklichen.« Das erklärte Zoes Duft nach Belgischen Waffeln.

Sie versuchte, nicht enttäuscht zu sein, dass Rob und Evie beide nicht da waren. Rob musste selbstverständlich arbeiten. Und Evie hatte selbstverständlich ins Camp fahren müssen! Bald würde das Casting für die Abschlussproduktion, die Aufführung von *Charlotte's Web – Schweinchen Wilbur und seine Freunde,* stattfinden.

Als Sofia und Zoe aus dem Zimmer gingen, sagte Deirdre: »Er hat mir erzählt, nun ja, keine Details, aber er hat angedeutet, es sei irgendetwas mit deinem Dad. Und da dachte ich, du könntest ein wenig Unterstützung gebrauchen.«

Immer, wenn Deirdre Dinge sagte wie: *Und da dachte ich, du könntest ein wenig Unterstützung gebrauchen*, hörte Eliza: *Offensichtlich kommst du allein nicht zurecht.* Und obwohl Deirdre es vielleicht nicht so meinte, fühlte Eliza sich dann immer wie eine Versagerin. Deirdre fühlte sich nie so. Natürlich nicht! Sie lebte in der exakt gleichen Welt wie die, in der sie aufgewachsen war. Deirdres Eltern waren beide noch am Leben und erfreuten sich in Darien, Connecticut, bester Gesundheit. Sie wohnten immer noch in dem im Kolonialstil erbauten Haus mit vier Schlafzimmern und drei Bädern, in dem Deirdre und ihre jüngere Schwester Bethany aufgewachsen waren. Ihre Eltern gingen viermal in der Woche morgens Golfen und machten zwei Mal im Jahr eine große Reise. Brocks Eltern hatten sich in Clearwater, Florida, zur Ruhe gesetzt, und Deirdre und Brock fuhren mit Sofia jedes Jahr im April zu ihnen in Urlaub. Deirdre und Brock stammten aus alteingesessenen Familien, deren Stammbäume sich über viele Generationen zurückverfolgen ließen.

Auch Rob stammte aus so einer Familie, und die Freundin, die er vor Eliza gehabt hatte, ebenfalls. Eliza selbst nicht. Die Brown University war nicht einmal Robs erste Wahl gewesen. Eigentlich hatte er nach Princeton gehen wollen und war dort auch aufgenommen worden. Für einen Studienplatz an der Brown hatte er sich nur sicherheitshalber beworben. Eliza hatte an dieser Tatsache lange zu knabbern gehabt. Sie hatte Rob nie klarmachen können, was für eine große Sache es für jemanden von einer winzigen Highschool in der Provinz war, einen Platz an einer der besten Universitäten im ganzen Land zu erhalten. An einer Ivy League-Uni. Sie war die Erste gewesen, der das gelungen war. Rob hatte nie ganz verstanden, wie hart sie dafür gearbeitet hatte und wie schwer es gewesen war, sich dann während des Studiums finanziell über Wasser zu halten.

»Sooo …«, sagte Deirdre, und Eliza wusste, dass jetzt die Gelegenheit war, mit Deirdre in die Küche zu gehen und ihr von Charlie zu erzählen. Gleichzeitig merkte sie, dass sie bei diesem Gedanken plötzlich wieder wahnsinnig müde wurde.

Genau in diesem Augenblick hörte sie die Tür, die von der Garage ins Haus führte, aufgehen und Rob »Hallooo!« rufen.

»Ich muss los«, erklärte Deirdre. »Sof?«, brüllte sie die Treppe hinauf.

»Lass sie da«, schlug Eliza vor.

Robs Handy klingelte. »Ich gehe schnell ran. Bin gleich da«, rief er.

»Echt?«, fragte Deirdre. »Kann ich sie wirklich bei dir lasen?«

»Klar.«

»Oh mein Gott, *tausend Dank.*« In Barton war es üblich, sich überschwänglich zu bedanken, wenn einem jemand einen Gefallen tat, selbst wenn man nicht um diesen Gefallen gebeten hatte. Im Gegenzug konnte man sich dann überschwänglich bedanken, wenn man sich dafür revanchierte. Eliza hatte eine

Weile gebraucht, sich diese Regel anzueignen, aber sie war sich ziemlich sicher, dass sie sie jetzt beherrschte. »Ich muss noch tausend Dinge für die Gala organisieren, und da Kristi ja heute freihat …«, fügte Deirdre hinzu.

»Geh ruhig«, sagte Eliza. »Es ist mir eine Freude, sie hier zu haben.«

Während Rob noch telefonierte, bearbeitete sie ein paar klebrige Flecken auf der Kücheninsel mit der harten Seite des Spülschwamms. Dann holte sie die Sprühflasche mit dem Aktivreiniger aus dem Küchenschrank und wischte die Arbeitsfläche gründlich ab.

»Lass mich das machen.« Rob, der sein Gespräch beendet hatte, legte von hinten die Arme um sie. »Ich dachte, ich hätte alles sauber gemacht.«

»Ich mach das schon. Ich muss dir die ganze Geschichte erzählen, und wenn ich aufhöre, mich zu bewegen, fange ich zu weinen an.« Bis jetzt kannte Rob nur die Kurzversion, die sie ihm am Telefon gegeben hatte, und außerdem waren furchtbar viele klebrige Flecken auf der Arbeitsfläche.

Rob lehnte sich ohne Murren zurück, als die Sprühflasche in seine Nähe kam, und hörte einfach nur zu. Im Gegensatz zu anderen Leuten versuchte er nicht, ihr ins Wort zu fallen und ihre Sätze zu vollenden. Es war ein gutes Gefühl, jemanden zu haben, der zuhörte. Als Eliza ihm alle Details berichtet hatte, sprach sie aus, was sie insgeheim bereits wusste: »Wenn er nicht herkommen will, muss ich wieder zu ihm fahren. Gleich nach dem 4. Juli. Ich würde die Kinder ja gern mitnehmen, aber im Haus ist nicht viel Platz, und ich möchte sie auch nicht mit Dads Situation belasten. Außerdem sind sie in ihren Sommercamps …«

»Klar«, sagte Rob. »Fahr ruhig.«

»Aber die Mädchen …«

»Ich bin ja hier.«

»Du hast doch Mrs. Cabot, um die du dich kümmern musst.«

»Die kann warten.«

»Nein, kann sie nicht, oder?«

»Nein«, räumte er ein. »Mrs. Cabot weiß nicht, was Warten ist.« Sie starrten beide auf die Arbeitsfläche. »Deirdre kann helfen«, meinte Rob schließlich.

»Aber die hat doch diese Gala. Sie hat wirklich viel zu tun.«

»Sie hat eine Nanny. Und nur ein Kind.«

»Stimmt.« Eliza überlegte. »Aber wir haben Kristi nicht für unsere Kinder angestellt.«

»Wir könnten ein eigenes Kindermädchen engagieren.«

»Mach dich nicht lächerlich.«

»Wie wär's mit meiner Mom?«

Eliza verdrehte die Augen. »Die füllt die Kinder höchstens mit Gin ab.« Eliza war bewusst, was für ein *Klischee* es war, eine reiche Schnapsdrossel zur Schwiegermutter zu haben – zahllose Sitcoms lebten davon. Allerdings machte die Tatsache, dass es ein Klischee war, die Sache nicht besser.

Rob lachte. »Ich wette, das tut sie nicht. Zumindest nicht exzessiv.«

Wenn jemand Eliza nach dem Verhältnis zu ihrer Schwiegermutter fragte, war ihre Antwort immer: *Es ist kompliziert.*

(Als Hochzeitsgeschenk hatte Judith die achtzigtausend Dollar bezahlt, die von Elizas Studienkredit noch offen gewesen waren.)

Als Rob Eliza das erste Mal in sein Elternhaus in der Back Bay mitgenommen hatte, hatte Judith Robs Exfreundin Kitty Sutherland zwei Mal erwähnt. Und obwohl Rob so getan hatte, als würde er in eine imaginäre Schiedsrichterpfeife blasen, und »Mom! Übermäßige Härte!« gesagt hatte, hatte Judith nicht aufgehört. Vielmehr hatte sie *noch* eine Anekdote zum Besten gegeben, irgendetwas über einen Ausflug von Rob und Kitty nach Nantucket, *wahnsinnig lustig.* Kittys Absatz war auf dem

Kopfsteinpflaster abgebrochen, *hahahaha*, die beiden hätten fast ihre Dinnerreservierung verpasst …

Wenn Jackie O. und das Surfergirl aus dem Film »April entdeckt die Männer« ein Kind miteinander gehabt hätten, hätte es wie Kitty Sutherland ausgesehen.

Während dieses ersten Besuchs, bei dem man Eliza ins Gästezimmer *ausgelagert* hatte, hatte sie unter einer schweren Patchworkdecke gelegen, auf Laken weich wie Butter. Das war, bevor sie das Wort *Fadendichte* gekannt hatte. Sie hatte das Schwarz-Weiß-Foto eines Segelboots, hart am Wind, angestarrt. Das war, bevor sie das Wort *Wende* gekannt hatte. Am nächsten Morgen hatte Judith sie ins Wohnzimmer gerufen, wo sie und Rob bereits vor dem Panoramafenster standen.

»Der erste Schnee!«, sagte Judith so stolz zu Eliza, als wäre der Schnee ein Geschenk von ihr. Als stünde Mutter Natur höchstpersönlich auf ihrer Gehaltsliste.

Aha, dachte Eliza und schob sich ein paar ihrer ewig widerspenstigen Locken aus dem Gesicht. *Aha, das also ist Reichtum.*

Es ist kompliziert.

Fischerboote machten übrigens keine *Wende*. Sie drehten einfach um.

»Warum fragen wir Judith nicht einfach?«, schlug Rob jetzt vor. »Sie sagt doch immer, dass sie mehr am Leben der Mädchen teilhaben möchte.« Eliza dachte an Phineas Tarbox und setzte sich auf einen der Küchenhocker. Rob stellte sich hinter sie und massierte ihr den Nacken. Er wusste immer genau, wo ihre Muskeln verspannt waren. Sie brauchte es ihm nie zu sagen.

»Es ist kompliziert«, meinte Eliza.

»Muss es nicht unbedingt sein.«

»Aua.«

»Habe ich dir wehgetan?«

»Ja.«

»Entschuldige!« Er hörte sofort auf, sie zu massieren.

»Nein, hör bloß nicht auf.«

Es war verwirrend, nach nur ein paar kurzen Stunden aus *jener* Welt in *diese* zurückzukehren. Der Kontrast war so stark, dass ihre Heimfahrt aus Little Harbor Lichtjahre hätte dauern müssen. »Okay«, sagte sie. »Fragen wir Judith.«

2. TEIL

JULI

13. KAPITEL

Little Harbor, Maine

Mary

Das wird ein schöner Abend, dachte Mary. Vivienne arbeitete im Frisiersalon (es war ein Donnerstag), und Josh würde sie gleich abholen und mit ihr in Ellsworth ins Kino gehen. Sie hatte aufgehört, ihn zu meiden, und sieh einer an, was passierte! Ein echtes Date. Sie war aufgeregt. Vielleicht würde sie ihm vor dem Kino – oder danach – erzählen, dass sie schwanger war. Sie hatte sich die Worte bereits zurechtgelegt und war bereit, sie auszusprechen: *Baby. Schwanger. Wir.*

Sie wartete im Vorraum – der Film begann um 19 Uhr, und sie wollten vorher noch essen gehen. Josh wollte um 17 Uhr hier sein. Es machte nichts, dass er sich ein wenig verspätete. Sie hatte ein kleines Zeitpolster eingeplant. Vielleicht hatte es etwas länger gedauert, den Fang an Land zu bringen und abzurechnen.

Es wurde 17 Uhr 05, dann 17 Uhr 15 und schließlich 17 Uhr 20.

Macht nichts, sagte sie sich. *Wir können ja* schnell *essen.*

17 Uhr 25.

Mary ging hinaus und setzte sich auf die Stufen vor dem Haus. Sie kratzte sich am Knie, wo ein Moskito sie gestochen hatte, und betrachtete den Himmel: immer noch klar bis auf ein paar Wolken, die aussahen, als hätte sie jemand mit der Hand an den äußersten Rand geschoben. Der frühe Abendwind wehte die Gerüche des Hafens zu ihr herüber. Sie zupfte an ihren Fingernägeln herum und guckte auf ihr Handy.

17 Uhr 30. *Wir müssen nicht essen gehen. Wir können gleich ins Kino.*

Endlich: Josh. Sie stand auf, lief zu seinem Wagen und wollte gerade einsteigen, als er ausstieg, noch bevor sie die Autotür aufmachen konnte.

»Lass uns lieber gleich losfahren«, meinte sie.

»Deine Mom ist nicht zu Hause, oder?«

»Nein.« Mary schaute auf ihr Handgelenk, wo ihre Armbanduhr gewesen wäre, wenn sie denn eine besessen hätte. »Wir wollten essen gehen, schon vergessen? Der Film fängt um sieben an.« Sie bemühte sich, ruhig und freundlich zu klingen. Gerade hatte sie sich die Worte noch einmal vorgesagt: *Baby. Schwanger*. Wann sie sie aussprechen wollte, wusste sie nicht. Jetzt jedenfalls nicht. Josh wirkte nervös, und sie waren in Eile. Mary merkte, dass sich Enttäuschung in ihr breitmachte.

»Ich muss noch etwas ins Haus bringen«, sagte Josh. »Dauert nicht lange.« Er hatte eine zerknitterte braune Tüte in der Hand, die aussah wie die Tüten, in denen man in der Grundschule – in Ermangelung einer richtigen Brotdose – sein Pausenbrot mitnahm. »Ich lege es in dein Zimmer, okay?«

»Was ist es denn?«

»Nichts. Es ist nur etwas, was ich derzeit nicht zu Hause aufbewahren kann. Nichts Besonderes.«

»Zeig's mir.«

»Komm schon, Baby, es ist keine große Sache.« Für einen Moment veränderte sich sein Gesichtsausdruck. »Lass es mich einfach in dein Zimmer legen.«

Er war bereits an ihr vorbei ins Haus gegangen.

»Ist es eine Waffe?«

»Nein.«

»Drogen?«

»So ähnlich.«

»So ähnlich? Was soll das heißen?« Sie folgte ihm ins Haus. Er war bereits in ihrem Schlafzimmer und sah sich gerade um.

Sie griff nach der Tüte, um sie aufzumachen, doch Josh riss sie an sich und rollte den oberen Teil fester zusammen.

»Ist doch egal. Ein Medikament. Verschreibungspflichtig.«

Sie sah ihn misstrauisch an. »Wessen Medikament?«

»Mach dir keine Gedanken, ich habe alles im Griff.«

»Josh …«

»Es ist nichts«, sagte er. »Nur ein Schmerzmedikament, nichts Besonderes. Kein Heroin oder so. Ich kann es nur nicht zu Hause aufbewahren.«

»Warum nicht?«

»In dieser Tüte befindet sich der Wert von ein paar Hundert Dollar. Heb sie einfach eine Weile für mich auf. Das war's dann auch schon – mehr brauchst du nicht zu tun.«

Sie überlegte. Wie schwer konnte das schon sein? Eine Pausenbrottüte in ihren Schrank zu legen und zu vergessen, dass sie da war? Aber trotzdem …

»Warum hebst du das Zeug nicht bei dir auf?«

»Zu riskant.«

»Aber …«

Mary holte tief und bebend Luft. Sie wollte sagen: *Ich möchte diese Tüte nicht in meiner Nähe haben. Ich möchte nichts Schlechtes in meiner Nähe. Wegen des Babys.* Doch sie behielt es für sich.

»Es ist nur eine Tüte, die rumliegt. Sie tut doch nichts. Nur ein bisschen *salt and sugar*. Was soll schon groß sein?«

Salz und Zucker, dachte Mary. Was zum Teu…?

»Komm schon, Babe, mach nicht immer aus allem ein Problem.« Er lächelte sie an, und für einen Moment erkannte sie wieder den alten Josh, den liebenswerten. Sie wollte nicht aus allem ein Problem machen, wirklich nicht. Es gab ohnehin schon genug Probleme. Sie machte die Schranktür auf und sah zu, wie er die Tüte in die rechte hintere Ecke schob, hinter ein altes Paar Nikes. Er musste sich dafür auf allen vieren hinknien und halb in den Schrank hineinkriechen. Sie sah zu, wie er ein T-Shirt vom Hummerfest im Vorjahr über die Turnschuhe ausbreitete.

Als Josh wieder aus dem Schrank auftauchte, hatte sich sein liebenswürdiger Gesichtsausdruck in einen düsteren verwandelt, und Mary lief es kalt den Rücken hinunter. »Du weißt doch, Baby«, sagte er, »dass ich nie etwas tun würde, was dir wehtut, stimmt's?« Jetzt lächelte er wieder, legte ihr eine Hand auf den Rücken und schob sie aus dem Zimmer.

»Ich weiß«, antwortete sie zögernd. Sie kam sich vor wie eine Idiotin, weil sie bis jetzt nie auf die Idee gekommen war, Josh könnte etwas mit Drogen zu tun haben – egal, ob er sie selbst nahm oder verkaufte. Wahrscheinlich gab es alle möglichen Zeichen, die darauf hinwiesen und die ihr entgangen waren. Aber sie wusste nicht einmal, auf welche Zeichen sie hätte achten sollen. Nadeleinstiche, rissige Nasenlöcher oder so? Dumme, naive, ahnungslose schwangere Mary Brown.

Ein bisschen salt and sugar. Was bedeutete das überhaupt?

»Es ist nur dieses eine Mal. Sobald es mit dem Fischen wieder besser läuft, brauche ich es nicht mehr, ich schwöre. Der Sommer war bis jetzt bloß so verdammt beschissen, das weißt du ja. Es ist nicht meine Schuld.«

»Nur dieses eine Mal?«, entgegnete sie unsicher. Vielleicht stimmte das ja, vielleicht konsumierte er keine Drogen, vielleicht wollte er damit ja nur einen kleinen finanziellen Engpass überbrücken. Allerdings schien sonst kein anderer Fischer in der Stadt diesbezüglich Schwierigkeiten zu haben. *So verdammt beschissen* war der Sommer anscheinend nur für Josh gelaufen. *Ein Warnsignal.*

»Ehrenwort.« Er hob die rechte Hand, als würde er einen Schwur leisten.

Später, nach dem Kino, als Josh sie nach Hause gebracht hatte und Vivienne ins Bett gegangen war, schaute Mary in die braune Tüte, in der sich eine weitere Tüte befand, die aus durchsichtigem Plastik und mit Bindedraht eingewickelt war. In der Plastiktüte waren zig orangefarbene Tabletten. Mary band den Draht auf, nahm eine Tablette heraus und legte sie in ihre Handfläche. Die Tablette hatte ein *M* auf einer Seite und die Nummer sechzig auf der anderen. Mary nahm ihr Handy und tippte *Salt and Sugar, Slang, Drogen* als Suchbegriff ein.

Google lieferte Ergebnisse und die passenden Bilder. Morphium. Ihr wurde plötzlich schlecht. Sie hatte abends nur Popcorn gegessen, vielleicht lag es daran. Josh und sie hatten es fast nicht rechtzeitig ins Kino geschafft.

Insgeheim wusste sie, dass das Popcorn nicht schuld war. War Morphium überhaupt eine Straßendroge? Wie wenig Ahnung sie doch von Drogen hatte. Von allem!

Wie von fern hörte sie das altbekannte Geräusch. Die Alarmglocken schrillten, als wäre unterm Dach ein Feuer ausgebrochen.

14. KAPITEL

Barton, Massachusetts

Eliza

Eliza schnippelte Gemüse für den Salat, während Judith ihre private Happy Hour an der Küchentheke genoss. Schon übermorgen musste Eliza wieder nach Little Harbor fahren, doch jetzt war sie zu Hause und bereitete alles für das Picknick vor, das sie morgen am Feiertag auf die *Family Affair* mitnehmen wollten. Sie hatte sich für gegrillte Schweinefilets und geröstete Gemüsepfanne mit einem Pesto aus Walnüssen und dem Basilikum aus dem eigenen Kräutergarten entschieden. Der Plan war, dass Judith mit ihnen auf die Segeljacht kommen würde und Eliza am Tag darauf, bevor sie nach Little Harbor aufbrach, mit ihr das Ferienprogramm der Mädchen besprechen würde. Dadurch würde Rob entlastet sein und sich ganz auf die *Cabot Lodge* konzentrieren können.

Unmittelbar nachdem sie diesen Plan geschmiedet hatten, hatte sich bei Eliza wieder dieses bange Gefühl eingestellt. Phineas Tarbox mit seinen gefalteten Händen, dem Pfefferminzatem und diesem gütigen, wissenden Lächeln beherrschte wieder ihre Gedanken. *Unterschreib einfach diese Papiere, Eliza. Worauf wartest du?*

»Wo sind die Mädchen?« Judith war gerade erst nach Hause gekommen. Sie hatte sich heute die Augenbrauen zupfen lassen. Eine Fünfundsechzigjährige ließ sich die Augenbrauen zupfen! Hörte er denn nie auf, dieser Schönheitswahn? Eliza jedenfalls hoffte, dass sie mit fünfundsechzig in der Lage sein würde, es gut sein zu lassen. Sie hoffte, dass sie gemütlich auf der Couch sitzen und sich endlich all jene Fernsehserien ansehen konnte, die sie verpasst hatte, während die Kinder klein gewesen waren. Sie würde Mini-KitKats aus den Halloween-Tüten ihrer Enkelkinder naschen und zu allem, was so passierte, mit brutaler Ehrlichkeit ihren Senf dazugeben. Von Frauen über sechzig erwartete man schließlich brutale Ehrlichkeit; es war Teil ihres zweifelhaften Charmes, und in dieser Hinsicht würde sich Eliza auf jeden Fall an Judith ein Beispiel nehmen.

»Sie schwirren hier irgendwo rum«, antwortete Eliza. Sie merkte, dass sich ein Hauch von Ärger in ihren Ton geschlichen hatte. Würde es Judith umbringen, von ihrem Hocker aufzustehen und zu fragen, ob sie helfen konnte? Würde es sie umbringen, irgendwann mal *Du machst das toll, Eliza!* zu sagen? Eliza war klar, dass niemand ihre eigene Mutter ersetzen konnte, aber trotzdem … Es wäre schon nett gewesen, wenn Judith wenigstens hin und wieder versucht hätte, diese Rolle zu übernehmen. Sicher, sie würde Rob mit den Mädchen helfen, wenn Eliza wieder in Maine war – aber musste sie sich immer so demonstrativ zurücklehnen und keinen Finger rühren, wenn Eliza zu Hause war?

»Hör mal, Eliza, ich habe ganz vergessen zu erzählen, dass eine Bekannte von mir in Little Harbor Urlaub macht! Unglaublich, oder? Gail Byron. Nicht verwandt mit dem Lord.« Judith lachte über ihren eigenen Witz. »Sie wohnt in einem *gigantischen* Haus, dreißig Badezimmer oder so. Kennst du es?«

»Ich habe davon gehört«, gab Eliza höflich zurück. »Allerdings glaube ich nicht, dass es wirklich dreißig Badezimmer hat.«

»Tja, Gail Byron hat schon immer gern übertrieben. Aber vielleicht triffst du sie ja zufällig irgendwo?«

»Bestimmt nicht.« Ganz andere gesellschaftliche Kreise.

Wenn Eliza erst einmal Großmutter sein würde, würde sie für ihre Enkel all das tun, wozu ihre eigene Mutter bei Evie und Zoe nie die Chance gehabt hatte. Ihnen zum Beispiel Glitzerkleidchen anzuziehen und mit ihnen zu Weihnachten in Boston den *Nussknacker* anzusehen. Und ihnen nach der Vorstellung heiße Schokolade mit Sahnehaube zu kaufen.

»Sieh mal an, da ist Evie ja!«, rief Judith aufgekratzt. Sie hüpfte vom Hocker und hielt Evie eine Wange hin. Evie zögerte, guckte Judith skeptisch an und gab ihr schließlich eine Art Luftkuss.

Was war, wenn sie Enkelsöhne bekäme? Es schauderte sie bei dem Gedanken. Sie würde nicht wissen, was sie mit Jungs anfangen sollte – sie hatte einem Jungen noch nicht mal die Windeln gewechselt. Sie stellte es sich total kompliziert vor, ständig auf den kleinen Penis achten zu müssen, damit sich kein Sprühregen über einen ergoss. Und die Jungen würden bestimmt keine große Lust haben, mit Omi in den *Nussknacker* zu gehen. Sie hoffte, dass ihre Enkelkinder sie Omi nannten. Alles andere kam nicht infrage, vor allem nicht Granny oder Großmutti. Mit *Granny* assoziierte man ein Kopftuch, Osteoporose und einen Gehstock. Judith wollte *Grandma* genannt werden. Natürlich.

Eliza begann, die Karotten zu schneiden, und lächelte Evie zu. Sie versuchte, jede Sekunde von Evies Vorpubertät zu genießen. Jetzt, da Zoe mitten in der Pubertät steckte, wusste Eliza, was einen in dieser Phase erwartete. Sie hatte es nicht zu schätzen gewusst, als Zoe zehn gewesen war, quirlig und mit diesem hinreißenden kleinen Bäuchlein. Evie stellte sich neben Eliza, und Eliza legte ihr eine Karottenscheibe auf die Zunge – ungefähr so, wie sie sich vorstellte, dass es ein katholischer Priester beim Abendmahl mit der Hostie machte. Sie hatte schon immer an einem solchen Abendmahl teilnehmen wollen, aber offenbar hatten Katholiken keine große Freude, jemand Neuen zu füttern – man konnte nicht einfach auftauchen und mitmachen. Rob und Judith waren auch nicht katholisch. Sie waren Protestanten vom alten Schlag. Während des Studiums hatte Elizas Mitbewohnerin Francesca erzählt, eine Hostie würde so ähnlich wie eine Reiswaffel schmecken. Keine große Sache und auf jeden Fall kalorienarm, hatte Francesca erklärt. Wie sich später herausstellte, hatte Francesca an einer Essstörung gelitten.

Evie schmeckte die Karotte sichtlich. Sie hatte immer schon gern Gemüse gegessen. Beide Mädchen mochten Gemüse. Erst seit Kurzem tendierte Zoe eher zu den Fünf-Dollar-Drinks von *Starbucks* und hätte am liebsten den ganzen Tag nur *Cheez-It*-Käsekräcker geknabbert.

»Was gibt's Neues, Süße?«, erkundigte Eliza sich. Es war ein unglaublich gutes Gefühl, wieder daheim zu sein, in ihrer eigenen Küche, und einen Salat für ein Picknick auf dem Segelboot vorzubereiten. Ganz so, als wäre es ein normaler Tag ohne besondere Vorkommnisse. Überhaupt nicht so, als wäre ihr Vater todkrank. Vielleicht würden sie und Rob heute sogar Sex haben!

Vor langer Zeit hatte Eliza Deirdre einmal gesagt, ihr Sexleben mit Rob sei »stabil«. Sie war von ein paar Margaritas leicht beschwipst gewesen – wenn sie es nicht gewesen wäre, hätte sie niemals dieses *lächerliche* Wort gewählt. Nachdem sie es ausgesprochen hatte, hatte sie gelacht, um zu überspielen, wie peinlich es ihr war. Und sie hatte angenommen, Deirdre würde mitlachen. Als Eliza zu lachen aufgehört hatte, war ihr allerdings sofort Deirdres merkwürdiger, schwer zu deutender Blick – war es Interesse? Entrüstung? Etwa *Neid*? – aufgefallen, und sie hatte schnell das Thema gewechselt.

Die Wortwahl mochte ein bisschen seltsam gewesen sein, aber insgesamt hatte es der Wahrheit entsprochen. Aber irgendetwas hatte sich verändert, als Rob kurz darauf den Cabot-Lodge-Auftrag bekommen hatte. Und nach dem Termin mit Phineas Tarbox hatte sich alles noch einmal verändert. Wenn Eliza es in Worte hätte fassen müssen, hätte sie gesagt, dass Phineas Tarbox zu ihnen ins Bett gekrochen war und sich zwischen ihnen breitgemacht hatte.

Sie neigte den Kopf zur Seite – ganz so, wie es die aufmerksamen Mütter in der Fernsehwerbung taten –, um Evie zu zeigen, dass sie ganz Ohr war.

Und Evie sagte: »Schläferst du Grandpa jetzt ein?«

Eliza hielt abrupt inne. »Evie, ich bitte dich! Natürlich nicht. Warum springst du nicht in den Pool oder drehst mit dem Roller eine Runde um den Block? Es ist so ein schöner Sommerabend.« In Wahrheit war es bewölkt und unangenehm schwül.

Evie ließ sich – in ihrer kindlichen Naivität – jedoch nicht vom Thema abbringen. Sie legte den Kopf schief – was sie erstaunlich erwachsen aussehen ließ, fast wie eine Elternratsvorsitzende, die gerade den Bericht des Kassenführers geprüft und für mangelhaft befunden hat – und sagte: »Tja, vielleicht solltest du es tun.«

»*Evie!*«

»Kindermund tut Wahrheit kund«, murmelte Judith, die sich aufrecht hingesetzt hatte und plötzlich höchst interessiert wirkte.

Evie hockte sich hin, sodass sie mit Evie auf Augenhöhe war, und sagte sehr, sehr ernst: »Evie, bitte hör gut zu. Niemand lässt irgendwen einschläfern. Grandpa hat Krebs, ja, aber er wird ärztlich behandelt werden, damit es ihm bald wieder besser geht.« *Was für eine Lüge.* »Vielleicht kommt er uns sogar besuchen und geht zu ein paar Ärzten in Boston. Wäre es nicht toll, wenn Grandpa eine Weile bei uns bliebe?«

Judith hustete. Die Eiswürfel in ihrem Glas stießen klirrend aneinander.

Evie ließ nicht locker. »Du hast Fred schließlich auch eingeschläfert.« Fred war dreizehn gewesen und hatte unter schwerer Arthritis gelitten, und Eliza hatte beim Tierarzt seinen Kopf gehalten, als der Glanz in seinen Augen erloschen war.

»*Ich* habe Fred nicht eingeschläfert.« Eliza atmete tief durch, um sich zu *reinigen*, wie sie es im Ballettunterricht gelernt hatte. Sie selbst hatte diesen reinigenden Effekt zwar nie gespürt, aber andere Leute schienen darauf zu schwören, also versuchte sie es weiter. »Der Tierarzt hat Fred eingeschläfert. Weil Fred ein Hund war. Und er große Schmerzen hatte. Erinnerst du dich nicht mehr?«

»Nein.«

»*Natürlich* erinnerst du dich. Er konnte nicht mehr richtig laufen. Und er hat nicht mehr gefressen. Es ist ihm nicht gut gegangen. Er hatte Schmerzen, Evie. Es wäre grausam von uns gewesen, ihn leiden zu lassen, obwohl wir die Möglichkeit hatten, ihm zu helfen.«

»Aber …« Evie nagte an ihrer Unterlippe; es war eine Angewohnheit, bei der sie entzückend aussah. Andererseits war es unhygienisch, da sie sich immer die Lippe dabei aufbiss und es ewig dauerte, bis die kleinen Wunden verheilten. »Ich habe gehört, wie du es Daddy erzählt hast. Du hast gesagt, dass Grandpa der Kopf wehtut und er manchmal zwei Dinge sieht, wenn da eigentlich nur eins ist.«

Eliza schloss für einen Moment die Augen. »Außerdem haben wir beide damals auch darüber geredet, dass Hunde nicht an die Vergangenheit und die Zukunft denken wie wir Menschen. Sie leben in der Gegenwart, ausschließlich in der Gegenwart. Wenn sie also krank sind, bestimmt das Kranksein ihr gesamtes Dasein.«

»Sehr *Zen* von den Hunden«, merkte Judith trocken an. Die Eiswürfel in ihrem Glas klirrten, während sie zur Hausbar ging und sich noch einen Drink einschenkte.

Lektion Nummer drei von Elizas Mutter:

> *Lies. Lies! Du wirst Bücher über Mädchen ohne Mutter lesen wollen:* Anne auf Green Gables. Gilly Hopkins – Eine wie keine. Pipi Langstrumpf. Bambi! *Ein paar von*

diesen Geschichten werden dir vielleicht zu kindisch vorkommen, wenn Val dir diesen Brief gibt, aber ich möchte, dass du sie trotzdem liest. Ich möchte, dass du siehst, dass alle – egal, ob Kind oder Rehkitz – überleben. Ich möchte, dass du verstehst, dass eine Mutter nicht so dringend notwendig ist, wie man uns alle glauben macht. Ich mag mir nicht vorstellen, dass du ohne mich leben kannst, aber noch unerträglicher ist mir der Gedanke, dass du es nicht kannst.

Würde Judith ein Zacken aus der Krone fallen, wenn sie eine Walnuss nehmen und sie hacken würde? Hätte sie sich angeboten, beim Kochen zu helfen, wenn Rob seine Collegefreundin Kitty Sutherland geheiratet hätte? Würde Kitty Sutherland Walnuss-Pesto mit geröstetem Gemüse machen, oder würde sie für ihr Fest am 4. Juli einen Partyservice bestellen?

Sie würde einen Partyservice bestellen. Keine Frage.

»Mom?«, sagte Evie.

Ein pädagogisch wichtiger Moment, dachte Eliza. *Nutz die Gelegenheit*. Sie schaute Evie tief in ihre riesigen braunen Augen und sagte: »Wenn wir Hunde einschläfern lassen, Evie, erlösen wir sie von dem Schmerz, den sie *in diesem Moment* spüren. Sie haben nicht das gleiche Zeitgefühl wie wir. Sie haben nicht das gleiche Erinnerungsvermögen wie wir. Aber bei Menschen tun wir das nicht.«

»In manchen Bundesstaaten schon«, schaltete Judith sich ein. »Oregon und so weiter.«

»Judith«, sagte Eliza, »das ist nicht sehr hilfreich.«

»Aber Fred hat sich immer gemerkt, wo wir die Hundeleckerlis und die Tennisbälle aufbewahrt haben. Er hatte also sehr wohl ein Erinnerungsvermögen.«

Hm. Jetzt war Eliza diejenige, die an ihrer Unterlippe nagte. »Stimmt, aber das ist nicht das Gleiche.«

»Woher weißt du das?«

»Nun ja …«, sagt Eliza hilflos. »Das haben Menschen … erforscht.«

»Welche Menschen?« Evie sah sie mit weit aufgerissenen Augen an.

»Wissenschaftler. Wissenschaftler haben das erforscht. Hundeforscher.«

»Aber woher *wissen* sie es? Ich meine, wie ein Hund denkt.«

»Ich weiß nicht genau. Sie machen Experimente und so. Sehr wissenschaftliche Experimente.«

Evie wirkte nicht richtig überzeugt. Zu Recht. Eliza hatte keine Ahnung, woher jemand wissen konnte, wie das Bewusstsein eines Hundes funktionierte. »Sie wissen es«, sagte sie sanft. »Ich gebe dir mein Wort. Sie wissen es.«

Evie schaute weg. »Grandpa kann nicht mehr arbeiten. Er kann keine Hummer mehr fischen.«

Tief durchatmen. Kurz bevor sie wieder nach Hause gefahren war, hatte Eliza gesehen, wie Charlie sich die Hüfte an dem schmalen Sideboard gestoßen hatte, das seit ewigen Zeiten im Wohnzimmer stand. Der Grund war, dass sein Sehfeld durch den Tumor eingeschränkt war. Sie wusste das, auch wenn Charlie selbst es vielleicht nicht wusste. Der Tumor befand sich im linken Hirnlappen, also war sein Sehfeld auf der rechten Seite bei beiden Augen eingeschränkt. Er hatte sich sehr *heftig* am Sideboard gestoßen, Eliza hatte das dumpfe Krachen von Knochen auf Holz gehört, und sie hatte gewartet. Gewartet, wie man es bei einem Kind tut, um zu sehen, ob es zu weinen anfängt oder nicht. Charlie hatte sich nichts anmerken lassen. Aber es *musste* wehgetan haben.

Natürlich würde er nicht mehr arbeiten können. Bald würde er nicht einmal mehr mit seinem Lieferwagen fahren können, geschweige denn mit seinem Boot. Er würde nicht mehr sehen, wenn ihm jemand von rechts entgegenkam.

»Aber er ist kein Hund, meine Süße, er lebt nicht nur in der Gegenwart. Er wird Medikamente bekommen und zu einem neuen Arzt gehen und …«

»Aber er fühlt sich nicht wohl, stimmt's?«, unterbrach Evie sie und nahm sich noch eine Karottenscheibe.

»Manchmal.«

»Fühlt er sich öfter unwohl als wohl?«

Selbst wenn Charlie sich behandeln ließ und selbst wenn der Tumor durch die Behandlungen schrumpfte, würde er danach wieder wachsen, sich ausbreiten und um sich greifen wie die Tentakel eines Tintenfischs – und zwar so lang, bis er nicht mehr nur im linken hinteren Hirnlappen war, sondern überall. *Das taten Tumore dieser Art immer.*

Eliza richtete sich auf und stützte sich mit den Händen auf die Arbeitsplatte. Sie sah das Gemüse vor sich nur noch verschwommen – ihr waren Tränen in die Augen geschossen. Sie räusperte sich. »Hast du schon mal daran gedacht, Anwältin zu werden, Evie?«

Evie guckte sie misstrauisch an. »Was ist eine Anwältin?«

Eliza griff wieder zu ihrem Messer, nahm eine rote Paprika und wischte sich mit dem Arm über die Augen. »Eine Anwältin … Das ist eine Frau, die vor Gericht Fälle vertritt, vor einem Richter und vor Geschworenen.«

»Ach«, sagte Evie leichthin, »dann glaube ich nicht, dass ich so etwas werden möchte. Ich möchte Schauspielerin werden. Oder vielleicht Hundeforscherin. Ich wusste bis jetzt gar nicht, dass es so etwas gibt.«

Noch ein Stückchen Karotte und weg war sie.

»Ich glaube«, meinte Eliza schwach, »ich glaube, ich hätte jetzt gern ein Glas von dem, was du hast, Judith. Falls es dir nichts ausmacht, mir eins einzuschenken.«

15. KAPITEL

Little Harbor, Maine

Mary

Mary hatte ihre Daten auf einer Website eingegeben, die ihr alle Infos über den jeweiligen Entwicklungsstand des Babys gab. Mit neun Wochen war es so groß wie eine Weintraube und hatte winzige Ohrläppchen und Nasenlöcher. *Eine Weintraube!* So klein. Wobei Weintrauben natürlich unterschiedlich groß sein konnten … Mary beschloss, sich eine mittelgroße vorzustellen.

Der Frisiersalon hatte heute wegen des 4. Juli geschlossen. Gestern allerdings war wahnsinnig viel zu tun gewesen – alle hatten sich vor dem Feiertag noch schnell die Augenbrauen zupfen lassen oder Highlights machen lassen wollen. Vivienne hatte sich schon aufs Ausschlafen – ihren »Schönheitsschlaf« – gefreut. Sie hatte Mary gebeten, leise zu sein, wenn sie morgens das Haus verließ und ins *Cup* arbeiten ging. Das Café würde heute früher schließen, damit alle bei den Aktivitäten zum 4. Juli dabei sein konnten, aber von sieben bis siebzehn Uhr hatte es geöffnet. Der Unabhängigkeitstag war ein beliebter Tag für Segeltörns und gut fürs Geschäft. Die Leute fingen schon früh zu trinken an, und wenn sie zeitig Alkohol tranken, wurden sie zeitig hungrig. Oder sie kauften sich einen von Andi mit Köstlichkeiten gefüllten Picknickkorb und nahmen ihn mit aufs Boot. Oder sie brauchten zu Mittag einen Caffè Latte als Muntermacher, damit sie bis zum Feuerwerk durchhalten konnten.

Wenn es dunkel wurde, würden ein paar Männer auf einem Fischerboot im Hafen ein Feuerwerk abbrennen. Alle würden zuschauen, Einheimische und Touristen. Neben dem Hummerfest im August und dem sogenannten Hummerfallen-Tag im April, an dem die Fischer in Maine traditionell die Saison eröffneten, war das Feuerwerk das größte »Event« in Little Harbor.

Mary wischte gerade Tisch zwölf in einer Ecke des Cafés ab, als sie Andi überrascht und erfreut »Hi, Vivienne!« rufen hörte. »Du siehst toll aus, Darling.« Mary sah auf die Uhr an der Wand: Es war erst 8:35 Uhr. Das war nicht gut. Vivienne sollte eigentlich noch schlafen. Mary tat so, als hätte sie Andi nicht gehört und wischte mit gesenktem Kopf weiter, obwohl da nichts mehr zu wischen war.

Vivienne brauchte nicht lange, um sie zu entdecken – das Café war nicht sehr groß, und man konnte sich nirgends verstecken. »Deine Freundin hat mich geweckt«, sagte Vivienne und ließ sich erschöpft auf einen Stuhl fallen. Sie sah tatsächlich so aus, als wäre sie gerade erst aufgewacht: kein Make-up, die Haare schlampig zu einem Knoten hochgesteckt ... Das war die Zuhause-Vivienne, nicht die Salon-Vivienne. Alles andere als die Salon-Vivienne. Die Zuhause-Vivienne war Marys Meinung nach deutlich hübscher als ihre Salon-Version, aber das hätte sie sich nie zu sagen getraut. So etwas wollte Salon-Vivienne nämlich nicht hören.

»Meine Freundin?« Mary war verwirrt. Hatte sie denn Freundinnen?

»Alyssa Michaud, die kleine Schlampe, die sich damals deinen Freund gekrallt hat.«

Mary zuckte zusammen. »Sie hat sich ihn nicht ... ach, egal.« Die Sache mit Tyler Wasson war so lange her, dass es eigentlich keine Rolle mehr spielte, was Vivienne darüber dachte.

Vivienne löste den Haarknoten, schüttelte ihre Haare aus und steckte sie wieder hoch. Das geschah dermaßen schnell, dass Mary sich nicht sicher war, ob sie es sich nicht nur eingebildet hatte. »Sagt, dass sie öfter versucht hat, dich anzurufen, du aber nie zurückgerufen hast. Sagt, sie macht sich *Sorgen* um dich.«

»Echt?« Mary tat so, als wäre sie verwirrt, und schielte Hilfe suchend zum Tresen hinüber. Konnten Andi und Daphne sie nicht aus ihrer misslichen Lage retten? »Komisch. Es wundert mich, dass sie sich Sorgen macht. Ich habe sie schon ewig nicht mehr gesehen. Sie geht bald aufs College und ...«

Die Tür ging auf, und drei Gäste kamen herein. Jetzt signalisierten Andi und Daphne ihr, zum Tresen zu kommen, aber Vivienne sagte: »Setz dich.« Also setzte Mary sich. Andi und Daphne mochten Vivienne – warum auch immer – zumindest so gern, dass sie es Mary hoffentlich nicht übel nahmen, dass sie sich jetzt an Tisch zwölf setzte, statt am Tresen zu bedienen. Dafür würde sie den Rest des Tages besonders fleißig arbeiten. Sie würde das Bad und die Toiletten sauber machen, obwohl sie gar nicht an der Reihe war. Andi und Daphne waren äußerst fair, was das Reinigen der Toiletten betraf. Sie hatten einen Plan gemacht und ihn neben den Spiegel an die Wand geklebt, und jede von ihnen war an einem Tag eingetragen. Wobei Mary, ehrlich gesagt, schon festgestellt hatte, dass Daphne immer die getrockneten Wassertropfen auf dem Wasserhahn übersah und Andi manchmal vergaß, den Abfallkorb auszuleeren.

Nach dem *Zwischenfall* vor dem *Jordan's* hatte Mary vier SMS und zwei Sprachnachrichten von Alyssa ignoriert. Alle waren inhaltlich ähnlich gewesen: *Oh Gott, Mare, sag bitte, dass es dir gut geht. Es war richtig unheimlich, als du plötzlich ohnmächtig geworden bist. Ist wirklich alles okay? Ruf an, ja?*«

Mare. So hatte Alyssa sie immer in der sechsten Klasse genannt.

Damit die Nachrichten endlich aufhörten, hatte Mary irgendwann *Alles ok, danke* zurückgeschrieben. Und es stimmte ja! Es ging ihr gut. Es war nur eine kleine Unpässlichkeit gewesen, die auf Hunger, Hitze und Schwangerschaft zurückzuführen war. So hatte sie ihre Ohnmacht zumindest den freundlichen Leuten erklärt, die sich im *Jordan's* besorgt über sie gebeugt hatten, als sie wieder zu sich gekommen war. Okay, die Schwangerschaft hatte sie weggelassen. »Nein, bitte nicht den Rettungswagen rufen. *Bitte* nicht, es geht mir wirklich wieder gut«, hatte sie erklärt. »Ich muss nur eine Kleinigkeit essen …« Eine liebenswürdige, großmütterlich wirkende Dame mit Südstaatenakzent hatte ihr geholfen, sich aufzusetzen. Als Mary dann in der Lage gewesen war, wieder aufzustehen, hatte sie sich für ihr Rootbeer-Float nicht einmal anzustellen brauchen und es auch nicht bezahlen müssen. »Das geht aufs Haus«, hatte der Mann gesagt, der es ihr gebracht hatte. Danach hatte sie sich zwar den ganzen Tag Kieselsteinchen und Sand aus den Haaren geschüttelt, aber sonst war alles wieder in Ordnung gewesen.

»Tja, ich weiß, warum sie sich Sorgen macht«, sagte Vivienne jetzt. »Sie hat gesagt, sie hätte versucht, dich zu erreichen. Du wärst nämlich vor dem *Jordan's* plötzlich in Ohnmacht gefallen, als du dir ein Rootbeer-Float kaufen wolltest. Und zwar letzte Woche! Letzte Woche – und das *erzählst* du mir nicht?«

Mary versuchte, ein völlig ausdrucksloses Gesicht zu machen. Starr wie eine Maske.

»Mary? Mary …« Viviennes Ton klang jetzt regelrecht flehentlich. Vivienne flehte sonst nie. »Warum erzählst du mir so etwas nicht?«

Mary reagierte mit der Andeutung eines Schulterzuckens. Mit einem Mini-Zucken.

»Ich bin in meinem ganzen Leben nur ein einziges Mal ohnmächtig geworden, und das war, als ich schw…« Vivienne verstummte, und Mary spürte, wie die Muskeln um ihre Augen zuckten und ihre starre Maske zu bröckeln begann. Jetzt war ihre Miene alles andere als ausdruckslos. Vivienne räusperte sich und vollendete den Satz: »Das war, als ich schwanger war, Mary. Mit dir.«

Mary schwieg noch immer, aber sie wusste, dass sie sich verraten hatte. Sie spürte es und konnte es an Viviennes Augen sehen, die sich gerade mit Tränen füllten. Vivienne blinzelte so heftig, als würde ein Schwarm Hornissen um sie herumfliegen. »Bist du etwa *schwanger*?« Glücklicherweise redete Vivienne jetzt leise und nicht so schrill wie sonst, und alle anderen Leute im Café waren anderweitig beschäftigt. Mary nickte stumm.

Vivienne gab keinen Laut von sich, und Mary war gespannt, was jetzt passieren würde. Sie machte sich auf alles Mögliche gefasst.

»Shit«, sagte Vivienne schließlich.

Okay, dachte Mary, ich hätte es wissen müssen.

»Was für eine verdammte Scheiße, Mary. Ich kann es nicht fassen, dass ich mit sechsunddreißig Großmutter werde.«

»Du wirst siebenunddreißig sein«, flüsterte Mary. »Im Januar.«

Vivienne sagte nichts darauf, sondern verschränkte die Arme.

Mary starrte auf den Boden, aber sie wusste, dass Vivienne sie durchdringend ansah. »Entschuldige«, flüsterte sie.

Die drei Kunden hatten sich Coffee to go bestellt. Sie waren fürs Segeln angezogen, mit Reiche-Leute-Kappen und Shorts – beige, marineblau und weiß – mit Gürtel.

Daphne kam an den Tisch. »Alles okay bei euch?«

»Jepp«, meinte Mary.

»Nö«, meinte Vivienne, und Daphne lachte unsicher und sagte: »In ein paar Minuten brauchen wir dich am Tresen, Mary.«

»Alles klar«, entgegnete Mary freundlich. Sie hatte wieder ihre Maske aufgesetzt, die Maske eines Menschen, der an diesem Gespräch mit Vivienne völlig unbeteiligt war.

Vivienne blinzelte wieder und guckte an die Decke, als wollte sie die Tränen mit Gewalt dorthin zurücktreiben, wo sie hergekommen waren. »Vergiss es«, sagte sie schließlich und sah Mary wieder an. »Ich habe Trisha von *Your Eyes Only* letzte Woche zwei Stunden die Haare gemacht – quasi für ein Trinkgeld. Sie kann mir am Montag meine verdammten Wimpern wieder in Ordnung bringen.« Dann beugte sie sich unvermittelt vor und umarmte Mary so fest, dass ihr fast die Luft wegblieb. »Ach Mary, Mary«, sagte sie leise, »*Mary*, was sollen wir bloß tun?«

Mary empfand plötzlich so etwas wie Schuld. Oder Reue. Oder Trauer. Aber sie spürte noch etwas: Endgültigkeit. Das hier war kein Gespräch mit irgendwelchen fremden Leuten in einer Klinik, die täglich unzählige schwangere Teenager berieten. Das hier war ihre Mutter. Marys Schwangerschaft war jetzt etwas Reales, und es gab kein Zurück mehr, vielmehr nur ein Vorwärts – für welche Richtung sie sich auch entscheiden würde.

Sie gab keine Antwort. Sie wusste die Antwort auf Viviennes Frage nicht. »Möchtest du einen Kaffee?«, fragte sie, als Vivienne sie wieder losließ. »Ich mache dir einen Cappuccino, okay?« Sie wartete die Antwort nicht ab, sondern ging einfach zum Tresen.

»Probleme wegen 'nem Mann«, erklärte sie, als Andi sie mit hochgezogenen Brauen über die Espressomaschine hinweg ansah. Sollten sie doch alle glauben, dass Vivienne diejenige mit den Problemen war. Vivienne war ja offensichtlich ohnehin nur um sich selbst besorgt.

16. KAPITEL

Barton, Massachusetts

Eliza

Am 4. Juli guckte sich Eliza auf der Fahrt zum Boot Zoes Instagram-Konto an, und zwar so, dass Zoe es nicht mitbekam. Das letzte Posting, ein Foto, auf dem Zoe und Sofia gerade gemeinsam eine Arschbombe in den Pool des Jachtklubs machten, hatte dreiundachtzig Likes bekommen. Eliza fragte sich, wer das Foto gemacht hatte. Wahrscheinlich Evie, die ein echtes Genie mit der Kamera war.

Die Kommentare zum Arschbombenfoto lauteten beispielsweise *Wow, ihr zwei seid der Wahnsinn!* oder *Voll süß*. Es kam Eliza alles ein bisschen übertrieben für ein nicht besonders ungewöhnliches Foto vor. Dann las sie sämtliche Kommentare zu den anderen Posts und merkte, dass alle Reaktionen ähnlich überschwänglich waren. Dann guckte sie sich die Fotos an, die Zoe kommentiert hatte, und stellte fest, dass praktisch überall das Gleiche stand: jede Menge Herzchen, jede Menge *voll süß* und *Wahnsinn* – bei den banalsten Motiven. Als sie weiter hinunterscrollte, fiel ihr ein Kommentar von @rackleyj02 auf. Jackie verwendete viele niedliche Emojis und sparte nicht an Komplimenten. Falsches kleines Luder.

Das war gewissermaßen eine Art Anti-Mobbing: Anstatt die anderen runterzumachen, wurde ihr Selbstwertgefühl auf geradezu irritierend penetrante Art und Weise aufgebaut. Eliza seufzte. Wie anstrengend es heutzutage sein musste, jung zu sein.

»An Bord sind keine Handys oder Tablets erlaubt«, sagte Evie bald darauf zu ihr. Sie hatte einen Bikini in den Farben der amerikanischen Flagge von Ralph Lauren an, den Judith ihr extra für den 4. Juli gekauft hatte. Judith und Ralph Lauren waren beide Patrioten, durch und durch. Judith hatte auch Zoe so einen Bikini gekauft, doch Zoe weigerte sich aus irgendeinem Grund, ihn anzuziehen. »Hoffentlich glaubt sie nicht, sie ist *dick*«, hatte Eliza zu Rob gesagt. Zoe selbst hatte sie sich nicht zu fragen getraut – was war, wenn sie ihre Tochter dadurch erst auf die Idee brachte? Derzeit war Zoe dünn wie ein Bleistift, aber sie selbst empfand das natürlich nicht so.

»Ich weiß, mein Schatz«, sagte Eliza zu Evie. »Ich weiß. Aber es ist wichtig.«

»Es ist *deine* Regel, Mom. Wenn ich mein iPad nicht mitnehmen darf, sollst du dein Handy auch nicht benutzen dürfen.«

»Sekunde noch, Süße, ich bin grade mitten in einer Sache …«

Als Eliza aus Little Harbor zurückgekehrt war, hatten Charlies gesundheitliche Probleme für sie oberste Priorität gehabt. Das musste doch in den Griff zu kriegen sein. Sie hatte Geld, sie hatte Zeit, sich würde das regeln! Sie brauchte nur Zeit, sich eine Strategie auszudenken, wie sie ihn zu einem guten Arzt nach Boston bringen oder ihm vielleicht einen Platz in einer klinischen Studie verschaffen konnte. Es gab immer neue Studien, neue Therapien. Immer.

»*Mom.*«

»Du hast recht, Evie, ich weiß, du hast wirklich recht. Ich hör schon auf. Schau, ich schalte es ganz aus. Du hast ganz recht, ich habe die Regel aufgestellt, und ich sollte mich an sie halten.«

Es war Robs Idee gewesen, das Feuerwerk mit Familie und Freunden auf der *Family Affair* anzugucken. Jetzt, da sie an Bord gegangen waren, merkte Eliza allerdings, dass er die Lippen angestrengt aufeinanderpresste. Das war immer ein Zeichen dafür, dass er Stress hatte. Sie konnte nachvollziehen, warum: Es *war* stressig, eine so teure Jacht zu besitzen und dann Leute zum Essen, Trinken und Feiern dorthin einzuladen. Andererseits, welchen Sinn hatte es, etwas so Wertvolles zu besitzen, wenn man es nicht genießen konnte, weil man ständig besorgt war, etwas könnte kaputtgehen? Judith, die die Jacht in Wahrheit gekauft hatte, schien kein Problem mit dem Genießen zu haben. Sie stand da, mit ihrem Gin Tonic in der Hand, und unterhielt sich angeregt mit Deirdre über die Top Five der katastrophalsten Benefizveranstaltungen, die sie je erlebt hatte. Deirdre schien wie gebannt zu sein und lächelte nervös. Eliza ging zu Rob, der weiter vorne auf dem Deck stand, und ließ ihre Hand in seine gleiten. Er lächelte.

Während der sechzehn Monate, in denen die Jacht gebaut worden war, hatte Rob sich mit Hunderten von Entscheidungen herumgequält, die die Spezialanfertigung eines Boots dieser Preisklasse erforderten. Er war einige Male nach Trenton, Maine, gefahren, wo der Schiffsrumpf gebaut worden war, und dann nach Southwest Harbor, wo man die ganze Jacht zusammengesetzt hatte. Die Navigationselektronik. Das Holz unter Deck. Das System des Segelwerks. Die Ausstattung der Kabinen, der Generator, die Farbe des Schiffsrumpfs … So viele Dinge, von denen Eliza nicht einmal geahnt hatte, dass es sie gab.

Am 4. Juli vor ihrem letzten Highschool-Jahr hatten sich Eliza und Russell das Feuerwerk vom Hafen aus auf seinem Boot angesehen. Sie hatten an Deck gelegen und zu zweit eine Flasche Budweiser geleert, dann noch eine und noch eine. Das Bier war warm gewesen, aber das hatte ihnen nichts ausgemacht – es hatte himmlisch geschmeckt. Beim großen Finale hatten sie beide nur noch wenige Klamotten angehabt.

Im nächsten Jahr um die gleiche Zeit hatte Russell nicht mehr mit ihr geredet. Sie hatte ihre Koffer für die Brown University gepackt und war in Gedanken schon in ihrem Studentenzimmer gewesen.

Rob, der sich gerade mit Brock unterhielt, drückte ihre Hand. Eliza stand für einen Moment nur neben den beiden, ohne richtig wahrzunehmen, worum es ging – es hatte irgendetwas mit Infrarotkameras zu tun. Rob hatte die Gabe, so zuzuhören, dass die Leute das Gefühl hatten, er hätte noch nie etwas so Interessantes gehört wie das, was sie gerade von sich gaben. Mit seiner jungenhaften, ehrlichen Ausstrahlung und den tollen blonden Haaren hätte er einen hervorragenden Politiker abgegeben. Du lieber Himmel, dachte Eliza, ich wäre eine furchtbare Politikergattin. Sie hasste es, sich zu schminken, sie ließ sich nie die Nägel machen, und ihre Haare waren im Gegensatz zu denen von Rob kaum zu bändigen. Die politischen Berater hätten sie wahrscheinlich zu einem Dutt gezwungen. Evie und Zoe würden sich allerdings vor der Kamera super machen. Zoe würde klassisch schön wirken, und Evie würde die genau richtige Mischung aus frech und niedlich ausstrahlen.

»Früher, als ich mit meinem Dad segeln war«, sagte Brock gerade, »hat man drei Leute zum Setzen der Segel gebraucht. Damals wurde alles noch per Hand gemacht und …« Eliza erlaubte ihren Gedanken abzudriften. Es war ein traumhaft schöner Sonnenuntergang, der das Meer rosa und orangefarben glitzern ließ. Ein atemberaubender Anblick. Das war jene Art Sonnenuntergang, die die Leute fotografierten und in Bildbänden über die zauberhaften Kleinstädte New Englands veröffentlichten. Eliza überlegte, ob sie die Mädchen, die zum Spielen hinunter in eine Kabine gegangen waren – Eliza hatte wegen des von ihr verhängten Handyverbots *Cluedo, Spiel des Lebens* und *Sorry!* mitgenommen –, aufs Deck rufen sollte. Sobald die Sonne ganz hinter dem Horizont verschwunden war, würde das Feuerwerk anfangen.

Und dann – *zack!* – wurde die strahlende Farbenpracht schwächer, und zwischen das Rosa und Orange schlich sich ein wenig Grau, und schon war es fast zu spät, die Mädchen heraufzuholen. Sonnenuntergänge waren, genau wie die Kindheit, von einem Augenblick auf den anderen vorbei.

»Was wirst du in der kalten Jahreszeit mit ihr machen?«, erkundigte sich Brock. Es ging um die Jacht. Es ging immer um die Jacht.

»Ich bringe sie zum Überwintern zurück nach Southwest Harbor«, antwortete Rob. »Vielleicht segle ich selbst hin, mal sehen.«

»Du, falls du Hilfe brauchst …« Brock räusperte sich. Als Rob nicht gleich reagierte, wirkte Brock eine Spur verlegen, so, als hätte er sich gerade vor jemandem ausgezogen, der dann doch kein Interesse hatte, mit ihm zu schlafen.

»Unbedingt«, sagte Rob jetzt zu Brocks sichtlicher Erleichterung. »Du bist meine erste Wahl.«

Als Rob den Winter erwähnte, musste Eliza an Weihnachten denken. Sie musste das alljährliche Familienfoto für die Weihnachtsgrußkarten planen. Normalerweise machten sie es im August oder Anfang September am Strand. Früher hatte sie den Mädchen immer gleiche Kleider angezogen, aber das würden die beiden jetzt natürlich nicht mehr mit sich machen lassen. Eliza liebte es, Weihnachtskarten zu verschicken, und sie liebte es, welche zu bekommen. Sie erhielt immer noch Karten von Collegefreundinnen und Leuten, mit denen sie Medizin studiert hatte.

Moment. *Leute, mit denen sie Medizin studiert hatte.* Als sie von der Krankheit ihres Vaters erfahren hatte, war ihr dieser Gedanke kurz durch den Kopf gegangen, aber sie hatte keine Zeit gehabt, ihn weiterzuverfolgen. Irgendwann hatte sie dann nicht mehr daran gedacht, aber jetzt war er wieder da. Sie versuchte, sich zu konzentrieren.

»Verdammt«, sagte sie. »Weihnachtskarten, Weihnachtskarten … Zachary Curry.« Rob und Brock sahen sie verdutzt an. »Entschuldigt …« Sie ließ Robs Hand los. »Aber ich muss ganz schnell etwas nachschauen. Dauert nur eine Minute.« Die Sehnsucht nach ihrem iPhone war ein fast körperliches Verlangen.

War Evie, die Handypolizistin, immer noch unten und spielte *Cluedo*?

»Hol die Mädchen!«, rief Judith. »Es geht gleich los.«

Eliza verkniff sich die Bemerkung, dass Judith die Mädchen ja auch selbst holen könnte.

»Ich gehe schon«, meinte Deirdre, verschwand unter Deck und kehrte zusammen mit Zoe, Evie und Sofia wieder zurück. Eliza begegnete ihnen auf der Treppe nach unten.

»Wo willst du hin, Mom?«, fragte Evie misstrauisch.

»Aufs Klo.«

»Bordtoilette!«, rief Rob.

»Auf die *Bordtoilette*.« Eliza kannte den Begriff natürlich, aber sie verwendete ihn nicht allzu oft. Fischerboote hatten schließlich keine Toiletten. Als Mann pinkelte man einfach ins Wasser, und als Frau oder Mädchen musste man durchhalten, bis man wieder an Land war. Oder man behalf sich, wenn es ganz dringend war, mit einem leeren Ködereimer. Igitt. Das waren noch Zeiten gewesen … Sie erinnerte sich, dass sie sich als Teenager das Trinken verboten hatte, um bloß nicht in die erniedrigende Situation mit dem Ködereimer zu kommen.

Natürlich war auf der *Family Affair* die Bordtoilette praktisch vergoldet.

Zachary Curry, Zachary Curry. Ihr Freund aus dem Medizinstudium. Voriges Jahr hatte sie seine Adresse ausfindig gemacht, nachdem er im *Boston Globe* erwähnt worden war. Sie hatte ihn gleich auf die Weihnachtskarten-Liste gesetzt, auf der sie alle Bekannten vormerkte – ob sie wollten oder nicht.

Sie nahm ihr Handy und setzte sich auf eine der plüschbezogenen Bänke, während es hochfuhr. Die Mädchen hatten den »Fall gelöst!«-Umschlag des *Cluedo*-Spiels offen auf dem Tisch liegen lassen: Es war Oberst Günther von Gatow gewesen, der hinterhältige Schurke. Bibliothek, Kerzenhalter. (Grausam, wenn man darüber nachdachte.) Evie hatte gewonnen. Das musste Zoe ganz schön wütend gemacht haben. Kein Wunder, dass sie ihre Mutter vorhin auf der Treppe angeknurrt hatte.

Als das Handy hochgefahren war, fiel Eliza als Erstes auf, dass sie einen Anruf versäumt hatte. Die Nummer hatte die Vorwahl von Maine. Keine Sprachnachricht. Russells Nummer war es nicht, die hatte sie unter Kontakte gespeichert. Es war auch nicht die Nummer ihres Dads oder die von Val. Sie versuchte zurückzurufen, aber niemand hob ab.

Egal jetzt. Safari. Google. Eliza und Zachary waren Partner im Präparierkurs gewesen, lange, bevor Zachary einen der drei heiß begehrten Plätze für die Ausbildung zum Facharzt für Neurochirurgie am Johns Hopkins Hospital bekommen hatte. Eliza erinnerte sich daran, als wäre es gestern gewesen: die olivgrüne Gallenblase des Leichnams, die Hornhaut auf Knien und Ellbogen, der Geruch von Formaldehyd. Nach dem ersten Tag des Präparierkurses hatten sie sich mit dem Edelstahltablett, auf dem die präparierten Körperteile abgelegt wurden, aus der Pizzeria *Regina* eine große Salamipizza und zwei Bier geholt. Rückblickend kam ihr die Idee bei Weitem nicht mehr so gut wie damals vor.

Und jetzt war Zachary Curry Neurochirurg am *Dana-Farber*, dem weltbekannten Zentrum für Krebsforschung und -therapie in Boston. *Keine leichte Aufgabe*, hatte er auf der Karte geschrieben, die er Eliza dann geschickt hatte, *aber ich hoffe, wir machen Fortschritte.* Das war es gewesen, woran sie sich zu erinnern versucht hatte. *Schnell, Eliza, schnell, beeil dich, such ihn.* Das *Dana-Farber-Institut* nahm Patienten für Phase II einer klinischen Studie auf, die die Wirksamkeit einer Antikörper-Immuntherapie bei Glioblastomen testete. Zachary Curry würde Eliza den Kontakt zu jenen Leuten herstellen, die die Patienten auswählten. Zachary Curry konnte möglicherweise ihrem Vater das Leben retten.

»Ich hab's!«, rief Eliza laut. »Ich hab's, ich glaube, ich weiß es endlich!«

Niemand hörte sie, denn genau in diesem Moment fing das Feuerwerk an. *Knall, puff, zisch* … und dann die Explosion am Himmel: *pop, pop, pop*, wie eine Fanfare für ihren Dad, den sie früher liebevoll »Pop« genannt hatte.

17. KAPITEL

Barton, Massachusetts

Deirdre

Nach dem Feuerwerk am 4. Juli spürte Deirdre, dass sie gleich einen Streit mit Brock vom Zaun brechen würde.

Es gab keinen Grund dafür, überhaupt keinen. Es war etwas Besonderes, Brock über das Feiertagswochenende zu Hause zu haben, da er beruflich normalerweise ständig unterwegs war. Das Feuerwerk war so fantastisch gewesen wie jedes Jahr. Sie hatten es sich zusammen mit Eliza, Robs Mutter und den drei Kindern von Robs Jacht aus, die etwas weiter draußen im Hafen vor Anker gelegen hatte, angesehen. Es war eine richtige kleine Party gewesen, genau so, wie man es sich für den Unabhängigkeitstag vorstellte. Sowohl Deirdre als auch Eliza hatte jede Menge leckeres Essen mitgebracht, wobei Elizas Salat mit geröstetem Gemüse und Walnuss-Pesto Deirdres einfachen Caesar Salad weit in den Schatten gestellt hatte. (War ja klar gewesen.) Sie hatten Cocktails getrunken, die *Saffron Cooler* hießen und im Vergleich zu der Weinschorle, die Deirdre von früher in Erinnerung hatte, eindeutig eine Verbesserung darstellte. Deirdre erinnerte sich, dass in ihrer Jugend ihre Mutter und deren Freundinnen beim Kartenspielen immer Weinschorle gesüffelt hatten. Sie hatten mit braun gebrannten Gesichtern und vor Konzentration ganz schmalen Lippen an einem mit grünem Filz bezogenen Spieltisch gesessen, der auf der hinteren Veranda aufgestellt worden war.

Trotzdem war Deirdre nach dem Feuerwerk gereizt und schlecht gelaunt. Es hatte nichts mit dem luxuriösen Ambiente der *Family Affair* zu tun. Deirdre machte sich nicht besonders viel aus Booten. Sie war in ihrer Kindheit und Jugend brav mit ihrem Vater segeln gegangen, wenn ihre Anwesenheit an Bord gewünscht wurde, und sie kannte den Unterschied zwischen einer Großschot und einer Fockschot. Aber sie empfand einfach nicht diese *Begeisterung* für das Meer wie Rob und auch Brock. Wenn einer von ihnen Rob um seine Jacht beneidete, dann Brock. Brock, den nie etwas beeindruckte, war von Robs Boot ganz von den Socken. Alle waren es. Man munkelte, dass die Hinckley drei Millionen gekostet hatte, aber Rob hatte sie natürlich nicht selbst gekauft. Seine Mutter hatte das getan.

Aber es war nicht das Boot. Es war … nun ja, Neid auf etwas anderes. Deirdre war neidisch gewesen, als sie Rob und Eliza beobachtet hatte, die nebeneinandergesessen hatten, als die Sonne hinter ihnen untergegangen war und sie von hinten wie ein Gemälde beleuchtet hatte. Dann war da diese komische Sache gewesen, als Eliza wie gebannt auf ihr Handy gestarrt hatte – was ganz untypisch für sie war (sogar Evie hatte sie dafür gerügt.). Kurz darauf war sie mit dem Ding unter Deck verschwunden, hatte plötzlich *Ich hab's, ich hab's!* gerufen und war dann plötzlich ganz verändert gewesen. Eine Weile war sie so aufgeregt und unkonzentriert gewesen, dass man hätte glauben können, sie stünde unter Drogen.

Aber dann, als sie wieder an Deck gekommen war, hatte sie sich mit ihrem *Saffron Cooler* zu Rob gesetzt, und die beiden hatten sich lange unterhalten. Worüber hatten sie geredet? Deirdre wusste es nicht. Zwischendurch hatte Rob Eliza immer wieder über ihre wunderschönen Haare gestrichen, und Eliza hatte beim Reden öfter ihre Hand auf Robs Arm gelegt – und sie dort liegen lassen, als sie längst mit ihren Erklärungen fertig war. Und dann hatte sich bei Deirdre dieses gereizte Gefühl eingestellt, das einfach nicht mehr vergehen wollte.

Neidisch auf seine beste Freundin zu sein war etwas Furchtbares. Deirdre kam sich wie ein Monster vor. Aber sie war kein Monster! Sie war ein guter Mensch; sie versuchte, ihr Bestes zu geben. Was tat sie nicht alles für die Kids von *Ostafrika braucht dich* – und für ihre eigene Familie.

In der Küche konnte Deirdre ihr verzerrtes Spiegelbild in der Tür ihrer Mikrowelle sehen. Sie sah müde aus. Ein Exfreund hatte ihr, als er mit ihr Schluss gemacht hatte, gesagt, sie habe ein gutes Herz, aber einen zu kantigen Charakter. Sie sah sogar kantig aus: eine kantige Nase, kantige Ellbogen, kantige Schlüsselbeine und kantige Wangenknochen.

Sie dachte, dass sie sich – so wie Sheila Rackley – gewisse Regionen mit Fillern unterspritzen lassen könnte, damit alles ein bisschen weicher wirkte.

Würde Brock vom Gästezimmer, wo er gelegentlich übernachtete, wieder ganz ins Ehebett zurückkehren, wenn sie sich unterspritzen ließ? (Wollte sie das überhaupt?)

Einmal hatten Eliza und sie im *Don Pepe's* einen Margarita zu viel getrunken und angefangen, über Sex zu reden. Eliza hatte damals ihr und Robs Sexleben als »stabil« beschrieben, und Deirdre war vor Neid dermaßen heiß geworden, dass sie befürchtet hatte, Eliza würde es bemerken.

Sofia übernachtete heute bei den Barnes, und Deirdre vermutete, dass ihre Gereiztheit auch damit zu tun hatte. Ihr machte die Tatsache, nur ein Kind zu haben, am meisten zu schaffen, wenn Sofia über Nacht weg war.

In solchen Nächten, wenn es ganz still im Haus war, wurde Deirdre schmerzhaft bewusst, wie ihr Leben aussehen würde, wenn Sofia einmal aufs College ging und selbstständig wurde. Deirdre hörte ihre eigenen Schritte im Flur hallen (zugegeben, das war leicht übertrieben, weil niemand im Haus in Schuhen herumlaufen durfte), als sie in Sofias Schlafzimmer ging. Sie blieb auf der Schwelle stehen, schaute in das winzige, ordentlich aufgeräumte Zimmer ihrer Tochter und fragte sich, was aus ihr und Brock werden würde, wenn kein Kind mehr da war, das sie zusammenhielt.

Sie hatte sich immer viele Kinder gewünscht, am besten eine ganze Fußballmannschaft, inklusive Chaos, Lärm und allem, was dazugehörte. Die Bryants hatten fünf Kinder – fünf! Und es waren nicht einmal Zwillinge darunter. Becca Bryant lief immer herum wie ein aufgescheuchtes Huhn. Sie bekam pro Jahr mindestens ein Dutzend Strafzettel für zu schnelles Fahren, doch das war Becca egal: Es war einfach der Preis für das Leben, das sie sich ausgesucht hatte. (»Wir planen es in unser Haushaltsbudget ein«, pflegte sie außer Atem zu sagen, wenn sie wieder mal ein Kind zum Fußballtraining bringen musste und rasch drei weitere Kids in den Minivan schob. Dass darunter nicht nur ihre eigenen Kinder waren, bemerkte Becca Bryant manchmal nicht einmal. Mit solchen Kleinigkeiten konnte sie sich nicht aufhalten, dafür hatte sie es immer viel zu eilig.)

Aber Brock wollte kein Kind mehr. Er hatte es praktisch nicht mehr erwarten können, dass die neue Vasektomie-Klinik in der Stadt ihre Pforten öffnete.

Und damit hatte der Streit am 4. Juli begonnen.

Als sie nach Hause gekommen waren, hatte Brock wegen der Baseballergebnisse sofort den Sportkanal eingeschaltet. Allein der Klang der Kommentatorenstimmen war Deirdre unerträglich. Immer wenn sie die Sportkanal-Stimmen hörte, dachte sie unwillkürlich, dass dieser Sound die Hintergrundkulisse für den Rest ihres Lebens sein würde.

»Vielleicht sollten wir adoptieren«, sagte sie aus heiterem Himmel.

Brock war Yankee-Fan – sie hatten mit sechs Punkten gegen die White Sox verloren, also war er ohnehin schon schlecht gelaunt. Deirdre stellte sich so vor ihn hin, dass der Fernseher halb verdeckt war, und Brock rutschte auf der Couch ein Stück zur Seite, damit er den Bildschirm wieder sehen konnte.

»Was adoptieren?«

»Ein Baby, Brock. Vielleicht sollten wir ein Baby adoptieren.«

»Deirdre, du stehst vor dem Fernseher, ich sehe nichts.«

Sie stellte sich noch weiter vor den Fernseher. Sie dachte an die Kinder in den Broschüren über *Ostafrika braucht dich*, diese unterernährten, unschuldigen Wesen mit den Hungerbäuchen und den riesigen Augen, von denen es Millionen gab. Jedes einzelne von diesen Kindern brauchte jemanden, der ihm zu essen gab.

»Vielleicht können wir ein Kind aus Afrika adoptieren. Ein kleines afrikanisches Baby«, fuhr sie fort. Sie hätte gern ein Mädchen. Mädchen hatten es in Entwicklungsländern viel schwerer, und sie erwartete ein schreckliches Schicksal. Am besten wäre es gewesen, wenn man sie alle hierher nach Barton brachte, wo sie im Sommer in ein Naturwissenschaft-Camp und zweimal im Jahr zum Zahnarzt gehen könnten, egal, ob notwendig oder nicht. Oder zum Augenarzt, wo festgestellt würde, ob sie die letzte Zeile auf der Sehtest-Tafel lesen konnten. Ja, ein kleines Mädchen aus Ostafrika mit einem strahlenden Lächeln. Deirdre würde sie Asha nennen, denn das bedeutete »Leben«, und war ein Name, den Deirdre und der Rest der Bewohner von Barton ohne Problem aussprechen konnten.

»Komm schon, Deirdre, du weißt, dass wir das nicht tun werden.« Brock klang leicht genervt, aber nicht ärgerlich. Noch nicht.

Wobei die kleine Asha vermutlich schon einen eigenen Namen hatte.

»Warum nicht?«

»Darum. Das Ganze ist ein unrealistisches Szenario.« Brock verwendete Phrasen wie *unrealistisches Szenario* wahrscheinlich ständig bei der Arbeit; vermutlich wusste er nicht, wie lächerlich es sich in alltäglichen Gesprächen anhörte. »Aber wenn du darüber streiten möchtest, bitte sehr. Dann streiten wir eben.« Jetzt klang er nicht mehr nur leicht genervt. Er seufzte theatralisch und schaltete den Fernseher aus. Dafür musste er sich jetzt auf die Seite lehnen, weil Deirdre praktisch direkt vor dem Ding stand. Irgendwo gelang es ihm, eine Lücke zwischen ihrem Körper und dem Fernseher zu finden, auf die er die Fernbedienung richten konnte. Die Sportkanal-Stimmen verstummten, und das Einzige, was jetzt zu hören war, war Deirdres schwerer Atem. Ihre Augen brannten, und sie ballte die Hände zu Fäusten.

Brock sagte: »Wir haben beschlossen, nur ein Kind zu haben.«

»*Wir* haben das nicht beschlossen, Brock. *Du* hast es.«

Er seufzte wieder. »So war das nicht, Deirdre. Du warst damals auch dieser Meinung. Du weißt, dass das stimmt.«

»Das ist unfair.« Es war unfair, wirklich!

Der Text von Sofias Lieblingssong vom letzten Sommer fiel ihr ein. *Didn't they tell us don't rush into things? Didn't you flash your green eyes at me?/Hat man uns nicht gesagt, dass wir nichts überstürzen sollen? Hast du mich nicht mit deinen grünen Augen angefunkelt?* »Wonderland« von der unübertrefflichen Taylor Swift.

»Das Leben ist kein Taylor-Swift-Song«, hatte sie Sofia kürzlich erklärt. Aber war es das nicht doch, irgendwie?

Sollte es nicht so sein?

It's all fun and games 'til somebody loses their mind .../Alles läuft wunderbar, alles ist easy, bis einer den Verstand verliert ...

Es war nicht fair von Brock – er hatte sie mit der Entscheidung überrumpelt, als Sofia ganz klein gewesen war. Deirdres Leben hatte damals praktisch nur aus Windeln und nächtlichem Babygeschrei bestanden, und aus jeder ihrer Körperöffnungen war irgendetwas geflossen – Tränen, Milch, Blut. Sie fand sich in einer Welt gefangen, die aus Sofias Rund-um-die-Uhr-Bedürfnissen und ihrer eigenen Verzweiflung bestand. Außerdem ging Brock schon zwei Wochen nach Sofias Geburt auf Geschäftsreise. Deirdres Mutter kam zwar aus Darien, um sie zu unterstützen, aber es war trotzdem eine sehr, sehr schwere Zeit. Und als Brock ihr damals von seinem geplanten Krankenhaustermin für ein »Schnipp-Schnapp« (seine Worte) erzählte, war sie viel zu erschöpft, um sich damit auseinanderzusetzen.

»Okay«, hatte sie nur gesagt – zu müde, um mehr herauszubringen als diese zwei unwiderruflichen Wörter: »Schnipp-Schnapp.«

Als sie wieder einigermaßen sie selbst und Sofia zu etwas Wunderbarem geworden war, war Robs Vorhaben beschlossene Sache gewesen.

Ach, es war hoffnungslos. Selbst wenn sie morgen ein Baby bekämen (was unwahrscheinlich war), würde Deirdre dreihundert Jahre alt sein, wenn die kleine Asha achtzehn wurde. Deirdre würde nicht wissen, wo man Ashas Zöpfchen flechten lassen sollte – sie müssten nach Boston fahren oder nach Everett. Sie wüsste auch nicht, wie man Asha großziehen sollte, damit beide Kulturen in ihrem Leben einen Platz hatten – sowohl die, aus der sie stammte, als auch die, in der sie aufwuchs. Die kleine Asha wäre in Barton die einzige Schwarze an der Schule. Dann würde sie erwachsen werden und Deirdre ebenfalls allein lassen, genau wie Sofia das bald tun würde, und Deirdre würde die gleiche innere Leere spüren, die sie gerade unbedingt vermeiden wollte.

Es war natürlich nicht möglich, diese Gedanken und Ängste in ein, zwei Sätze zu fassen. Also sagte sie etwas, wovon sie selbst wusste, wie albern es sich anhören musste: »Wenn Eliza ein Baby aus Afrika adoptieren wollte, wäre Rob einverstanden.«

»Was?«

»Er wäre damit einverstanden. Ich weiß, dass er es wäre. Nur du willst nie etwas, Brock. *Egal*, was.«

»Das meinst du doch nicht ernst. Das kann unmöglich dein Ernst sein, oder?« Der Umstand, dass seine Stimme plötzlich leiser und milder klang, machte die ganze Sache nicht besser, sondern schlimmer. Jetzt hatte er Mitleid mit der armen kleinen Deirdre.

»Nein«, antwortete sie, »wahrscheinlich nicht.« Verdammt, vielleicht bekam sie ihre Periode. Vielleicht waren es vorzeitige Wechseljahre. Vielleicht hatte sie einfach zu viele *Saffron Cooler* an Bord dieser geradezu übertrieben schönen Jacht getrunken und zu wenig gegessen. Vielleicht brauchte sie einfach nur Schlaf.

»Ich gehe ins Bett«, verkündete sie.

»Okay, gute Idee.«

Zuerst würde sie nach oben gehen und einen Blick auf Sofias Instagram-Seite werfen – dieses schwache Bindeglied, das sie mit ihrer Tochter verband.

Als sie das Wohnzimmer verließ, hörte sie, dass der Fernseher wieder eingeschaltet wurde.

War das der natürliche Lauf der Dinge? War es normal, dass man seine Tochter in- und auswendig kannte – jedes Buch, das sie gelesen hatte, jede Darmbewegung, jede Lieblingsfernsehserie – und sie sich dann, Stück für Stück, von einem abzulösen begann und nur mehr ihre Spuren zurückblieben? Eine einsame Fußballsocke hinter dem Wäschekorb oder eine nicht zugeschraubte Zahnpastatube im Bad … Würde das eigene Kind irgendwann endgültig verschwinden – wie ein Geist, der Richtung Zimmerdecke oder (noch schlimmer) in eine Zukunft entschwebte, in der man selbst keinen Platz mehr hatte?

»Ach, Deirdre«, hatte Eliza einmal gesagt, »ganz so schlimm ist es auch wieder nicht. Bei dir hört es sich so trostlos an. Es ist einfach der Lauf des Lebens! Die Zeit vergeht nun mal.« Eliza hatte leicht reden, schließlich hatte sie immer noch die niedliche, pummelige Evie, die ihre Mom wahnsinnig lieb hatte und noch kein iPhone besaß, nur ein iPad. Evie war diesbezüglich noch unschuldig: Sie konnte ihre SMS nur über WLAN verschicken. Und Eliza hatte natürlich Rob. Sie hatte *Rob*.

Rob mit dem blonden Haarschopf, der ihm ständig in die Stirn fiel. Es war fast absurd, dass ein erwachsener Mann, ein Vierzigjähriger, solche Haare hatte: erstens so *blond* und zweitens dermaßen dicht, dass es richtige *Locken* waren, die er sich aus dem Gesicht streichen musste.

Brock hatte immer den gleichen Bürstenschnitt.

Es gab ein paar Dinge auf dieser Welt, bei denen Deirdre misstrauisch wurde. Zahnärzte ohne weiße Zähne. Ihr Schwiegervater nach einem Martini. Ihre Schwiegermutter *vor* einem Martini. Weinflaschen mit Schraubverschluss. Rückenschwimmen.

Aber ihr Bauchgefühl sagte ihr, dass sie Robert Barnes mehr vertrauen konnte als den meisten anderen Menschen. Sie würde ihm bis ans Ende der Welt folgen. Wenn er sie darum bitten würde. Wenn er sie doch bloß darum bitten würde!

Nein, das Leben war kein Taylor-Swift-Song; es war richtig gewesen, Sofia das zu erklären. Das Leben war eher wie ein Song von Adele: herzzerreißend, komplex, schön, traurig und schmerzhaft – alles zugleich.

18. KAPITEL

Little Harbor, Maine

Eliza

Eliza ging mit Charlie in Vals Café, um mit ihm zu reden. Zu Hause konnten sie kein richtiges Gespräch führen – es wäre Charlie ein Leichtes gewesen, in den Hof zu flüchten, um an seinem Lieferwagen, ein paar reparaturbedürftigen Hummerfallen oder Ähnlichem herumzuschrauben. Sie vermutete, dass er ihr auch entkommen würde, wenn er nur noch einen Arm gehabt hätte.

Es war früher Vormittag, und alle Fischer waren bereits ausgefahren. Auf ihrem Weg zum *Val's* kamen sie nicht am Hafen vorbei, aber Eliza konnte sich bestens vorstellen, wie die *Joanie B* dort einsam und verlassen auf den Wellen schaukelte. Sie mussten sich etwas für Charlies unbeaufsichtigte Hummerfallen einfallen lassen – und zwar rasch.

Das *Val's* war fast leer. Die einzigen beiden anderen Gäste saßen in einer der Nischen nebeneinander auf einer Bank. Eindeutig Touristen. Zwei Hipster, vermutlich aus Brooklyn, der Mann mit einem Man Bun, die Frau mit einem türkisen T-Shirt mit Katze vorn drauf, wobei die Katze ihre eigene Hipster-Brille auf der Nase hatte. Das Pärchen sah sich gerade mäßig begeistert um, und man merkte sofort, dass sie ihre Urlaubswoche in Bar Harbor über *Yelp* gebucht hatten, um sich einmal das klassische Ostküstenflair reinzuziehen. Man sah ihnen an, dass sie sich in Wahrheit total freuten, dieses Flair gefunden zu haben, aber zu hip waren, ihre Freude zu zeigen.

Charlie und Eliza bestellten beide optimistisch das Fischerfrühstück, die Spezialität des Hauses. *Optimistisch* deshalb, weil das Fischerfrühstück riesig war. Eliza bemerkte, dass das Hipster-Pärchen sie beobachtete und dann wieder auf die Speisekarte guckte und mit dem Finger auf irgendetwas zeigte. Um Himmels willen, dachte Eliza, fahrt zurück nach Greenpoint, wo ihr herkommt, und lasst uns in Frieden. Sie hätte gern mit Charlie über diesen Witz gelacht, war sich aber ziemlich sicher, dass er nicht wusste, was Greenpoint war. Und warum sollte er auch?

Vor ihnen auf dem Tisch standen dieselben Tassen, in denen Val ihren Kaffee schon seit Ewigkeiten servierte: beige, hier und dort angeschlagen, dicker Boden und ebensolche Henkel. Auch die Barstühle waren dieselben. In Barton würde man sie als *retro* bezeichnen, und die Coopers oder Rackleys würden sie sich vor die Theke ihrer schicken Hausbar im Keller stellen. Hier in Little Harbor waren es einfach nur alte Stühle.

»So, Dad«, sagte Eliza, »setz dich. Wir reden jetzt darüber.«

Sie hatten beide bereits Platz genommen, aber die Aufforderung, sich zu setzen, war Teil ihrer vorbereiteten Rede gewesen. Allerdings hatte sie vergessen, ihre Worte an die aktuelle Situation anzupassen. Ein kleiner Fehler, aber nichts, was sie aus der Bahn werfen würde. Außerdem war Charlie ohnehin zu nett – oder zu stur –, um sie darauf hinzuweisen. Sie holte ein kleines schwarzes Notizbuch, in dem sie sich ihre Angriffsstrategie aufgeschrieben hatte, aus der Tasche. Sie hatte am 4. Juli unter Deck begonnen, sich diese Strategie zurechtzulegen.

»Also, Dad, du wirst nicht glauben, was ich mir zu Hause überlegt habe …«

Charlie trank seinen Kaffee und sah sie schweigend an.

»*Wow, Eliza, was hast du dir denn zu Hause überlegt?*«, sagte Eliza in dem Ton, den sie ihren Kindern gegenüber anschlug, wenn sie sie ignorierten und sie das zu ihnen sagte, was sie eigentlich von ihnen hören wollte. Ihre Kinder liebten das.

Nein, sie liebten es natürlich nicht, sondern verdrehten immer theatralisch die Augen dabei.

Charlie zeigte noch immer keine Reaktion. Er saß mit hängenden Schultern da und stützte sich mit einer Hand an der Tischplatte ab. Eliza sah ihm an seinen eingefallenen Wangen an, wie sehr ihn dieser kleine Ausflug ins Café anstrengte, Und doch hatte er gleich zugestimmt und *Klar, gehen wir frühstücken* gesagt.

Eliza konnte den Tumor beinahe wachsen und sich ausbreiten sehen. Wir groß war er jetzt wohl? Die Schädelknochen waren so hart, und dieser verfluchte Tumor drückte die ganze Zeit dagegen. Man musste ihn zum Schrumpfen bringen – und zwar *sofort*.

Sofort war eines der Lieblingsworte, die Evie als Zweijährige – und noch in den Windeln – immer verwendet hatte. »Noch Apfelsaft, Mommy, *sofort*«, hatte sie gekräht. Oder »Will ›Doc McStuffins‹ gucken, *sofort*.«

Val nahm die Bestellung der beiden Hipster auf und verschwand in der Küche. »Dann fange ich jetzt mal an und erzähle dir alles«, meinte Eliza. »Es beginnt mit einem Zufall.«

Charlie schloss kurz die Augen, nickte und trank einen Schluck Kaffee.

Eliza erzählte ihm von Zachary Curry, der klinischen Studie und dem Auswahlverfahren der Teilnehmer.

Charlie räusperte sich, stellte seine Tasse auf den Tisch und sagte: »Nein, Eliza.«

»Selbst wenn du nicht in diese Studie aufgenommen wirst, Dad, kannst du dort immer noch die Chemo machen. Oder die Bestrahlung, je nachdem für welche Behandlung sich die Ärzte entschließen. Mir wäre es nur wirklich wichtig, dass du in einem Krankenhaus mit Forschungsschwerpunkt bist. Das macht auf einem Gebiet, in dem sich alles so schnell ändert, einen großen Unterschied. Ein paar der neuen Behandlungsformen beruhen auf der genetischen Analyse von Tumoren und ermöglichen eine zielgerichtete Therapie. Und genau das soll dir zur Verfügung st…«

»Eliza.«

Irgendetwas am Klang seiner Stimme ließ sie verstummen. Sie hatte beim Reden auf ihre Notizen geschaut, doch jetzt sah sie auf.

»Ich habe Nein gesagt. Ich habe kein Interesse, nach Boston zu fahren.«

»Hör zu, Dad, die Ärzte dort sind die Besten der Besten. Ich weiß, es kommt für dich ein bisschen plötzlich, aber du musst ja nicht allein dorthin. Ich habe für nächste Woche einen Termin vereinbart. Alles, was du tun musst, ist *zuzuhören*. Hör dir einfach an, was dir die Ärzte empfehlen, und dann sehen wir weiter.«

»Nein, kein Interesse, Eliza.«

»Dann hör es dir eben nicht an! Steck dir meinetwegen Ohrstöpsel rein und sitz einfach nur da, und *ich* höre zu. Ich höre mir an, was sie zu sagen haben! Du brauchst lediglich anwesend zu sein. Nimm dein Gehirn mit und sei anwesend.«

Einem der beiden Hipster fiel der Löffel aus der Hand und landete klirrend auf dem Boden. Val kam aus der Küche, schenkte den Hipstern Kaffee nach, brachte einen neuen Löffel und sah Eliza und Charlie vielsagend an.

»Weißt du, Eliza, du bist nicht die Einzige, die sich Informationen beschaffen kann. Ich bin in die Bibliothek gegangen und habe meine eigenen Recherchen angestellt. Ich weiß, was auf mich zukommt. Ich weiß alles darüber.«

Er war in die *Bibliothek* gegangen! Die winzige Bibliothek in Little Harbor hatte drei Stunden am Tag geöffnet, und das nur an drei Tagen in der Woche. Und – unglaublich, aber wahr – im Winter sogar noch seltener. Eliza stellte sich Charlie vor, wie er vor dem einzigen Computer der Bibliothek saß und seine eigene unheilbare Krankheit in die Suchleiste eingab. Die Ergebnisse, die Charlie gesehen hatte, waren natürlich die gleichen wie die, die Eliza gefunden hatte: eine schlechte Prognose und die Beschreibung von Behandlungen, die an die Substanz gingen, die ihn schwer zeichnen würden und ihm vielleicht ein paar zusätzliche Monate brachten. Vielleicht auch ein Jahr oder mehr – aber zu welchem Preis?

»Ich habe kein Interesse«, fuhr er fort, »vor mich hinzuleiden wie deine Mutter.«

»Du leidest doch noch nicht, Dad! Du siehst blendend aus.«

Das stimmte leider nicht. Charlie sah alles andere als blendend aus. In den ganzen siebenunddreißig Jahren, die Eliza ihren Vater kannte, hatte er nie schlechter, geschwächter oder hoffnungsloser ausgesehen. Eliza wusste, dass bei der Art Tumor, die er hatte, Schmerz nicht das große Problem war – das Gehirn hatte keine Schmerzrezeptoren, das lernte man im ersten Jahr in Neurowissenschaften –, aber die Einschränkung des Sehfeldes würde immer ausgeprägter und die Müdigkeit immer stärker werden. Außerdem würde Charlie seinen Appetit fast gänzlich verlieren, und das war erst der Anfang.

»Mhm«, sagte er.

»Dad! Du gibst auf, bevor du überhaupt irgendetwas versucht hast. Wir müssen wenigstens zu einem Arzt in Boston. Wir müssen alles versuchen, was möglich ist.«

Val brachte ihnen zwei geradezu lächerlich große Frühstücke, die keiner von ihnen anrühren würde. Eliza drehte sich der Magen einmal, zweimal und dann ein drittes Mal um. Das Fischerfrühstück bestand aus zwei Eiern, zubereitet nach Wahl, einem riesigen Pfannkuchen, zwei armen Rittern und zwei Scheiben gebratenem Speck. Charlie machte keine Anstalten, seine Gabel zu nehmen. Eliza griff beherzt nach dem Ahornsirup und träufelte ihn über ihren Pfannkuchen und den armen Ritter.

»Geht es um die Krankenversicherung?«, erkundigte sie sich. »Du weißt doch, dass Rob und ich das übernehmen können – egal, wie viel es kostet.«

Er betrachtete sie eine Weile und sagte schließlich: »Es hat nichts mit der Versicherung zu tun.«

»Aber du bist doch niemand, der gleich die Flinte ins Korn wirft. Dafür bist du zu zäh. Ich weiß, dass es so ist.« Charlie Sargent war die Zähigkeit in Person. Vor zehn Jahren hatten ein paar Männer aus einem benachbarten Hafen die Seile der Hummerfallen in den Fischgewässern von Little Harbor durchgeschnitten. Charlie hatte die Typen erwischt und sie von hier bis nach Southwest Harbor geprügelt, ganz allein, ohne Unterstützung. Wenn sie noch mal gekommen wären, hätte er es jederzeit wieder mit ihnen aufgenommen. Aber sie kamen nie mehr wieder.

Auch vor zwei Jahren, als es geheißen hatte, es würde Kokain aus Kanada über das Meer geschmuggelt, hatten Charlie und ein paar andere Fischer sofort reagiert. *Nicht in unserem Hafen, ihr Dreckskerle,* hatten sie gesagt, den betreffenden Mann aufgespürt und ihm einen nächtlichen Besuch abgestattet, über den sie sich danach immer in Schweigen gehüllt hatten. Der Typ hatte sich rasch aus Little Harbor verzogen.

Charlie hatte seine wunderbare Frau verloren. Als beim Begräbnis die erste Schaufel Erde in Joanies Grab geworfen worden war, hatte Eliza vor lauter Tränen nicht einmal mehr etwas sehen können. Sie hatte so heftig geschluchzt, dass Val ihr ein Taschentuch nach dem anderen gereicht hatte. Damals hatte Charlie Elizas freie Hand genommen und stoisch geradeaus gestarrt. Auch er hatte mit den Tränen gekämpft, aber nie geweint.

Er war zäh!

Als Eliza siebzehn gewesen war, hatte Charlie sich in der Nacht den Rücken verrenkt und war am nächsten Morgen fischen gegangen, als wäre nichts geschehen. Am Abend war er blass und zitternd nach Hause gekommen – zu seiner üblichen Zeit, nicht früher. Später hatte sein Helfer einem anderen Kapitän erzählt, dass Charlie sich vor Schmerz zwei Mal ins Meer übergeben hatte. Doch er hatte an jenem Tag jede einzelne seiner Hummerfallen aus dem Wasser gehievt, sie mit frischem Köder bestückt und wieder ins Wasser gelassen. Und am Tag darauf war er wieder hinausgefahren und hatte es wieder getan.

Charlie Sargent war hart im Nehmen.

»Du bist zäh genug, um diese Sache zu besiegen«, fügte sie hinzu. Kaum hatte sie es ausgesprochen, schämte sie sich. Was für eine laienhafte, vage und letztlich sinnlose Art, über das Thema zu reden. Außerdem stimmte es nicht. Zähigkeit spielte in Wahrheit bei dieser Krankheit keine Rolle. Glioblastome waren unheilbar, egal, welche Eigenschaften man als Mensch hatte.

Und dennoch, obwohl sie das alles wusste, war da etwas in ihr, das sagen wollte: *Kämpfe, Dad.* Das sagte: *Gib nicht auf.* Das sagte: *Vielleicht bist du derjenige, der es aller Wahrscheinlichkeit zum Trotz schafft, den Krebs zu besiegen. Warum nicht? Warum nicht du?* Das war natürlich die Tochter in ihr, die so dachte, nicht der Teil von ihr, der medizinisch bewandert war. Der medizinisch bewanderte Teil wusste besser Bescheid. Aber die Tochter in ihr hatte die lautere Stimme.

»Ich weiß, dass man den Tumor nicht entfernen kann, Eliza. Das hat man mir bereits in Ellsworth erklärt. Und weißt du, was man mir noch gesagt hat? Dass ich mit hoher Wahrscheinlichkeit erblinde, wenn ich operiert werde.«

»Nicht unbedingt«, erwiderte Eliza, obwohl sie wusste, dass es stimmte. Da sich der Tumor in der Sehregion des Gehirns befand, war eine Erblindung bei einer Operation sehr wahrscheinlich.

»Hast du je einen blinden Fischer gesehen?«

»Dad …«

»Hast du?«

»Vermutlich nicht«, gab sie zu.

»Natürlich nicht. Es gibt nämlich keinen.«

»Aber es gibt Chemo, Bestrahlung und klinische Studien. Was ist denn die Alternative, Dad? Einfach herumsitzen und hinnehmen, was mit dir geschieht?« Sie versuchte, nicht allzu hysterisch zu klingen, aber es war schwer.

Charlie wurde jetzt ebenfalls laut und fuchtelte mit der Gabel herum, um seinen Worten Nachdruck zu verleihen. »Ich brauche keinen vornehmen Arzt in Boston, um zu wissen, dass dieses Ding mich umbringt. Das weiß ich schon. Und sollte akut etwas Schlimmes mit mir sein, irgendeine Art Notfall, dann fahre ich einfach nach Ellsworth zu einem Arzt.«

»Du kannst nicht Auto fahren, wenn du alles doppelt siehst. Du kannst nicht Auto fahren, wenn dir die Mittellinie auf der Fahrbahn vor den Augen verschwimmt! Oder wenn dein rechtes Sehfeld auf beiden Augen eingeschränkt ist.«

Charlie nickte widerwillig. »Richtig. Dann fährt Val mich eben.«

»Du bist so wahnsinnig dickköpfig, Dad!«

Er zuckte mit den Schultern, spießte ein Stück Pfannkuchen mit der Gabel auf. »Da hat man schon Übleres über mich gesagt. Und ich nehme an, man wird auch noch Übleres über mich sagen, bevor ich sterbe. Aber jetzt hör mir zu, Eliza, hör mir gut zu. Ich habe deine Mutter gegen den Krebs kämpfen sehen. Ich habe mit angesehen, wie sie vor meinen Augen zugrunde gegangen ist. Ich habe mit angesehen, wie ihre Lippen aufgesprungen und ihr die Haare ausgefallen sind und wie sie nichts mehr essen konnte. Ich habe mit angesehen, wie sie am Schluss weder dich noch mich erkannt und nichts mehr davon mitbekommen hat, was um sie herum passiert. Ich will dir nicht zumuten, mir bei diesem Kampf zusehen zu müssen. Ich will mir diesen Kampf auch selbst nicht zumuten. Auf keinen Fall.«

In diesem Augenblick verlor Eliza die Fassung – trotz der Hipster, trotz Val und trotz des pickeligen Teenagers, der das Geschirr abwusch. Ihr liefen die Tränen in Strömen übers Gesicht, wie Regen an einer Fensterscheibe. Es war ihr egal. Sie wischte sich den dicken Schnodder mit einer Serviette, die schon mit Ahornsirup verschmiert war, von der Nase, und auch das war ihr egal. Sie weinte wie ein kleines Kind. »Ich ertrage es nicht, dich zu verlieren«, stieß sie schluchzend hervor. »Es ist nicht fair, Dad. Es ist nicht fair. Ich brauche dich. Es ist nicht fair. Dann bin ich ganz allein.«

Charlie warf seine Gabel auf den Teller und legte seine große, schwielige Hand auf ihre. »Du brauchst mich nicht mehr.«

»Doch, ich brauche dich!«

»Du hast Rob und die Mädchen, du hast deine eigene Familie.«

»Ich brauche dich sehr wohl. Du hast Enkelkinder. Sie haben dich lieb. Sie brauchen dich. Du darfst nicht sterben.«

»Ich sterbe trotzdem, Eliza.«

»Hör auf, Dad, sag das bitte nicht. Das darfst du nicht sagen.«

»Aber es ist die Wahrheit, mein Liebes. Und mir wäre lieber, wenn keine Ärzte in Boston an mir sinnlos herumexperimentieren. Glaub mir, es ist, wie es ist. Du kannst mich beim Wort nehmen.«

Wenn Charlie Sargent jemandem sein Wort gab, konnte man sich darauf verlassen. Das wussten alle. Wenn er den Leuten in Little Harbor sein Wort gab, glaubten sie ihm, ohne auch nur eine Sekunde zu zögern. Normalerweise hätte ihm Eliza auch geglaubt, aber dieses Mal konnte sie nicht. Wollte sie auch nicht. Eliza starrte die Katze mit der Brille auf dem Brooklyn-T-Shirt an. »Nein«, widersprach sie, »das werde ich nicht. Ich lasse nicht zu, dass du einfach aufgibst. Das akzeptiere ich nicht. Tut mir leid, aber so ist es nun mal. Ich fahre nicht ohne dich zurück nach Boston.«

Charlie nahm seine Gabel und spießte einen Bissen auf, den er nie zum Mund führen würde. »Tja«, meinte er, »das heißt dann wohl, dass du bleibst.«

19. KAPITEL

Little Harbor, Maine

Eliza

»Na, Eliza, hast du Lust, morgen mit mir fischen zu gehen?«, hatte Russell sie eben am Telefon gefragt.

Sie hatte erst gedacht, er würde einen Witz machen. Wahnsinnig komisch. Hast du noch einen auf Lager? »Ich bin überzeugt, dass das für dich sehr amüsant wäre, Russell«, hatte sie gesagt, »aber mein Dad muss sich im Krankenhaus die Fäden ziehen lassen. Ich stehe also nicht zur Verfügung, fürchte ich.«

»Ich weiß, dass er einen Termin im Krankenhaus hat. Val kann ihn hinbringen, ich habe schon mit ihr geredet. Ich brauche Hilfe morgen, nur morgen.«

»Woher weißt du, dass mein Dad … ach, egal.« Typisch Kleinstadt. Barton war zwar auch nicht groß, aber im Vergleich zu Little Harbor eine pulsierende Metropole. »Du brauchst keinen Helfer, du hast Gavin Tracey.« Gavin Tracey war den ganzen Sommer mit Russell hinausgefahren.

Russell hustete. »Er taugt nichts.« Zoe hatte Eliza vor ein paar Monaten erzählt, dass ein gesunder Mensch, der hustete oder sich räusperte, bevor er etwas sagte, höchstwahrscheinlich log. Das war nur eine von vielen faszinierenden und manchmal sehr nützlichen Infos, die Zoe beim Fernsehen aufschnappte. Sie guckte mit Begeisterung *Brain Games* auf dem National Geographic Channel.

»Dass ein Tracey nichts taugt, höre ich zum ersten Mal«, sagte Eliza. Die Traceys waren fleißige, loyale Fischer – die meisten von ihnen kamen mit einer v-förmigen Kerbe auf die Welt. Praktisch als gekennzeichnete Hummer.

Natürlich nur sinnbildlich gemeint.

Am Telefon hörte sie das vertraute Geräusch, wenn Russell zischend Luft durch den kleinen Zwischenraum zwischen seinen beiden Vorderzähnen einsog. Er hatte sich den Spalt nie richten lassen. Kinder aus Little Harbor bekamen weder Zahnspangen noch Kieferdehnungen, und auch regelmäßige Besuche beim Augenarzt oder Unterstützung bei Lese-Recht-schreib-Schwäche waren nicht so selbstverständlich wie in Barton. Eliza hatte selbst einen leicht schiefen Zahn und überlegte manchmal, wenn sie allein vor dem Spiegel stand, immer noch, ob sie sich Brackets zulegen sollte. Sie verwarf den Gedanken jedes Mal schnell wieder.

»Na gut, er ist nicht ganz nutzlos, aber er möchte morgen freinehmen, und es wimmelt derzeit nur so vor Hummern. Ich komme mit dem Einholen der Fallen gar nicht nach. Ich stecke ganz schön in der Klemme.«

»Du steckst in der *Klemme*? Es gibt also in der ganzen Stadt niemanden, der mit dir hinausfahren kann, Russell?« Eliza war sich bewusst, dass sie ihn jetzt nur noch deshalb herausforderte, weil sie unbedingt wissen wollte, ob sie es noch draufhatte.

»Schon gut, Eliza. Willst du, dass ich noch deutlicher werde?«

»Ja, ich glaube, das will ich.«

»Ich möchte Charlies Fallen einholen, während wir da draußen sind. Irgendjemand muss sich darum kümmern. Ein paar Fischer haben es Charlie angeboten, aber er hat abgelehnt.«

Eliza wusste, wie sehr es Charlie belastete, seine Fallen unbeaufsichtigt zu lassen. Also ließ sie Russell weiterreden. Wenn man die Fallen eines anderen Fischers einholen und auswerfen lassen wollte, brauchte man dafür theoretisch die Erlaubnis der Hafenbehörde.

»Ich habe mir überlegt, dass Charlie vielleicht damit einverstanden wäre, wenn du mit mir hinausfährst. Aber wir sagen es ihm ohnehin erst, wenn alles erledigt ist und wir ihm das Geld geben. Außerdem wird er auf *dich* bestimmt nicht böse sein.«

»Okay.« Eliza spürte ein leichtes Kribbeln im Bauch. »Meinetwegen. Dann gehe ich also mit dir morgen fischen. Wann holst du mich ab? Gegen 7 Uhr 30?«

»Genau …«

»Echt?« *So spät?* Eliza war freudig überrascht. Wie nett von ihm.

»Ich bitte dich, Eliza, natürlich nicht. Um halb acht ist der Tag praktisch schon vorbei. Warum stellst du deinen Wecker nicht einfach auf vier Uhr? Es sei denn, du musst dir vorher noch die Haare machen.«

»Fahr zur Hölle, Russell.« Also bitte, die *Haare machen* …

»Ich hole dich um halb fünf ab.«

»Na schön.«

Damit war das Telefonat beendet.

Und jetzt waren sie also – kaum zu glauben, aber wahr – mit einer Barke unterwegs zu Russells Fischerboot, einem vierzehn Meter langen Fiberglas-Prachtstück namens *Legacy*. Eliza hatte die Sachen an, die Russell ihr mitgebracht hatte: Gummistiefel, die etwas zu groß waren, und einen Overall, der ebenfalls zu groß war. Insgesamt sah sie allerdings wie ein echter Hummerfischer aus. Außerdem trug sie weiße Baumwollhandschuhe wie alle Männer, die hauptberuflich fischten. Die Aushilfen erkannte man an den blauen Gummihandschuhen. Die Hauptberuflichen hatten zudem immer Kanister mit heißem Wasser mit, damit sie sich bei kaltem Wetter die Hände aufwärmen konnten. Über die Leute mit den blauen Handschuhen machte man sich gern ein bisschen lustig. »Wäschst du heute das Geschirr ab?«, hatte Charlie die Gummihandschuhträger früher oft aufgezogen. »Hast dir wohl gerade die Nägel machen lassen und willst sie dir nicht kaputt machen, was?«

Hummerfischer hatten einen sehr *eigenen* Humor.

Die aufgehende Sonne tauchte den Himmel in rosa und orangefarbenes Licht, das sich später in ein klares, wolkenloses Blau verwandeln würde. Das war das Beste am Fischen im Sommer: der Sonnenaufgang. Im Herbst war es der Nebel, der über dem Hafen hing, und im Winter, tja, da war es das Ende des Tages.

Russells Barke hatte einen Außenbordmotor; Charlie, der diesbezüglich altmodisch und traditionsbewusst war, ruderte immer noch selbst. In Little Harbor hatten viele Fischer ein altes, ausgedientes Ruderboot im Vorgarten stehen. Die Kinder spielten darin, übten das Auswerfen der Hummerfallen und taten so, als wären sie Fischer wie ihre Daddys.

»Meinst du, du kannst noch rudern, Eliza?« Russell zog an der Starterschnur seines Außenborders.

»Klar kann ich.« Sie hatte immer gut rudern können – das war eine der vielen Fähigkeiten, die sie in ihrer Kindheit erworben hatte, die in ihrem heutigen Leben keine Bedeutung mehr hatten.

Als sie die *Legacy* erreicht hatten und an Bord gegangen waren, warf Russell den Motor an. Der Schlüssel steckte bereits im Zündschloss – das war sowohl bei allen Fischerbooten als auch bei den Pick-ups im Hafen so üblich. Die Vorstellung, dass man das Boot oder das Auto eines anderen Fischers ohne dessen Erlaubnis anrührte, war ungefähr so abwegig, wie einen Eimer Köder ins Meer zu leeren.

Russell nahm seinen Kompass zur Hand, schaltete seine Geräte und das GPS ein und warf einen Blick auf das Radar.

Das Wasser war tief und dunkel wie immer, doch die Oberfläche glatt wie Glas. Kein Wellengang, das war gut. Eliza hatte nicht viel Lust auf hohe Wellen, aber das hätte sie Russell gegenüber nie zugegeben. Ebenso wenig wollte sie sich anmerken lassen, dass sie nervös war, wieder auf dem Wasser zu sein. Das hier war kein geruhsamer nachmittäglicher Segelausflug, bei dem Rob den Großteil der Arbeit übernahm.

Als Russell den Ködereimer öffnete, sagte Eliza: »Oh Mann, ich habe vergessen, wie sehr das stinkt«, und tat so, als müsste sie sich gleich übergeben. Insgeheim hoffte sie, dass Russell es sich anders überlegen und sie gleich wieder heil und ganz an Land bringen würde.

»Man gewöhnt sich an den Geruch«, sagte er. »Das weißt du vielleicht noch von früher.«

Er stellte seine Hummerfallen nebeneinander auf und füllte sie mit Salzwasser. Eliza vermutete, dass das normalerweise Gavin Traceys Job war. Vielleicht würde Russell sie ja feuern, weil sie keinen Finger rührte und nur dastand wie eine nutzlose Landratte. Allerdings war sie mit Russells Boot nicht so vertraut wie mit dem ihres Vaters, und außerdem konnte sie sich nicht mehr genau erinnern, was man alles tun musste. Dazu kam, dass sie keinen Fehler machen wollte, durch den Russell dann noch mehr Arbeit hatte. Sie wusste, dass gute Fischer trotz der Witze, die sie ständig machten, ihre Arbeit ernst nahmen und Wert darauf legten, dass alles genau so gemacht wurde, wie sie es wollten. Und zwar ohne Ausnahme.

Einmal hatte sich jemand das Ruderboot ihres Dads ausgeborgt und dann mit einem anderen Knoten als den, mit dem es ursprünglich festgemacht worden war, wieder im Hafen vertäut. Und, Mannomann, war ihr Vater vielleicht ausgeflippt! Er hatte mit dem Typen mindestens ein halbes Jahr nicht mehr geredet.

»Wahrscheinlich gewöhnt man sich daran, ja«, meinte sie. Ganz überzeugt war sie allerdings nicht. Die Heringe, die man als Köder benutzte, kamen ihr größer und gruseliger als in ihrer Jugend vor. Sie erinnerten sie irgendwie an Evies Goldfische. Und sie stanken wirklich grauenvoll. Außerdem war es unangenehm, wenn einen so viele weit aufgerissene, tote Augen anstarrten. Diese Augen wirkten so, als hätten sie ein schreckliches Geheimnis, das sie einem jeden Moment offenbaren würden.

Als der Motor sich warm gelaufen hatte, fuhr Russell los. »Heute mute ich dir keinen richtigen Fischgang auf dem offenen Meer zu. Ich glaube nicht, dass du es schaffen würdest«, erklärte er, ohne sie anzusehen, doch ihr entging nicht, dass er sich ein kleines Grinsen nicht verkneifen konnte.

»Quatsch. Aber netter Versuch. Um diese Jahreszeit fischst du ohnehin nie auf dem offenen Meer.« Niemand tat das. Die beste Zeit dafür war von Oktober bis Dezember. Das wusste jeder.

Sie fuhren an der letzten Markierungsboje des Hafens vorbei, und Eliza konnte in nicht allzu weiter Ferne bereits den Leuchtturm von Grindstone sehen, der mittlerweile zwar automatisiert, aber immer noch in Betrieb war. Da stand er, zwölf Meter hoch, und gab alle acht Sekunden sein Lichtsignal – so regelmäßig und verlässlich wie sonst nichts in Elizas Jugend.

»Wir werfen erst meine Fallen aus und fahren dann rüber zu denen von Charlie.« Russell musste jetzt schreien, um den Motorenlärm zu übertönen, und Eliza nickte nur. Das war leichter, als zu versuchen, zurückzuschreien.

Russells Bojen, die an der Wasseroberfläche die Position seiner Hummerfallen markierten, waren rot, weiß und hellgelb – genau wie damals, als er seine Lizenz bekommen hatte. Es war im letzten Highschool-Jahr gewesen, und Eliza hatte viele Bojen mit Russell zusammen lackiert … in der Werkstatt seines Vaters, in diesem langen Winter, Dutzende von Bojen. Anfang Januar war es so früh dunkel geworden, dass sie auf dem Heimweg von der Schule das Fahrradlicht einschalten mussten.

Es war merkwürdig, rückblickend, dass sie damals Zeit gehabt hatte, herumzusitzen und Bojen zu bemalen, während sie sich auf den Highschool-Abschluss vorbereitet hatte und dann – unglaublich, aber wahr – an der Brown akzeptiert worden war. Ihre Kinder würden nie Zeit haben, Bojen zu bemalen. Dazu wurden sie nachmittags viel zu sehr von ihren Tennisstunden, dem Schwimmtraining und unzähligen anderen Aktivitäten in Beschlag genommen. Außerdem hatten sie abends tonnenweise Hausaufgaben zu erledigen.

Sie erinnerte sich, wie entspannend, wie einfach und befriedigend, ja, fast *therapeutisch* es gewesen war, als sie und Russell neben dem elektrischen Heizgerät in der kalten Werkstatt seines Vaters gesessen hatten. Jung und begeisterungsfähig, wie sie gewesen waren, hatten sie eng aneinandergekuschelt eine Boje nach der anderen abgeschmirgelt und lackiert. Eliza wurde innerlich ganz warm, wenn sie daran dachte, und für einen Moment musste sie sich beherrschen, sich nicht zu nahe zu Russell zu stellen. Ein anderes Leben, ermahnte sie sich. *Eine Ewigkeit her.*

»Die Hummer fangen jetzt an, sich zu häuten«, sagte Russell. »Hab's vorgestern über Marinefunk gehört. Pass auf, wenn du ihnen die Scheren zusammenbindest.«

»Sehr wohl«, erwiderte Eliza, »wird gemacht.« Hummer häuteten sich in regelmäßigen Abständen, was bedeutete, dass sie ihre Schale ablegten, wenn es ihnen zu eng darin wurde. Während dieses Prozesses legten sie an Gewicht zu und wurden länger. Also brauchte man mehr Köder, um sie zu fangen. Allerdings waren ihre schalenlosen, weichen Körper sehr empfindlich, und man musste vorsichtig mit ihnen umgehen. »Soll ich ihnen die Scheren doppelt zusammenbinden?«

»Jepp.«

Russell hatte für jeden von ihnen eine Thermoskanne mit Kaffee mitgebracht, und er reichte Eliza jetzt eine davon. Wenn sie sich nur auf das schwarzblaue Wasser konzentrierte und die glotzenden, stinkenden Heringe sowie ihre zitternde Hand, die fast den Kaffee verschüttete, ignorierte … tja, dann wäre es eine fast idyllische Bootsfahrt gewesen.

Wenig später waren sie bei den Bojen angekommen. Russell stellte den Motor ab. »Bereit?«

»Bereit.«

Russell beugte sich mit dem sogenannten Gaff, einem an einer langen Stange befestigten Haken, über die Steuerbordseite und fischte damit das Seil, an der die Hummerfalle befestigt war, aus dem Wasser. Dann befestigte er das Seil an der hydraulischen Winde, die die Hummerfalle langsam aus dem Meer zog. Russell und Eliza schauten gespannt auf das dunkle Wasser, bis schließlich die erste Falle an die Oberfläche kam. Eliza war so fasziniert von dem Vorgang, dass sie ganz vergaß, ihren Job zu tun. Erst als Russell leicht ungeduldig »Schnapp ihn dir, Liza« sagte, zog sie die Falle an Bord und öffnete sie.

»Nichts drin«, stellte Russell fest. Manchmal musste man eine Krabbe von den Stäben der Hummerfalle herunterlösen, doch diese Falle war komplett leer.

In der zweiten Falle, die am gleichen Seil hing, befanden sich vier Fische, die man als Köder verwenden konnte. In der dritten waren zwei Hummer, die auf den ersten Blick recht vielversprechend aussahen. Dann drehte Eliza sie um und stellte fest, dass beide auf der Unterseite Eier hatten. »Markier sie«, sagte Russell. In Maine musste man Eier tragende weibliche Hummer mit einer v-förmigen Kerbe im Schwanz markieren. Wenn das Tier einmal gekennzeichnet war, durfte man es nicht mehr fangen, selbst wenn es zu dem Zeitpunkt keine Eier mehr trug. Die beiden Hummer, die Eliza gerade vor sich hatte, waren bereits markiert.

Russell seufzte. »Geben wir frischen Köder in die Fallen.«

Sie nahm wortlos einen Sack mit Ködern und warf ihn in die Falle.

»Pass auf«, sagte er, während er die Fallen wieder ins Wasser ließ, und Eliza vergewisserte sich, dass sie nicht auf dem Seil stand.

»Bereit zur zweiten Runde?« Er startete den Motor wieder, um zu den nächsten Bojen zu fahren.

»Jepp, kein Problem.«

Sie wiederholten den Vorgang Dutzende von Malen: Falle aus dem Wasser und dann an Bord ziehen, aufmachen, reingucken, entleeren. Hummer abmessen, die kleinen ins Meer zurückwerfen, die mit den Eiern markieren und ebenfalls zurückwerfen und den restlichen Tieren die Scheren zusammenbinden. Bei den Hummern, die sich gehäutet hatten, aufpassen. Frischen Köder in die Falle geben, Fallen wieder ins Wasser lassen.

Hin und wieder begegnete ihnen ein anderes Boot, und man grüßte einander, indem man die Hand hob.

Es war längst nicht mehr Morgen, und Eliza merkte – zu spät –, dass sie vergessen hatte, Sonnencreme mitzunehmen. Als sie aufgebrochen waren, war es noch dunkel gewesen, so dunkel, dass sie die Buglampe hatten einschalten müssen, und Eliza hatte nicht an Sonnencreme gedacht. Sie würde gebraten werden. Russell fand irgendwo an Bord eine zweite Kappe, die sie sich aufsetzte. Auf der Kappe stand in großen, schwarzen Buchstaben *MAINE* und darunter *Bundesstaat seit 1820*. Das typische Touristen-Käppi. Eliza hatte keine Ahnung, warum Russell das Ding an Bord hatte, aber sie war froh darüber.

Die Zeit verging. Noch eine Falle, die an Bord gezogen werden musste. Eliza wurde langsam müde. Wie sich herausstellte, waren Ballettstunden und ein wenig joggen am Seeufer in Barton kein wirkungsvolles Training für körperliche Arbeit. Mit fünfzehn, als sie mit Charlie auf der *Joanie B* hinausgefahren war, hatte sie mehr Kraft gehabt. Sie war richtig sehnig gewesen, mit deutlich erkennbaren Oberarmmuskeln und braun gebrannt wie ein Fischer. Besonders schön hatte das vielleicht nicht ausgesehen, aber wenn man sechs Tage in der Woche Hummerfischen ging, verschwendete man nicht viele Gedanken daran, wie man aussah.

Sie machte die Falle auf, löste eine Krabbe von einem der Stäbe herunter und warf sie zurück ins Meer. Sie legte Köder nach. Ihr tat der Rücken weh. Und sie musste auf die Toilette. Hätte sie bloß weniger Kaffee getrunken. Wie viele Hummerfallen hatte Russell überhaupt? Sie wusste, dass die meisten Fischer sich in einem Drei- oder Viertagerhythmus um ihre verschiedenen Fallen kümmerten, aber ihr kam es vor, als würden sie sich heute jede einzelne Hummerfalle vornehmen, die Russell besaß.

Zugeben würde sie das allerdings nicht. Kam nicht infrage. Sie würde sich nicht unterkriegen lassen, egal, was passierte. Sie versuchte, den Geist der Medizinstudentin Eliza heraufzubeschwören, jener Eliza, die einmal sechsunddreißig Stunden wach geblieben war und dann die Pharmazieprüfung mit Bravour bestanden hatte. Als Beste des Kurses.

»Eine Falle noch, dann fahren wir zu Charlies Bojen«, sagte Russell endlich, und Eliza hoffte, dass man ihr die Erleichterung nicht an ihrem sonnenverbrannten Gesicht ansah.

Charlies Bojen waren rot, schwarz und leuchtend blau. Als Russell bei der ersten Boje den Außenborder abstellte, war Eliza mit einem Mal merkwürdig desorientiert, so, als würde sie – wie in einem Traum – unter Wasser auf Händen gehen. Sie schwankte, und alles um sie herum begann sich zu drehen. Russell musste sie am Ellbogen stützen, sonst wäre sie umgefallen.

»Alles okay?«, erkundigte er sich.

Sie schüttelte den Kopf. *Nein. Ja. Nein.* »Klar«, antwortete sie. »Mir ist nur ein bisschen schwindlig.« Und jetzt waren es nicht die Bojen ihres Vaters, von denen ihr schwindlig wurde, sondern Russells Nähe. Das vertraute Gefühl seiner Hand auf ihrem Arm war – wegen der Erinnerungen, die die Berührung weckte – so überraschend gekommen wie der elektrische Schlag eines Zitteraals. Russells Körper war immer noch wie früher: groß, schlank, muskulös. Stark, ohne es zur Schau zu tragen. Anders als Robs Körper. Russell hatte dunkle Haare und dunkle Augen, Rob war blond mit blauen Augen. Es schien fast so, als hätte sie sich das genaue Gegenteil von Russell ausgesucht.

Ein anderes Leben, sagte sie sich wieder.

Russell half ihr, sich auf den Steuermannsstuhl zu setzen, und sorgte dafür, dass sie etwas Wasser aus einer Flasche trank, die er aus der Kühlbox nahm. Sie schaute eine Weile aufs Wasser, wo Charlies Bojen schaukelten, und als sie sich wieder besser fühlte, holten sie gemeinsam die Hummerfallen ihres Dads aus dem Wasser.

Eliza zögerte, nachdem sie die erste Falle geleert hatten.

»Was ist?«, fragte Russell, weil sie einfach nur stumm dastand und die Hummerfalle auf der Seitenwand des Boots im Gleichgewicht hielt. »Brauchst du eine persönliche Einladung, den neuen Köder reinzulegen?«

»Ich überlege gerade, ob wir sie vielleicht nicht alle aus dem Wasser holen sollten«, murmelte sie.

»*Aus dem Wasser holen*? Im Juli? Glaubst du, Charlie wäre es recht, wenn wir seine Fallen im *Juli* aus dem Wasser holen?«

»Nein, aber …« Die unausgesprochene Frage war: *Wird er sich jemals wieder selbst um seine Fallen kümmern können?*

»Die Saison hat gerade erst begonnen. Die beste Fangzeit liegt noch vor uns. Komm, leg Köder nach.«

Sie tat es, und Russell startete wieder den Motor, um mit der *Legacy* zur nächsten Boje zu fahren.

»Wow, die sind ja berstend voll«, stellte Russell fest, als sie die Fallen hochzogen. »Unglaublich. Ich sollte meine auch mal so lange im Wasser lassen. Mal sehen, was passiert.« Es wimmelte nur so vor Hummern. Hier und da waren eine Krabbe, ein Eier tragendes weibliches Tier oder Hummer, die zu groß oder zu klein waren, dabei, aber das änderte nichts an der Tatsache, dass das hier ein fantastischer Fang war. »Tja«, meinte Russell, »Charlie Sargent weiß, wo er seine Fallen auswerfen muss. Das muss man ihm lassen, dem alten Jungen.«

Eliza nickte. Irgendetwas in ihr hätte am liebsten *Berühr mich wieder, am Arm oder wo du willst!* geschrien, dicht gefolgt von: *Komm mir bloß nicht zu nahe!*

Sie überlegte, ob die Berührung auch bei Russell Erinnerungen geweckt hatte. Schwer zu sagen.

Nachdem sie alle Fallen geleert und die Hummer abgemessen hatten, gab Russell Charlies Hummer in seinen Reservewassertank, damit Charlies Fang von seinem eigenen getrennt war. Eliza wusste, dass er Charlies Anteil auch beim Verkauf im Hafen extra abrechnen würde. Sie wusste auch, dass er Charlie den Erlös aus dessen Fang geben würde, wahrscheinlich sogar mehr. Außerdem würde Russell die Kosten für den Köder, den er heute verwendet hatte, ihrem Vater nicht verrechnen, obwohl er doppelt so viel gebraucht hatte wie sonst. So war Russell einfach.

Jetzt spürte sie körperlich, wie anstrengend die Arbeit für sie gewesen war. Sie war wahnsinnig hungrig, aber das würde sie Russell nicht sagen. Vor ungefähr einer Stunde war ihr nämlich bewusst geworden, dass sie keinen Proviant mitgenommen hatte. Ein Anfängerfehler. Lieber verhungerte sie, als dieses Versäumnis einzugestehen!

Sie dachte an die Frauen in Barton, die ständig versuchten, das letzte Kilo nach der Schwangerschaft, dem Urlaub oder den Feiertagen zu verlieren. Eliza würde ihnen die Hummerfischer-Diät verordnen: stundenlange körperliche Arbeit unter sengender Julisonne.

Jetzt stellte Russell endlich, *endlich*, den Motor ab, nahm aus der Kühlbox ein in Wachspapier verpacktes Sandwich und gab es ihr. Eliza war so hungrig, dass sie am liebsten das Papier mitgegessen hätte.

»Ich versorge meinen Helfer normalerweise nicht mit Essen«, sagte Russell. »Aber bei dir mache ich eine Ausnahme.«

»Zieh's mir vom Lohn ab.« Sie wickelte ihr Sandwich aus.

»Schinken und Käse, nur für dich, Liza.«

»Schinken? Das kannst du jemand anderem erzählen.« Sie bemühte sich, den Freudensprung zu ignorieren, den ihr Herz eben gemacht hatte, weil Russell gerade wieder *Liza* zu ihr gesagt hatte. An Bord eines Fischerboots durfte sich nichts befinden, was auch nur in irgendeiner Art vom Schwein stammte. Ein alter Hummerfischer-Aberglaube. Eliza klappte ihr Sandwich auf: Truthahn.

Und da saß sie nun, Eliza Sargent Barnes, aß Brot (*Weißbrot!*) und Geflügelaufschnitt, ohne Sonnencreme auf der Haut, und stank wie ein Hering. Und trotzdem (oder gerade deshalb) fühlte sie sich so wohl wie schon lange nicht mehr. Sie dachte weder an den Tumor ihres Vaters noch daran, ob ihre Familie allein zurechtkommen würde, wenn sie länger hierblieb. Sie dachte auch nicht an Rob und die Cabot Lodge oder daran, ob Judith Zoe schon einen Cocktail serviert hatte. Und sie dachte auch nicht an Phineas Tarbox. Die Sonne stand hoch am Himmel und spiegelte sich im Meer. Weit und breit war keine Wolke zu sehen. Es war einer jener seltenen perfekten Tage, wie man sie oft auf Postkarten sah und an denen Touristen, die noch keinen Tag auf dem Wasser gearbeitet hatten, gern sagten: »Ich glaube, wenn ich in Rente bin, kaufe ich mir ein nettes kleines Fischerboot.«

Während sie ihre Brote aßen, sagte Russell: »Charlie wird dich vielleicht als Ersatz einstellen müssen, wenn sein Arm nicht besser wird.«

Eliza wusste es zu schätzen, dass Russell so tat, als wäre Charlies größtes Problem sein Arm.

»Genau«, erwiderte sie. »Ich bin sicher, ich bin die Erste, die er fragt.«

»Du machst deine Sache gut, Eliza, du machst deine Sache immer noch gut. Stell dein Licht nicht so unter den Scheffel.«

Sie lächelte und biss wieder von ihrem Sandwich ab. Wenn

Russell jetzt ein Fass klebrigen, süßen Saft, eine Riesentüte Chips und eine Schachtel Donuts voller industrieller Transfette aus seiner Kühlbox geholt hätte, hätte sie sich auch noch darüber hergemacht.

»Ich schätze, in ungefähr einer Stunde müssten wir fertig sein. Ist das okay für dich?« Russell hatte inzwischen seine Ausrüstung kontrolliert. Nebenbei hörte er den Marinefunk ab. Gelegentlich funkte er mit, machte mit den Männern ein paar Witze oder eine Bemerkung über den Fang oder das Wetter.

»Kein Problem.« Eliza war sich nicht sicher, ob sie noch eine weitere Stunde durchhalten konnte, aber sie wollte auch nicht aufhören. »Eine Stunde klingt gut.«

Nach dem kleinen Lunch kümmerten sie sich noch um ein paar weitere Hummerfallen ihres Dads, und als es Zeit wurde zurückzufahren, ließ Russell den Motor an. Nichts passierte. Das Boot rührte sich keinen Zentimeter. Russell fluchte leise.

»Was ist los?«, erkundigte sie sich.

»Nichts.«

»Warum fahren wir nicht?«

Sie bemerkte, wie Russells Gesichtsausdruck sich veränderte. Sie kannte diesen Ausdruck von ihrem Dad. Er hatte diesen Ausdruck, wenn die Kühlkanäle seines Außenborders verstopft waren und er mit einem dreckigen Boot in den Hafen zurückkehren musste. Wenn der Rückkühler seinen Geist aufgab. Wenn er auf die Schnelle ein paar Tausender aus dem Ärmel schütteln musste, damit er einen Mechaniker bezahlen konnte, der den Motor der *Joanie B* in der Werkstatt auseinandernahm. Bootsreparaturen konnten einem die ganze Saison ruinieren.

»Russell? Was ist los?«

Russell schob die Köderbox, die auf der Luke stand, zur Seite, klappte die Luke auf und verschwand unter Deck. Eliza schaute hinunter und sah, dass er Motoröl aus einer Kanne auf den Rückwärtsgang goss.

»Ist der Rückwärtsgang kaputt?«

Russell kletterte wieder an Deck. »Nicht kaputt.« Er seufzte. »Nur alt.«

Eliza betrachtete die Ölkanne. »Wie oft musst du das Getriebe schmieren?«

»Mach dir keine Gedanken darüber.«

»Jeden Tag?«

»Eliza, das ist nicht dein Problem. Du brauchst dir keine Sorgen zu machen.« Jetzt bewegte sich der Rückwärtsgang wieder, der Motor sprang an, und sie fuhren los.

Sie musste schreien, um den Motor zu übertönen. »Es ist gefährlich, mit einem kaputten Rückwärtsgang zu fahren, Russell!« So ungern sie belehrend klingen wollte – es stimmte.

»Das weiß ich, Eliza. Er ist nicht kaputt, nur abgenützt.«

Es heißt *abgenutzt*, dachte sie und hasste sich dafür. »Aber er könnte bald kaputt sein.«

»Könnte.«

»Eben.«

»Zufällig habe ich die fünfzehn Riesen für die Reparatur momentan nicht, okay, Eliza? Ich muss wahrscheinlich bis Ende der Saison warten.« Falls er danach noch etwas gesagt hatte, war es von dem Motorenlärm und dem Wind verschluckt worden.

Fünfzehntausend Dollar? Eliza war schockiert. Das war eine Menge Geld. »Vielleicht kann ich dir ja …« Sie brach ab. Konnte sie Russell anbieten, ihm fünfzehntausend Dollar zu geben, damit er sein Getriebe reparieren lassen konnte? Natürlich nicht. Würde er es annehmen? Auf keinen Fall. Also sagte sie nichts mehr, ließ die Gischt die Wörter, die sie nicht ausgesprochen hatte, verschlucken und wartete.

Als sie in den Hafen kamen, drosselte Russell die Geschwindigkeit und drehte sich zu ihr um. »Vor ein paar Tagen ist ein

Mann zu mir gekommen und hat mir erzählt, dass er gerade zehn Hummerfallen gekauft hat. Er wollte wissen, wo er sie am besten auswerfen soll.«

»Wirklich? Wer war das?« Eliza hob einen Hering, der auf den Boden gefallen war, auf und warf ihn in die Köderbox. Über dem Boot kreisten erwartungsvoll ein paar Seemöwen. In der Ferne sah sie ein Boot, das ebenfalls den Hafen ansteuerte.

»Er war nicht von hier. Ich glaube, er kommt aus deiner Gegend. Ein Südstaatler.«

Sie schnaubte. »Verstehe.« Nur in Little Harbor galt jemand aus Massachusetts als *Südstaatler*. »Und was hast du ihm geantwortet?«

»Ich habe ihm den besten Rat gegeben, den man so jemandem geben kann.«

Sie näherten sich dem Gebäude der Fischergenossenschaft, wo sie die Hummer abladen, den Tank auffüllen und den Köder für den nächsten Tag kaufen würden.

»Und der wäre?«

»Dass er die Fallen verkaufen und sich für das Geld ein paar Hummer kaufen soll.«

Sie hätte es wissen müssen – das war ein uralter Fischerwitz, den es schon so lange gab wie die Hummer selbst.

»Meine Güte«, rief sie, »jetzt war ich so lange weg, und keiner von euch hat sich einen neuen Witz einfallen lassen?«

»Nein, das ist nicht nötig, wenn die alten immer noch so gut funktionieren.« Er atmete tief durch und lächelte sie an. Eliza lächelte ebenfalls.

20. KAPITEL

Little Harbor, Maine

Eliza

Nachdem sie den Fang in der Fischergenossenschaft abgegeben hatten, merkte Eliza, dass sie heute Morgen ihr Handy im Haus ihres Vaters vergessen hatte. Es war ihr vorher nicht einmal aufgefallen – sie war viel zu nervös gewesen, um es zu verwenden. Eliza war bekannt für Handy-Wasserschäden, sowohl was ihre eigenen Handys als auch die der Leute in ihrem Umfeld betraf. Sie hatte längst vorsorglich jede nur mögliche Versicherung abgeschlossen, die Apple für diese Fälle anbot.

Jetzt allerdings wurde ihr bewusst, dass sie den ganzen Tag weder mit den Mädchen noch mit Rob telefoniert hatte. Sie war nicht auf dem Laufenden, in welchen streunenden Hund sich Evie heute wieder verliebt hatte, was Zoe auf Instagram trieb oder wie ihre eigenen zweiundsechzig Facebook-Freunde diesen traumhaften Sommertag verbrachten. Wahrscheinlich waren alle schwimmen oder segeln und posteten zwischendurch wieder einmal, dass ihre Kinder später bestimmt die Welt regieren oder verändern würden. Elizas Freundinnen schienen das allen Ernstes zu glauben; statistisch gesehen würden sich diese Prognosen allerdings nicht – oder nur in sehr seltenen Fällen – bewahrheiten, nicht wahr?

(Insgeheim glaubte Eliza, dass Evie zu diesen seltenen Fällen gehörte, aber das würde sie nie via Facebook in die Welt hinausposaunen. Dafür würde dann die Überraschung in zehn, zwanzig Jahren umso größer sein. Sie freute sich schon darauf.)

Sie borgte sich Russells Handy aus, um Rob anzurufen. Während sie seine Nummer eintippte, ging Russell zu den anderen Fischern hinüber, um sich mit ihnen zu unterhalten. Eliza hatte ganz vergessen, wie freundlich und ungezwungen die Männer und Frauen miteinander umgingen, wenn sie vom Fischen zurückkamen. Man redete über den aktuellen Fang und darüber, wie das Wetter heute gewesen war und wie es morgen sein würde. Die Art, wie sie miteinander umgingen, war anders, als Eliza es von den Leuten in Barton kannte. Aber vielleicht war der Umgangston ja doch nicht so anders, vielleicht war es genau die gleiche Art von Beziehung, nur eben in einem anderen Umfeld.

Sie sah Josh, den Freund von Mary aus dem Café, der um das Grüppchen der anderen Fischer herumschlich, sich aber nicht an den Gesprächen beteiligte. Der Typ hatte irgendetwas Beunruhigendes an sich, etwas Dubioses, das sich in seiner Körpersprache zeigte. Außerdem kam er Eliza zu alt für Mary vor. Wie alt war er wohl? Fünfundzwanzig? Oder sogar achtundzwanzig? Wenn Eliza Mary besser gekannt und momentan selbst nicht so viel um die Ohren gehabt hätte, hätte sie das Mädchen zur Seite genommen und gesagt: »Lauf, Mary, lauf.«

Vielleicht würde Eliza das ja trotzdem tun.

Rob nahm das Gespräch nach dem zweiten Klingeln an – und das, obwohl er Russell nicht unter seinen Kontakten gespeichert hatte. Eliza ignorierte Anrufe von unbekannten Nummern grundsätzlich, aber das bewies einmal mehr, dass Rob mehr Vertrauen in die Menschheit hatte als sie.

»Hi, ich bin's«, sagte sie. »Lass dich durch die Nummer nicht täuschen, ich habe mein Handy zu Hause vergessen.«

»Hi.« Rob klang gestresst. »Ich habe dir heute ungefähr hundertmal auf die Sprachbox gesprochen.«

»Wie gesagt, ich habe mein Handy in Dads Haus vergessen.«

»Und bist ohne Handy *wohin* gegangen?« Sein Ton war scharf. Messerscharf.

»Jetzt mal langsam, Rob …«

»Entschuldige …«, er klang nicht so, als würde es ihm leidtun, »aber wir hätten dich heute dringend gebraucht. Wir haben ständig versucht, dich zu erreichen. Die Mädchen haben dir die ganze Zeit SMS geschickt, und wir haben sogar versucht, bei deinem Dad anzurufen, aber nie ist jemand ans Telefon gegangen. Du hast uns allen einen Riesenschreck eingejagt.«

»Mein Dad hatte einen Termin im Krankenhaus, weil er sich die Fäden ziehen lassen musste. Val hat ihn hingebracht, deshalb hat niemand abgehoben.« Das Gespräch war nicht annähernd so, wie sie es sich vorgestellt hatte. »Was ist los, warum bist du so komisch? Ist etwas passiert?«

»Natürlich ist etwas passiert.«

»Was denn? Rob, *was* ist passiert?« Um Gottes willen, die Kinder! Irgendetwas war ihren Kindern geschehen! Ihr Herz schlug wie wild. Sie hatte den ganzen Tag auf einem Fischerboot verbracht, an die Highschool-Zeit gedacht und Angst gehabt, dass ihre Hände beim Herausziehen der Hummerfallen in die hydraulische Winde gerieten (es wäre nicht das erste Mal gewesen, dass jemandem dabei die Fingerspitzen abgetrennt wurden), während die wahre Gefahr zu Hause in Barton gelauert hatte.

»Nichts Konkretes, aber ich bitte dich, du warst den ganzen Tag nicht erreichbar, da passieren *Tausende von Dingen*. Verflucht noch mal, Christine Cabot treibt mich in den Wahnsinn, und ich kann mich nicht auf diese beschissene Arbeit konzentrieren, weil Zoe unbedingt irgendwohin gefahren werden möchte. Und als ich sie nicht fahren konnte, weil ich gerade mit Ruggman telefoniert habe – und Ruggman ist schwer bis *nie* erreichbar –, ist sie total ausgeflippt und …«

Rob fluchte nie. Gut, manchmal schon, aber dann verwendete er höchstens so harmlose Ausdrücke wie *Mist* oder *verflixt* – Gentleman-Flüche. Manchmal entschuldigte er sich dafür, was geradezu entzückend war. Richtig deftig fluchte er nie, und Eliza hatte festgestellt, dass auch sie selbst im Laufe der Jahre beim Fluchen einen Gang zurückgeschaltet hatte. Bei den Fischern, unter denen sie aufgewachsen war, war Fluchen gang und gäbe. Normalerweise hätte sie jetzt einen Witz über Robs Kraftausdrücke gemacht, aber im Moment war sie zu sauer dafür. Jeden Tag geschahen *Tausende* von Dingen, und Eliza war in den allermeisten Fällen diejenige, die sich kümmerte. Wer hatte schließlich jeden Tag dafür gesorgt, dass alles wie am Schnürchen lief, als Rob noch für Mo Francis gearbeitet hatte, jeden Tag zwischen Boston und Barton hin- und hergependelt und praktisch nie zu Hause gewesen war?

Willkommen im Leben einer Mutter, hätte sie am liebsten gesagt.

»Komm schon, Rob, mach mir nicht Angst. Ich war heute fischen und hatte mein Handy nicht dabei, das ist alles.« Sie wollte ihm erzählen, wie es sich angefühlt hatte, nach so langer Zeit wieder aufs Meer hinauszufahren, und wie hart sie gearbeitet hatte. Sie wollte auch erzählen, wie entsetzlich die Heringe gestunken hatten, dass sie aber trotzdem mit beiden Händen in die Köderbox gegriffen hatte. Ehe sie dazu kam, redete Rob schon wieder weiter, und zwar in einem noch bissigeren Ton als zuvor.

»Du warst fischen? Wie meinst du das? Ich dachte, dein Vater hätte einen Arm in der Schlinge. Ich dachte, er könnte nicht arbeiten! Du hast doch gerade gesagt, dass man ihm die Fäden gezogen hat.«

»Er hat den Arm immer noch in der Schlinge. Ich war nicht mit Dad zum Hummerfischen, sondern mit Russell.«

Langes Schweigen. »Aha.«

»Was soll *das* nun wieder heißen?« Sie sah, wie Russell einem der Fischer zum Abschied auf die Schulter klopfte und auf sie zukam. Der Hafen füllte sich langsam mit weiteren Booten, und am Steg waren bereits viele Ruderboote dicht nebeneinander vertäut. Der Anblick war so schön, dass er Eliza richtig zu Herzen ging. Bis zum Sonnenuntergang waren es noch einige Stunden, aber fast alle hier hatten bereits einen anstrengenden Zwölfstundentag hinter sich. Eliza merkte, dass ihre Rückenmuskeln zu schmerzen anfingen und ihre Beine zitterten. Sogar die Unterarme taten weh. *Besonders* die Unterarme! Sie öffnete die Beifahrertür von Russells Pick-up und lehnte sich an den Autositz, während Russell noch kurz ein paar Worte mit einem Mann im Alter ihres Dads wechselte. Der Pick-up direkt vor ihr hatte einen Aufkleber auf der Stoßstange, auf dem *Scheißt auf die Wale, rettet die Fischer* stand. Wie reizend … Eliza malte sich aus, wie sie Evie, die am liebsten *alle* bedrohten Tiere dieser Welt retten wollte, diesen Satz erklären sollte.

»Mit welchem Handy telefonierst du? Ist das Russells Handy?«

Sie gab keine Antwort.

»Eliza?«

»Ja, es ist Russells Handy.«

»Okay.

»*Okay?*« Hatte er ihr gerade eine Art Erlaubnis gegeben? »Was *okay*?«

»Okay, das erklärt vieles.«

War Rob etwa eifersüchtig auf Russell? Das wäre ungefähr so, als würde sie eifersüchtig auf Kitty Sutherland sein. Wäre Eliza eifersüchtig gewesen, wenn Rob den ganzen Tag mit Kitty Sutherland Hummerfallen aus dem Meer gehievt hätte? Sie hätte bei der Vorstellung beinahe laut aufgelacht: Kitty Sutherland auf einem Fischerboot, mit einem geblümten *Lilly Pulitzer*-Haarband und rosa Fingernägeln, perfekt abgestimmt auf ihren rosa Lippenstift. Kitty Sutherland, wie sie sich die Hände schmutzig machte, und zwar ausnahmsweise mal nicht mit einer teuren Schlammpackung.

Eigentlich kam ihr auch die Vorstellung von Rob als Fischer

ziemlich witzig vor. Bei seiner hellen Haut würde er sich sofort einen schweren Sonnenbrand einfangen.

Quatsch, Eliza wäre nicht eifersüchtig gewesen, wenn Rob mit Kitty Sutherland zum Hummerfischen ginge.

Andererseits hatten Rob und Kitty nicht die gleiche gemeinsame Geschichte wie Eliza und Russell. Sie hatten beispielsweise nicht diese eine *Sache, über die sie nie reden würden*.

Sie ließ den Blick über die schroffe Küste und die Hafenbiegung, die aufs offene Meer hinausführte, schweifen. In der Ferne war vor dem Hintergrund der Sonne ein einsames Fischerboot zu sehen. Ein Bilderbuchanblick.

»Entschuldige, Eliza, aber ich war der Meinung, du wärst wegen deines Dads wieder nach Little Harbor gefahren. Und jetzt tuckerst du mit deinem Exfreund auf einem Fischerboot durch die Gegend? Ich bin einfach ein wenig verwirrt, was genau du dort treibst.«

Sie schloss die Augen und versuchte, sich Robs unzählige gute Eigenschaften in Erinnerung zu rufen.

Sie dachte daran, dass ihr Herz immer noch Purzelbäume schlug, wenn sie sich küssten, dass der Sex mit ihm mehr als nur Sex war, sondern sie in der Welt erdete. Sie dachte daran, wie es sich anfühlte, wenn sie am Ende des Tages ihren Kopf auf seine Brust legte. Sie dachte an seine Hände, in denen er zum ersten Mal die damals knapp über zwei Kilo leichte Zoe gehalten hatte. Sie dachte daran, wie er auf einer Party immer ihren Blick suchte, wenn sie sich gerade irgendwo mit jemand anderem unterhielt. Daran, wie geduldig er Evie den Aufschlag beim Tennis beigebracht hatte. Evies Aufschlag war anfangs ein Trauerspiel gewesen – und jetzt spitze. Wenn Eliza krank war, brachte er ihr Apfelsaft ans Bett, den einzigen Saft, den sie dann trinken wollte, und er brachte ihn ihr immer in einem großen Glas mit Eiswürfeln und einem Strohhalm mit Knick. Anders schmeckte er ihr nämlich nicht.

»Eliza, bist du noch da?«, fragte Rob.

Tief durchatmen. Es gab noch so vieles. Er war im Jachtklub immer so nett zu den Damen in der Fünfundsiebzig-plus-Liga. Er schaffte es, den Charme von Lord Grantham aus *Downton Abbey* mit einer den Umständen angemessenen Dosis Flirten zu verbinden – die Damen erinnerten sich dann an ihre ersten Verehrer und daran, wie sie seinerzeit zu einer Glenn-Miller-Nummer getanzt und Cocktails namens *Singapore Sling* getrunken hatten.

»Du weißt, was ich hier treibe«, sagte sie schließlich.

»Das dachte ich eigentlich auch, aber jetzt bin ich mir nicht mehr so sicher. Wie lange ist es her, dass dir dein Dad erklärt hat, dass er sich nicht in Boston behandeln lassen will? Fünf Tage, oder? Und jetzt gehst du zum Hummerfischen?«

Eliza zupfte an einem losen Faden des Autositzes herum. »Ich bin fischen gegangen, Rob, um zu *helfen*. Mein Dad braucht Hilfe, weil er sich im Moment nicht selbst um seine Hummerfallen kümmern kann und die Fallen schon seit Tagen nicht geleert wurden. Also habe ich geholfen, sie herauszuziehen und Köder nachzulegen.«

»Verstehe.«

»Wirklich? Ich bin nicht ganz überzeugt davon. Du hast nie in Little Harbor gelebt, du verstehst nicht, wie die Dinge hier laufen.«

»Ich bin mit dem Konzept, dass Leute einander helfen, durchaus vertraut, Eliza. Ich lebe nicht unter einer Käseglocke.«

Außer unter einer Käseglocke über einem Haufen Geld, wo du seit Geburt an gelebt hast, dachte Eliza.

»Ich weiß, dass du seit ein paar Tagen in Little Harbor bist, weil dein Dad krank ist«, fuhr Rob fort. »Mir ist völlig klar, dass das *furchtbar* ist, Eliza, und die Mädchen und ich wollen, dass du ihm hilfst. Aber ich frage mich langsam, ob da nicht noch etwas anderes im Spiel ist.«

»Was sollte das sein?«

Russell, der gerade gesehen hatte, dass Eliza immer noch telefonierte, entfernte sich wieder.

»Komm schon, Eliza …«

»*Was?*«

»Dass dieses Leben, das du gerade ausprobierst, dir besser gefällt als dein richtiges Leben.«

»Rob, ich probiere nichts aus!«, protestierte sie.

Er redete weiter, als hätte er sie nicht gehört. »Wenn dieses Leben so schön wäre, Eliza, hättest du damals nicht alles drangesetzt, möglichst rasch von allem wegzukommen.«

»Wie meinst du das? Weg von den Menschen, die sich mit ihrer Hände Arbeit ihr Geld verdienen?«

»Also bitte, Eliza. Natürlich nicht. Ich meine, komm schon, ich arbeite auch mit meinen Händen.«

Sie war von Natur aus flexibel, quasi elastisch wie ein Gummiband, und sie konnte sich weit dehnen, sehr weit, doch jetzt kam es ihr plötzlich so vor, als würde sie trotz aller ihrer Bemühungen nie in Robs Leben passen. Tief in ihr war sie immer noch die ärmliche Fischertochter. Sie war immer noch ein Würfel, der versuchte, sich durch ein rundes Loch zu quetschen.

Jetzt aber riss dieses Gummiband, und sie sagte das Gemeinste, das ihr im Moment einfiel. »Nein, Rob, tust du nicht. Du arbeitest nicht mit deinen Händen.« Sie machte eine Pause – einerseits, um ihren Worten noch mehr Nachdruck zu verleihen, andererseits, um zu sehen, ob sie sich nicht vielleicht doch noch beherrschen konnte. »Du entwirfst Häuser auf dem Papier, die dann andere Leute mit *ihrer* Hände Arbeit bauen.«

Und das war das Letzte, was sie sagen konnte, bevor er auflegte.

21. KAPITEL

Barton, Massachusetts

Rob

Rob schaute sich in der Küche um. Evie hatte vorhin versucht, Eiersalat zu machen. Die Arbeitsplatte war mit Eierschalen übersät, und überall klebten Klümpchen von hart gekochtem Eigelb. In der Küche sah es aus, als hätte ein Horde Teenager eine wilde Party gefeiert und den Ort des Geschehens fluchtartig verlassen, ohne aufzuräumen. Die Unterlagen für die Cabot Lodge, die oben im Arbeitszimmer lagen, befanden sich in einem ähnlich chaotischen Zustand. Rob schloss die Augen und malte sich aus, an Bord der *Family Affair* zu sein, bei leichtem Wind, draußen auf dem verheißungsvollen offenen Meer. Die Jacht war für weite Segeltörns, beispielsweise eine Fahrt in die Karibik, ausgerüstet, aber Rob wäre schon froh gewesen, wenn er wenigstens einen halben Tag zum Segeln gekommen wäre. Wenigstens eine Stunde. Nur ein bisschen im Hafen herumsegeln.

Elizas Worte gingen ihm nicht aus dem Kopf: »Du arbeitest nicht mit deinen Händen. Du entwirfst nur Häuser auf dem Papier, die dann andere Leute mit *ihrer* Hände Arbeit bauen.«

Er wusste, dass dieses Problem im Vergleich zu dem, was Charlie Sargent gerade durchmachte, banal war. Aber trotzdem …

Er stellte sich Eliza in einem geliehenen Fischer-Overall vor, die Haare zu einem Pferdeschwanz zusammengebunden, damit der Wind sie ihr nicht ins Gesicht wehte. Er stellte sich vor, wie sie eine Hummerfalle ausräumte und wieder ins Meer warf. Er stellte sich vor, wie sie beim Losfahren des Boots das Gleichgewicht verlor und sich lachend an ihren Exfreund lehnte, der sie mit seinen starken *Arbeiterhänden* festhielt.

Robs größte Angst, jene Angst, die ihn quälte, seit er Eliza zum ersten Mal gesehen hatte, bewahrheitete sich gerade. Eliza hatte festgestellt, dass sie nach Little Harbor und nicht hierher gehörte. Deshalb wollte sie die Unterlagen bei Phineas Tarbox nicht unterschreiben. Rob würde Eliza verlieren.

Du entwirfst nur Häuser auf dem Papier.

Diese Bemerkung hatte ihn getroffen.

Zoe hatte ihr Handy auf der Arbeitsplatte liegen lassen, als sie nach oben gegangen war, und Rob nahm es zur Hand.

Zoe bekam in zehn Minuten mehr SMS als Rob an einem ganzen Tag. Er scrollte die Nachrichten durch. Die meisten SMS schienen Teile einer langen Korrespondenz zu sein – sie strotzten nur so vor Emojis und waren anscheinend Aufforderungen einer Freundin, das Instagram-Posting einer anderen Freundin zu liken.

Er hörte die Schritte hinter sich nicht. Zoe war leise wie ein Einbrecher. »Ist das mein Handy?«, fragte sie misstrauisch. »Liest du etwa meine Nachrichten?«

Rob guckte sie grimmig an. »Ich darf das, schließlich bezahle ich die Rechnung.« Was war aus dem geduldigen Dad geworden, der er früher immer gewesen war? Der, der beim Tennis aus Evies Schwachpunkt, ihrem Aufschlag, ihre Geheimwaffe gemacht hatte? Wo war der Mann, der Zoe diverse Seemannsknoten beigebracht hatte? Zoe verdrehte die Augen und seufzte genervt. Rob schaute auf das Handy und fragte: »Wer ist Stanley? Ich wusste gar nicht, dass du einen Freund hast, der Stanley heißt.«

»Das ist Sofia«, antwortete Zoe. »Es ist ihr Spitzname. Wir haben alle einen.« Rob merkte, dass sie sich beherrschen musste, ihm das Handy nicht aus der Hand zu reißen.

»Und wie lautet deiner?«

»Bob.«

»Interessant.« Rob fühlte sich plötzlich sehr erschöpft. Er verstand Zoes Welt nicht. Er verstand ja nicht einmal seine eigene! Würde Eliza ihn zurückrufen? Würde sie sich für ihre Bemerkung entschuldigen? Würde er sich bei ihr entschuldigen? Wie sehr hatte er den Bogen überspannt? Und wie sehr *sie*? Er fühlte sich ausgelaugt, innerlich leer. Was mochte es erst für ein Gefühl sein zu wissen, dass man einen Gehirntumor hatte? Dass es nur eine Frage der Zeit war, bis der Tumor so groß war, dass man starb? Was war es für ein Gefühl zu wissen, dass der eigene Vater sterben würde?

»Hast du mit Mom geredet?«, erkundigte sich Zoe.

»Ja.«

Zoe starrte ihn an. »Habt ihr euch gestritten?« Seit sich die Eltern ihrer Freundin Hannah Coogan scheiden lassen hatten, war Zoe extrem sensibel, was mögliche Unstimmigkeiten ihrer Eltern betraf. Rob ging ihre Reaktion sehr zu Herzen, und er hatte das Bedürfnis, sie noch mehr zu beschützen.

Jetzt machte Zoe etwas mit ihrem Gesicht – ein Hochziehen der Augenbraue, ein Verziehen des Mundes, halb mürrisch, halb Lächeln –, das sie wie Eliza aussehen ließ. Rob spürte, wie ihm noch wärmer ums Herz wurde.

»Nein«, sagte er sanft.

»Ach so? Es hat so geklungen.«

»Wenn man nur hört, was einer sagt, bekommt man oft einen falschen Eindruck.«

»Mhm.« Zoe biss an einem Daumennagel herum. »Wann kommt sie zurück?«

»Ich weiß nicht genau.«

»Das, was Grandpa hat, ist richtig schlimm, oder?«

Rob erinnerte sich an Zoes Geburt. Als sie auf die Welt gekommen war, hatte sie so viel gewogen wie eine Paket Zucker. Er hatte damals ständig ihr winziges, faltiges Gesicht betrachtet und versucht, sich vorzustellen, wie sie als Kleinkind, als Teenager und irgendwann als Erwachsene aussehen würde. Unmöglich, hatte er gedacht. *So groß wird sie nie. Sie wird uns immer so brauchen wie jetzt.* Aber Zoe war gewachsen und älter geworden, sie war alt genug für die Wahrheit. Dennoch wollte er sie davor bewahren.

»Dad?«

Er breitete die Arme aus, und Zoe schmiegte sich an ihn. Sie war jetzt groß genug, dass er sein Kinn auf ihren Kopf stützen konnte. »Ja, das, was Grandpa hat, ist richtig schlimm.«

Er seufzte und wollte sich gerade umdrehen, um hinauf ins Arbeitszimmer zu seinen Cabot-Lodge-Unterlagen zurückzugehen, als er ein Rattern hörte. Evie kam strahlend auf ihrem Roller in die Küche gefahren, hielt vor Rob und Zoe an und sah die beiden skeptisch an.

»Du darfst im Haus nicht Roller fahren«, sagte Zoe. »Dad, sie darf damit nicht im Haus rumfahren. Sag's ihr.«

Rob sagte *»Evie«* in einem Ton, der, wie er hoffte, Missbilligung und Autorität ausdrückte.

Evie zuckte mit den Schultern und drehte eine Runde in der Küche. Mitten in der nächsten Runde blieb sie stehen und fragte: »Kann ich Instagram kriegen?«

»Nein«, sagte Rob.

»Niemals«, sagte Zoe.

»Niemals vielleicht nicht«, korrigierte Rob, »aber nicht jetzt.«

»Einen Versuch war's wert«, meinte Evie.

22. KAPITEL

Little Harbor, Maine

Eliza

Als Russell zurück zu seinem Pick-up kam, hatte Eliza sich wieder einigermaßen im Griff, zumindest äußerlich. Innerlich war sie immer noch aufgewühlt. Sie war verärgert, verwirrt und hatte Schuldgefühle. Man musste Russell zugutehalten, dass er nicht fragte, was mit ihr los war oder warum sie im Gesicht – nun ja, man konnte es nicht anders nennen – *krebsrot* war. Er fragte auch nicht, mit wem sie telefoniert hatte, sondern sagte bloß: »Gute Arbeit heute, Eliza. Wir gehen ein Bier trinken, okay?«

Die Frage war zwar nur rhetorisch gemeint, doch Eliza antwortete trotzdem.

»Ich weiß nicht … Ich sollte lieber nach Hause fahren und nach meinem Dad sehen.«

»Val würde ihn nicht allein lassen, wenn er irgendetwas braucht, das weißt du doch. Aber ruf ihn sicherheitshalber trotzdem an.«

Das stimmte. Entweder war Val gerade bei Charlie und kochte für ihn, oder sie war mit ihm ins *Val's* zum Essen gegangen. Val würde Charlie nie sich selbst überlassen.

»Du hast recht«, sagte sie, »Val kümmert sich bestimmt um ihn.«

Eliza rief an. Die Fäden hatten sich, wie sie von Val erfuhr, problemlos entfernen lassen. Es hatte nicht wehgetan. Hatte Charlie vielleicht andere Untersuchungstermine ausgemacht, als er im Krankenhaus war? Sich bei einem Onkologen oder Neurochirurgen angemeldet?

»Nein, mein Liebes.« Val seufzte. »Ich habe natürlich versucht, ihn dazu zu bewegen, aber du weißt ja, wie es ist, Eliza, man kann ein Pferd zur Tränke führen, aber …«

»Ach, Val«, unterbrach Eliza, »wenn du jetzt sagst, dass man ein Pferd zur Tränke führen kann, es aber selbst saufen muss, fange ich zu heulen an.«

»Na gut, Eliza, hör mal, dein Dad ruht sich gerade aus – soll ich ihm das Telefon rüberbringen oder ihn lieber schlafen lassen?«

»Lass ihn schlafen. Danke, Val.«

Eliza beendete das Gespräch, schaute Russell an und sagte schulterzuckend: »Also gut, gehen wir auf ein Bier.«

In Little Harbor gab es genau drei Lokale, in denen man Bier bekam. Eines war das Fischrestaurant *Hummerfalle*, das nur im Sommer geöffnet war und von Touristen und Leuten, die hier ihre Ferienhäuser hatten, frequentiert wurde. *Schickimicki*, sagte ihr Vater über die *Hummerfalle*. Dann gab es noch das *Cup*, in das abends kein Fischer ging, der etwas auf sich hielt, und das *Wheelhouse*, das Stammlokal aller Fischer. Rob und sie gingen ins *Wheelhouse*.

Russell steuerte direkt den Tresen an und kam mit zwei Flaschen Budweiser zurück.

»Champagner ist leider aus«, sagte er, »also habe ich dir das hier mitgebracht.«

»Also bitte«, entgegnete sie brüskiert, »nach dem Fischen trinkt doch niemand Champagner.« Wobei sie in Wahrheit für ein kaltes Glas Champagner gerade hätte töten können. »Lass mich mein Bier zahlen«, fügte sie hinzu und griff nach ihrer Brieftasche, die sie, wie sich herausstellte, gar nicht dabeihatte. Sie hatte sie zusammen mit ihrem Handy heute Morgen im Haus ihres Vaters vergessen. Verlegen tat sie so, als würde sie unter ihrem Sweatshirt nachschauen, das neben ihr auf der Bank in der Nische lag, und murmelte – ebenfalls verlegen – irgendetwas vor sich hin.

»Mach dir keine Gedanken«, meinte Russell. »Ich denke, ein Bier für dich kann ich mir gerade noch leisten.«

Er hatte ihr gegenüber in der Nische Platz genommen. Diese Nischen hatte es schon immer gegeben, schon bevor Eliza als Fünfzehnjährige ihr erstes – illegales – Bier hier getrunken hatte. Es hatte sie auch schon gegeben, als sie zehn gewesen war und ihre Mutter sie ab und zu am Samstagabend hergeschickt hatte, um ihren Dad zum Heimgehen zu bewegen. Vermutlich gab es diese Nischen schon seit einer Ewigkeit.

Russell war so groß, dass seine Knie unter dem Tisch an ihre stießen. Selbst wenn sie diesen Knien hätte ausweichen wollen, hätte sie keine Möglichkeit dazu gehabt, also ließ sie ihre Knie dort, wo sie waren, sanft an seine gedrückt. Das war doch okay, oder? Es waren bloß Knie. Sie bemühte sich, nicht an den einen Winter zu denken, als sie zusammen in der Werkstatt Bojen lackiert hatten. Damit es ihr leichter fiel, nicht daran zu denken, trank sie schnelle und große Schlucke. Sie spürte sofort, wie ihr der Alkohol zu Kopf stieg. Daran war vermutlich die viele Sonne, die sie auf dem Boot abbekommen hatte, schuld – sie hatte ihr Touristenkäppi zu spät aufgesetzt.

»Ich bin dir ohnehin etwas schuldig«, erklärte Russell gerade. »Hundertfünfundneunzig Dollar. Nicht der beste Tag, aber auch nicht der schlechteste.«

Eliza sah ihn an. Er hatte ebenfalls Sonne abbekommen, trotz der Mütze, die er getragen hatte. In Massachusetts wurde man fast wegen Kindesmissbrauchs angeklagt, wenn man zuließ, dass sich das eigene Kind einen Sonnenbrand holte. Man wurde sogar schon schief angeschaut, wenn man selbst eine richtige, tiefe Urlaubsbräune hatte. Hier in Little Harbor war ein Sonnenbrand etwas ganz Normales. Ein Sonnenbrand gehörte einfach dazu, wenn man auf dem Wasser arbeitete. »Du machst Witze, oder?«

»Warum sollte ich?«

»Du wirst mir doch nicht hundertfünfundneunzig Dollar zahlen.«

Russell streckte seine Beine aus – er musste sich dafür mit dem Oberkörper auf die Seite beugen. Eliza vermisste seine Knie, sobald sie ihre nicht mehr berührten. »Doch, natürlich. Du hast gearbeitet, also bekommst du Geld dafür. Gavin Tracey arbeitet auch nicht für lau, und ich habe dich schließlich nicht gebeten, mir umsonst zu helfen.«

Und jetzt machte Eliza einen großen Fehler: Sie lachte. Es hätte nicht arrogant wirken sollen, eher wie ein nettes, gutmütiges Lachen, eine Art »Komm schon, Kumpel, hör auf, mich aufzuziehen«-Lachen. Aber es kam ganz falsch bei Russell an.

Rückblickend stellte sich heraus, dass dies der Moment war, ab dem alles bergab ging. Es war ihr nicht gleich bewusst, aber sie hätte es an Russells Gesichtsausdruck erkennen müssen, der plötzlich ganz distanziert war.

»Behalt es«, meinte sie, bemüht, liebenswürdig zu klingen. »Die Hälfte des Geldes, das wir für den Fang bekommen haben, kriegt ohnehin mein Dad. Außerdem bist du mit deinem Diesel zu seinen Fallen gefahren und hast deinen Köder verwendet. Und ich brauche …« Sie verstummte. Allerdings zu spät.

»Du brauchst es nicht.«

Tja, genau so war's. Natürlich brauchte sie das Geld nicht. Hundertfünfundneunzig Dollar! Es war ihr ja fast ein bisschen peinlich, aber so viel gab sie ohne mit der Wimper zu zucken aus, wenn sie zum Friseur ging, die Putzfrau einmal in der Woche kommen ließ oder sich Schuhe kaufte (für den Betrag bekam sie nur einen Schuh, kein Paar). Judith Barnes, die jeden Monat eine *stattliche* Summe auf Elizas und Robs Konto überwies, besaß zwei *Birkin Bags* und hatte bereits ein Auge auf eine dritte Tasche geworfen. Von der Jacht ganz zu schweigen … Es stimmte, Eliza Barnes brauchte Russells 195 Dollar nicht. Russell konnte sie viel besser gebrauchen. Köderfische waren in diesem Jahr doppelt so teuer geworden, beinahe hundert Dollar pro Fass. Und *fünfzehn Riesen* für die Reparatur des Getriebes!

Sie versuchte es anders. »Ich bin nicht mal ein guter Helfer. Eigentlich bin ich nutzlos. Ich verdiene es gar nicht, dass du mir genauso viel gibst, wie Gavin bekommen hätte.«

Russell guckte sie finster an und trommelte mit den Fingern auf dem Tisch herum.

»Gib meinen Anteil in die Kasse für die Reparatur des Rückwärtsgangs«, fügte sie hinzu.

Er setzte sich gerade hin und stand dann auf. »Trink aus, Eliza, ich hole uns noch zwei Bier.«

»Meins ist leer.« Sie stellte ihre Bierflasche so fest auf den Tisch, dass es sich fast wie eine Herausforderung anhörte.

Das zweite Bier trank sich – falls das überhaupt möglich war – noch leichter als das erste, und Russell ging erneut an den Tresen. Eliza griff wieder nach ihrer nicht existenten Brieftasche, und Russell lehnte erneut ab. Aus zwei Bieren wurden drei, dann vier. Beim Bier Nummer dreieinhalb fragte Eliza: »Na, Russell, triffst du dich derzeit mit jemandem?«

»Ich treffe mich mit vielen Leuten.«

»Irgendjemand im Speziellen?«

»Also bitte, Eliza.«

»Entschuldige! Entschuldige.« Vor ein paar Jahren hatte Russell eine junge Frau geheiratet, die nicht aus Little Harbor stammte – Beatrice Prince. Das war der Name von Russells Boot gewesen, bevor er es *Legacy* getauft hatte. Eliza hatte Beatrice Prince nie persönlich kennengelernt – weder die Frau noch das Boot. (Sie hatte alle ihre Informationen von Val.) Die beiden waren drei Jahre verheiratet gewesen, und dann hatte Beatrice Prince festgestellt, dass sie für das Leben unter Fischern nicht geschaffen war. Sie war nach Bangor oder Augusta (oder wo auch immer sie hergekommen war) abgehauen und hatte ziemlich viel von Russells Geld mitgenommen – jenes Geld, das er für ein neues Boot auf die Seite gelegt hatte. Russell war damals aus Little Harbor weggezogen, hatte das Leben als Nicht-Fischer ausprobiert und bald gemerkt, dass er wiederum dafür nicht geschaffen war. Er war wieder zurückgekehrt, hatte bei null angefangen, einen Kredit aufgenommen und sich die *Legacy* gekauft. Eliza wusste, dass Geld ein Problem war, und zwar immer. »Entschuldige!«, wiederholte sie. »Ich wollte nicht indiskret sein.«

»Schon gut, aber ich will nicht darüber reden.«

Gott sei Dank, dass er sie los ist, hatte Val damals zum Thema Beatrice Prince gesagt.

Russell musste auf die Toilette und wollte ein paar Worte mit den Männern am Tresen wechseln, daher ließ er Eliza einen Moment allein am Tisch zurück. Elton Cobb, der Geschäftsführer der Fischergenossenschaft, war da, außerdem Ryan Libby, Jack Cates sowie Michelle Davis, eine der zwei Frauen in Little Harbor, die ein eigenes Boot besaßen. Die meisten Leute in der Bar waren von dem Menschenschlag, den Eliza seit ihrer Kindheit kannte: hart arbeitend, trinkfest, verlässlich und unabhängig.

Eliza guckte in ihre Bierflasche: fast leer. Heilige Hummerfalle, vier Bier auf fast leerem Magen. Das Truthahnsandwich war schon geraume Zeit her. Eliza war schon früh trinkfest gewesen, mittlerweile aber aus der Übung.

Mehr als zwei Drinks hatte Eliza zum letzten Mal im Dezember auf der Weihnachtsfeier bei den Colemans gehabt. Es war der harmlos klingende *Angel's Delight* gewesen, der Eliza und vielen anderen zum Verhängnis geworden war. Rob war mindestens sechsunddreißig Stunden nach der Feier verkatert gewesen. Wenn er viel trank, wurde er immer merkwürdig still und reumütig, fast wie ein zerknirschter Schuljunge, aber noch stärker traten diese Eigenschaften am Tag danach zutage. Wenn Eliza einen Kater hatte, war sie leicht reizbar, hatte Appetit auf Pommes frites und reagierte unverhältnismäßig ungehalten auf Unordnung. In verkatertem Zustand kamen nicht gerade ihre besten Seiten zum Vorschein.

Im Moment allerdings genoss sie die Wirkung des Biers. Es dämpfte die Erinnerung an den Streit mit Rob und die furchtbare Angst um ihren Vater. Außerdem half es ihr – nach einem langen Tag zusammen mit Russell auf engstem Raum –, nicht allzu sehr an *die Sache, über die sie nie reden würden*, zu denken.

Es ist nur ein Strohfeuer.

Sie schaute sich in der Bar um – langsam wurde es voll hier. Alle Fischer waren von der Arbeit zurück, und die Stimmung war ausgelassen. In einer Ecke stand eine Jukebox – eine *Jukebox*, in der heutigen Zeit! Wie albern. Und wie wunderbar. Eliza hatte das Gefühl, mitten in einen Springsteen-Song geraten zu sein: Arbeiter, ihre Freundinnen, ihre Probleme und Triumphe.

Es lag in der Natur eines Strohfeuers, irgendwann zu erlöschen. Aber konnte so ein Feuer neu entflammen?

In dem Jahr vor dem Tod ihrer Mutter – Eliza musste damals ungefähr elf gewesen sein – hatte ihr Dad sie zum ersten Mal auf der Ladefläche seines Pick-ups zur alljährlichen Eröffnung der Fischsaison mitgenommen. Auf der Ladefläche waren bis zu sechs Hummerfallen gestapelt gewesen, die man festhalten musste, wenn der Wagen über eine unebene Stelle fuhr. Im Hafen mussten dann alle Hummerfallen vom Pick-up gehoben und für die erste Ausfahrt der Saison an Bord der Fischerboote gebracht werden.

Im Jahr nach Joanies Tod hatte Eliza zu Charlie gesagt: »Ich mag nicht mitfahren. Ich mag nicht zur Saisoneröffnung. Kann ich zu Hause bleiben? Ich möchte zu Hause bleiben und lesen.«

»Kommt nicht infrage«, hatte Charlie gesagt.

»Warum nicht?«

»Eine Tochter, die mir nicht hilft? Wie würde das denn aussehen, Eliza? Außerdem hat eigentlich niemand Lust dazu, aber es muss nun mal sein.«

Doch am Ende jenes Tages, als die untergehende Sonne am Horizont das Meer golden glitzern ließ und die letzten kleinen Boote die Hummerfallen zu den Fischerbooten gebracht hatten, wusste Eliza mit einem Mal wieder, warum sie Little Harbor so liebte.

Jetzt merkte sie, wie sich in ihrem Kopf ein Türchen auftat, und aus diesem Türchen kam auf Zehenspitzen ein Gedanke, der jedoch nicht richtig fassbar war. Er entglitt ihr wie ein glitschiger Hering. Wenn Russell wieder zurück war, würde sie versuchen, den Gedanken zu formulieren. In diesem Moment ging die Tür des *Wheelhouse* auf, und Mary aus dem Café kam herein.

»Mary!« Eliza winkte ihr begeistert zu – zugegeben, begeisterter, als sie es ohne die vier Bier getan hätte.

Mary schaute sich kurz in der Bar um und kam dann auf Eliza zu. Sie wirkte zaghaft, und auch ihr Gang war irgendwie verhalten, so, als könnte sie es sich nicht leisten, eine Bewegung zu verschwenden.

»Setz dich doch! Nimm Platz!« Eliza deutete auf Russells leeren Platz. »Du bist doch bestimmt nicht wegen des Biers hier, oder?«

Mary schüttelte den Kopf und setzte sich.

»Dafür bist du ohnehin zu jung, stimmt's?«

Mary sah sie verdutzt an. »Ich bin siebzehn. Am 3. August werde ich achtzehn. Aber ich mag sowieso kein Bier. Na ja, manchmal schon. Aber jetzt nicht.«

»Im August? Eine schöne Zeit für einen Geburtstag. Ich habe im Januar, da ist es immer trüb und kalt.«

Mary nickte.

»Möchtest du eine Cola oder so?«

»Nein, danke«, antwortete Mary. »Ich bin nur … ich bin auf der Suche nach Josh.«

»Deinem Freund.«

»Genau.«

Eliza senkte die Stimme. »Wie alt ist Josh eigentlich?«, erkundigte sie sich, vom Bier mutig geworden. »Wenn diese Frage gestattet ist.« Sie hatte diese Formulierung zum ersten Mal auf dem College gehört, wo die Leute nicht einfach *Wenn ich fragen darf* sagten.

»Er ist vierundzwanzig.«

Eliza überlegte – sollte sie so tun, als wäre ihr Joshs Alter egal, oder sollte sie für Mary in die Rolle der Mutter schlüpfen und sagen: *Ich verbiete dir, ihn zu sehen. Such dir umgehend einen gleichaltrigen Freund.*

Mary lächelte Eliza unsicher an, und Eliza sagte aus dem spontanen Bedürfnis heraus, nett zu sein: »Hey, weißt du was? Mein Vater war älter als meine Mutter, und es war die größte Liebe, die ich je gesehen habe.« Sie sprach die Worte aus, obwohl sie immer noch das Bild vor Augen hatte, wie Josh vorhin im Hafen um die Runde Männer herumgeschlichen war wie ein Fuchs um den Hühnerstall. Marys Lächeln wurde ein wenig breiter, doch ihre Augen blieben ernst. »Ich habe ihn nicht gesehen«, fuhr Eliza fort. »Aber am Tresen ist viel los, also wer weiß. Gut möglich, dass er hier ist.«

Mary nickte wieder und machte keine Anstalten aufzustehen. Sie sah müde aus, und sie hatte dunkle Ringe unter den Augen. Eliza fiel plötzlich der Anruf am 4. Juli ein. »Übrigens, hast du versucht, mich anzurufen? Am Unabhängigkeitstag, als ich zu Hause in Barton war?«

Sofort traten Mary Tränen in die Augen – ganz schnell, als wäre irgendwo in ihr ein winziger Wasserhahn, den jemand gerade aufgedreht hatte –, und Eliza sagte: »Oh, bitte entschuldige!«

»Nein, schon gut, es ist nur, dass …« Mary wischte sich mit dem Handrücken über die Augen, legte ihre gefalteten Hände auf den Tisch wie zum Gebet und holte tief Luft. Der Lärm des Lokals geriet in den Hintergrund, und Eliza sah Mary abwartend an. Mary beugte sich zu ihr vor. »Ja, ich habe versucht, dich anzurufen, ich wollte einfach … Ich wollte einfach mit jemandem reden.«

Eliza beugte sich ebenfalls vor. »Wirklich? Ist alles in Ordnung?«

»Eigentlich nicht«, flüsterte Mary. »Im Gegenteil. Ich bin nur … tja, ich bin sozusagen … nein, nicht sozusagen … ich bin *schwanger.*« Sie würgte die letzten Worte hervor, als wären sie ein Stück verdorbenes Fleisch.

»Ach, Liebes.« Eliza wollte gerade aufstehen und sich neben Mary setzen, als plötzlich ein Schatten auf den Tisch fiel. Mary zuckte erschrocken zusammen und schaute auf: Josh.

»Ich dachte, wir wollten uns am Tresen treffen«, meinte er zu Mary.

»Das hatte ich auch vor. Ich wollte nur kurz Eliza begrüßen.«

Eliza hätte am liebsten *Entschuldige mal, junger Mann, begrüßt man so seine schwangere Freundin?* gesagt, doch sie beherrschte sich. »Hallo, ich bin Eliza.« Sie reichte ihm die Hand.

Sein Händedruck war weich, was immer ein schlechtes Zeichen war. Es deutete darauf hin, dass er nicht gut erzogen war. Eliza hatte immer viel Wert darauf gelegt, dass ihre Töchter anderen Leuten fest die Hand schüttelten – so hatte sie es selbst von ihrem Vater gelernt. »Josh«, sagte er.

»Freut mich«, entgegnete Eliza automatisch, obwohl es nicht der Wahrheit entsprach.

»Ebenso.«

Tatsächlich? dachte Eliza. »Hattest du heute einen guten Fang? Russell und ich hatten einen, für Anfang Juli. Jetzt geht es langsam los, nicht wahr?«

»Mhm«, erwiderte Josh. »Stimmt, schätze ich.«

»Wir hatten ein paar Hummer dabei, die sich gerade gehäutet haben.«

»Aha.«

»Bald ist es August … die Zeit verfliegt.«

Josh zuckte mit den Schultern, sah Mary an und sagte: »Komm, gehen wir.«

Mary schaute Eliza vielsagend an, als würde sie innerlich sowohl wegen Josh als auch wegen sich selbst die Augen verdrehen, und stand auf.

»Mary …« Ehe Eliza weiterreden konnte, war Mary in der Menge verschwunden.

In diesem Moment wusste Eliza, was ihr vorhin flüchtig durch den Kopf gegangen war und sich nicht hatte fassen lassen. Es hatte mit junger Liebe zu tun, mit der Jukebox, der Stimmung und den vielen Erinnerungen, die jetzt hochkamen und sich nicht mehr verdrängen ließen.

Es ging darum, dass man sein ganzes Leben auf der Suche nach dem Gefühl war, das man gehabt hatte, als man zum allerersten Mal verliebt war. Eliza versuchte, nicht an jene Nacht vor vielen Jahren zu denken, auf Turtle Island, zu zweit in einem Schlafsack, Arme, Beine, Lippen, Nacken … und diese *Hitze*, die sie beide verströmt hatten. Oh Mann, diese Hitze, diese Leidenschaft. Ein Strohfeuer …

Als Russell an den Tisch zurückkehrte, war sie so in Gedanken versunken, dass sie ihn erst bemerkte, als er wieder ihr gegenüber Platz genommen hatte. Sie überlegte gerade, ob sie ihm erklären sollte, worüber sie nachgedacht hatte, doch dann fiel ihr sein angespannter Gesichtsausdruck auf.

»Tut mir leid, dass ich so lange weg war«, sagte er. »Ich habe mich nur gerade mit ein paar Leuten über etwas unterhalten.«

Eliza, die empfänglich für Tratsch und Klatsch aller Art war, setzte sich aufrecht hin. »Worüber denn? Etwas Spannendes?«

»Über Josh, den Typen, der eben mit dir geredet hat. Kennst du ihn?«

»Nein, ich habe ihn heute erst kennengelernt.«

»Die anderen glauben, dass er krumme Dinger dreht. Es heißt, er stiehlt anderen Fischern Hummer aus den Fallen.«

»*Wirklich*?« Sowohl in Little Harbor als auch in allen anderen Fischerdörfern war das das schwerste Vergehen, das es gab. Ohne Erlaubnis rührte man die Hummerfallen von anderen Fischern nicht an, Punkt. Und wenn jemand es tat und erwischt wurde, konnte er etwas erleben. Die Selbstjustiz der Fischer war gnadenlos.

»Dieser miese Scheißkerl«, rief Eliza. Normalerweise drückte sie sich nicht so aus, doch Russell hatte für sie beide wieder Bier mitgebracht, und sie fühlte sich aufgekratzt, selbstbewusst und *wie eine Einheimische*.

»Sie haben gesagt, dass wir Charlies Fallen im Auge behalten sollten. Josh weiß nämlich, dass er sich derzeit nicht um sie kümmern kann.«

»Wow.«

»Aber verrat Charlie lieber nichts davon. Ich möchte nicht, dass er sich Sorgen macht. Ich werde mich um seine Fallen kümmern.«

»Gut. Ich kann dir dabei helfen, jederzeit. Und danke, Russell.«

Er zuckte mit den Schultern. »Ist doch selbstverständlich.«

Sie wechselte das Thema. »Es ist ein komisches Gefühl, wieder hier zu sein. Mir kommt es vor, als wäre ich nie weg gewesen.«

»Aber du warst weg.« In Russells Ton schwang jetzt etwas mit, das sich fast … vorwurfsvoll anhörte. Genau genommen nicht nur *fast*. Außerdem wirkte er leicht verletzt.

»Stimmt.« Sie bemühte sich, möglichst ungezwungen, ja sogar fröhlich zu klingen.

Eine Zeit lang herrschte Schweigen, und Eliza starrte die Tischplatte an. Am anderen Ende des Lokals brüllte irgendjemand, und jemand anderer schrie: »*Motherfucker!*« Wenn man so etwas im Jachtklub in Barton sagte, flog man raus.

Die Tischplatte war rau und von Millionen von Bierflaschen zerkratzt. Früher, als man an öffentlichen Orten in Maine noch rauchen durfte und immer schwere Rauchschwaden über dem Tresen gehangen hatten, hatte hier auf dem Tisch gleich neben dem Serviettenhalter ein Aschenbecher gestanden. Eliza musste seit Längerem auf die Toilette, wegen des vielen Biers, aber sie wollte nicht aufstehen. Sie saß einfach nur da, bis Russell schließlich fragte: »Denkst du manchmal daran?«

»Woran?«

»Das weißt du genau.«

Oh. Oh Gott. Sie würden also darüber reden. Sie würden über *die Sache, über die sie nie reden würden*, reden.

»Nein.«

»Du denkst nie daran?«

»Wir waren achtzehn, Russell. Es ist ewig her. Wir waren praktisch noch Kinder.«

Russell nahm unter dem Tisch ihre Hand und hielt sie fest. Es fühlte sich so vertraut an, dass Eliza schwindlig wurde. Plötzlich war es viel zu laut im Lokal, und alles um sie herum drehte sich. Sie hatte das Gefühl, als würden in diesem Moment alle Teile der beiden gegensätzlichen Welten, die ihr Leben ausmachten, miteinander verschmelzen. Außerdem war es furchtbar stickig hier. Wo war die ganze Luft bloß hin verschwunden?

»Ich muss kurz raus«, stieß sie mühsam hervor. »Entschuldige, ich …« Sie stand auf und schob sich durch die Menge Richtung Tür. Erst hörte sie hinter sich Schritte und dann Russells Stimme.

»Liza? Eliza, alles okay?«

Sie ging tief und schwer atmend zu Russells Pick-up. »Ja«, antwortete sie, »tut mir leid, ich habe nur plötzlich keine Luft mehr bekommen.« Sie lehnte sich an den Pick-up und schaute zum Himmel hinauf. Während sie im *Wheelhouse* gewesen waren, war es Nacht geworden, und direkt über ihnen hing der Mond als schmale Sichel. Russell stand neben ihr, so nah, dass sie seine Hüfte an ihrer Taille spürte. Ihre Gedanken überschlugen sich. *Man war sein ganzes Leben auf der Suche nach dem Gefühl, das man gehabt hatte, als man zum allerersten Mal verliebt war.* Der Streit mit Rob … ihr Vater … das Heimweh nach Barton, wo ihre Familie war … Und merkwürdigerweise hatte sie auch Heimweh nach dem Ort, wo sie sich gerade befand. Wie war das möglich? Wie konnte man Heimweh nach einem Städtchen haben, das man vor einer Ewigkeit verlassen hatte, wenn man doch jetzt wieder hier war?

Sie wandte sich zu Russell, um ihn danach zu fragen, und merkte, dass er sie auf eine ganz bestimmte, ihr sehr vertraute Art und Weise ansah. Im nächsten Augenblick neigte er sich zu ihr herüber, und sie war sich nicht sicher, ob …

Doch wie sich herausstellte, hatte ihr Magen, dieses unberechenbare, launische Organ, eigene Pläne für den Abend.

»Ich muss mich übergeben«, sagte sie. »Oh Gott …«

Eliza hatte noch die Geistesgegenwart, sich vom Pick-up abzuwenden und sich über das hohe Gras am Rand des Parkplatzes zu beugen. Dann erbrach sie viereinhalb Bier, ein Truthahnsandwich, zwei Kaffee und ein ganzes Leben voller Verwirrungen und Schmerz.

Als sie fertig, die Demütigung überstanden und ihr Magen leer war, hob Russell – Gott segne sein großes, gütiges Herz – sie auf den Beifahrersitz und brachte sie zurück zum Haus ihres Vaters. Während der ganzen Heimfahrt hüllte er sich in – schwer zu deutendes – Schweigen.

23. KAPITEL

Barton, Massachusetts

Rob

»Geh!«, sagte Judith. »Geh ruhig, Robbie.« Sie hatte es sich mit Zoe und Evie auf der Couch gemütlich gemacht. »Die Mädchen und ich kommen schon zurecht. Wir trinken ein paar Cocktails und sehen uns den *Dance Moms*-Marathon an.«

Rob sagte: »Cocktails?«

»Mom lässt Evie nicht *Dance Moms* gucken«, erklärte Zoe. »Sie sagt, es ist zu krass für eine Neunjährige.«

»Zoe, ich bin *zehn*.«

»Tja, wenn die Katze aus dem Haus ist …«, meinte Judith.

»Cocktails?«, wiederholte Rob und massierte sich die Schläfen.

»*Virgin Coladas*, ohne Alkohol«, erklärte Evie. »Nur der von Judith ist mit.«

»Daran zweifle ich nicht«, sagte Rob.

Der Streit mit Eliza gestern Abend am Telefon war ihm ziemlich an die Nieren gegangen. Den ganzen Tag war ihm bewusst gewesen, dass er sich entschuldigen sollte, und den ganzen Tag hatte er es nicht über sich gebracht anzurufen. Er war wütend auf Eliza, und gleichzeitig tat sie ihm leid. Je länger er wartete, desto schwerer wurde es, zum Handy zu greifen. Und das, obwohl er wusste, dass es eine Missachtung von Charlies Krankheit war, sich über einen dummen Streit und eine in der Hitze des Gefechts ausgesprochene Beleidigung zu ärgern.

Davon abgesehen war es heute mit seinem Cabot-Lodge-Projekt relativ gut vorangegangen. Jedes Mal, wenn etwas bei der Cabot Lodge nicht klappte, machte er sich Sorgen wegen der Sache mit dem Geld. Jener Sache, die er nicht mehr rückgängig machen konnte.

Bis jetzt hatte Judith ihm und Eliza monatlich immer eine stattliche Summe überwiesen, über die sie aus Aktienrenditen verfügte. Die Aktien selbst würde Rob einmal erben, aber allein die Renditen machten einen beachtlichen Betrag aus – genug, um damit einen großen Anteil ihres nicht gerade bescheidenen Lebensstils zu bestreiten. Doch jetzt war Rob vierzig. Er hatte sein eigenes Unternehmen, und dieses Unternehmen lief gut. Die Hypothek auf das Haus war dank einer großzügigen Anzahlung (die zugegebenermaßen ebenfalls Judith geleistet hatte) gering. Robs Auftragssituation war so verheißungsvoll wie die Lichter auf einem Weihnachtsbaum. Das Cabot-Lodge-Projekt war eigentlich ein Segen, und Mrs. Cabot, die ganz begeistert von den *genialen* Plänen des potenziellen neuen *Shootingstars* am Architektenhimmel war, hatte viele Freunde, die sich in der gleichen Gegend einen Zweit- oder Drittwohnsitz bauen lassen wollten. Mrs. Cabot würde ihn zweifellos so vielen Leuten empfehlen, wie er wollte. Dazu kam, dass Rob wusste, wie sehr es Eliza immer gegen den Strich gegangen war, finanziell dermaßen stark von Judith abhängig zu sein. Er wollte ihr beweisen, dass sie Judiths Geld nicht brauchten. Er wollte, dass sie stolz auf ihn war. Er wollte sich von Judith abnabeln.

»Wir möchten unabhängig sein«, hatte er zu Judith gesagt. »Wir möchten mehr von meinem Einkommen leben.«

Sie waren zu diesem Zeitpunkt in der Avery Bar im *Ritz-Carlton* gewesen. Judith hatte Karten für »Pippin« in der Bostoner Oper gehabt.

Judith hatte ihr leeres Glas auf den Tisch gestellt und beim Kellner mit einem Handzeichen einen weiteren geordert. »Habe ich dich richtig verstanden?«, fragte sie. »Du willst kein Geld mehr von mir?«

»Richtig, ich möchte meine Familie von dem Geld ernähren, das ich selbst verdiene.«

»*Verdiene*!« Judith wischte sich mit der Cocktailserviette den Mund ab. Für Judith war Geld, das man sich mit richtiger Arbeit verdiente, wie die Maraschino-Kirsche in einem Cocktail: eine nette Verzierung, die auch gut schmeckte, aber nicht die Hauptsache. »Was hält Eliza von dieser Idee?«

»Sie steht hinter meiner Entscheidung, hundertprozentig«, entgegnete Rob. »Sie wollte heute eigentlich mitkommen, um mit dir zu reden«, fügte er hinzu, »aber sie musste Evie zu einer Geburtstagsparty bringen.«

Genau genommen hatte er es Eliza gar nicht erzählt, aber er war sich sicher, dass sie hundertprozentig hinter ihm stehen würde. Er wollte es ihr erst dann erzählen, wenn es offiziell war. Wenn er die Cabot Lodge – im wahrsten Sinn des Wortes – unter *Dach und Fach* gebracht und einen weiteren Auftrag in der Tasche hatte. Er wollte sie überraschen.

»Ich finde diese Idee lächerlich, Robbie. Geld kommt zu Geld, weißt du. Mit dem, was dein Vater mir gegeben hat, als er beschlossen hat, mit Malai nach Thailand zu gehen …«

Geben war für das, was Robs Vater damals mit seinem Geld gemacht hatte, nicht unbedingt das richtige Wort, aber dieses Thema wollte Rob jetzt lieber nicht ansprechen. Judith hatte einen erbitterten Kampf um jenen Betrag geführt, der ihr ihrer Meinung nach aus dem Vermögen von Robert Barnes I zustand. (»Für seelische Grausamkeit und böswilliges Verlassen«, hatte sie bei ihren ständigen Telefonaten mit den Anwälten immer gezischt.)

»Dir kommt es vielleicht lächerlich vor«, meinte Rob, »aber mir nicht. *Uns* nicht. Eliza und ich finden es vernünftig.«

»Aber komm dann nicht zu mir, wenn du es dir irgendwann wieder anders überlegst«, sagte Judith. »Denn wenn du dich einmal dafür entschieden hast, bleibt es dabei.«

Judith war hartnäckig und unerbittlich. Als Robs Vater sich in Malai verliebt hatte, hatte Judith erklärt, dass sie nie mehr mit ihm reden wolle. Und sie hatte tatsächlich seit mehr als drei Jahrzehnten kein einziges Wort mehr mit ihm gewechselt. Rob hatte nichts mehr von seinem Vater gehört, seit er drei gewesen war; er könnte in irgendeinem Vorort von Bangkok ein Dutzend thailändische Halbgeschwister haben, ohne dass er von deren Existenz wusste.

Die meisten Leute sagten, es sei vielleicht besser so. Manchmal allerdings, wenn der Golfklub das alljährliche Vater-Sohn-Turnier organisierte, überkam Rob eine tiefe Traurigkeit, die ihn fast in die Knie zwang.

»Ich überlege es mir nicht anders«, erklärte er mit fester Stimme.

»Gut. Ich werde nämlich das Geld, das bisher du bekommen hast, in eine Investition stecken, über die mein Anlageberater und ich schon eine ganze Weile geredet haben.«

»Es ist also …«

»Das Geld ist dann gebunden«, unterbrach sie ihn. »Stell es dir als eine Art Langzeit-Kapitalanlage vor, aus der ich das Geld nicht ohne großen zeitlichen und finanziellen Aufwand wieder herausbekomme. Einen Aufwand, den ich nicht bereit bin, auf mich zu nehmen. Schließlich bist du dir ja sicher, dass du das Geld nicht willst, nicht wahr?«

»Verstehe«, hatte er abschließend gesagt. »Ich bin mir sicher.«

Jetzt, da seine nüchternen Töchter und seine angeheiterte Mutter gemütlich auf der Couch saßen, spürte er das dringende Bedürfnis, eine Weile allein zu sein. Er wollte irgendwo sitzen und in Ruhe nachdenken – ohne Töchter, ohne Mutter, ohne Mrs. Cabot, ohne *irgendein* weibliches Wesen.

Du verdienst dir dein Geld nicht mit deiner Hände Arbeit. Das war gemein gewesen.

Aber Eliza war nie gemein. Sicher, sie konnte mürrisch sein, besonders dann, wenn sie nicht genug geschlafen, zu viel Gebratenes gegessen oder einen Kater hatte, aber sie war nie *gemein.*

Und da sie nie gemein war, war sie vielleicht einfach ehrlich gewesen. Vielleicht hatte sie ja sogar *recht.*

Er hatte eigentlich vorgehabt, ins *Don Pepe's* zu gehen, aber als er die Hand auf die Türklinke des Lokals legte, sah er durch die Scheibe ein paar ihm vage bekannte Frauen am Tresen stehen. Beim Anblick der Ansammlung so viel blonder Haare mit Strähnchen verging ihm die Lust auf Tequila und Steak Fajita.

Das Gleiche passierte ihm im *Boardwalk* (in Barton gab es keinen Boardwalk, also keine Uferpromenade, aber der Besitzer des Lokals ließ sich davon nicht beirren) und im *Mainsail*: überall schnatternde Frauen, die sich füreinander schicker gemacht hatten als jemals für ihre Ehemänner. Dienstagabend war in Barton Ladies Night, eine inoffizielle Tradition, die Rob ganz vergessen hatte. Es war eine Welt ohne Ehemänner, eine Welt ohne Männer. So viel dazu, sich von Frauen eine Auszeit zu nehmen: Sie waren überall.

Rob entschied sich schließlich für die *Hafenratte,* die einzige richtige düstere Kneipe weit und breit. In der Nähe gab es keinen Hafen und hoffentlich auch keine Ratten, aber ganz genau konnte man das nie wissen. Draußen unter dem Vordach standen ein paar Leute Mitte zwanzig und rauchten. Rob versuchte gerade, durch den Zigarettenrauch einen Blick in das schummrige Lokal zu werfen, als er in einiger Entfernung ein bekanntes Gesicht entdeckte: Deirdre Palmer in einem extrem knappen Top mit Spaghettiträgern, das ihre braun gebrannten, sportlichen Schultern und Oberarme schön zur Geltung brachte.

Sie kam näher. Schließlich erkannte sie Rob und blieb unmittelbar vor ihm stehen. »Na, na«, sagte sie. »Was machst *du* denn hier? Heute ist doch Ladies Night.« Sie roch stark nach

Parfum und noch etwas … Limetten? Vielleicht von ein paar Margaritas im *Don Pepe's*.

»Nichts«, antwortete Rob. »Ich meine, ich wollte nur irgendwo etwas trinken gehen. Dass Ladies Night ist, wusste ich gar nicht.«

»Gehst du da rein?« Deirdre deutete auf die Kneipe. »Ich komme mit.« Sie hakte sich bei ihm ein, ging mit ihm hinein und steuerte zwei nebeneinanderstehende freie Barstühle an. In der *Hafenratte* war nicht *Ladies Night*. Deirdre war hier eine von zwei Frauen. Die andere war eine Bikerin Mitte fünfzig mit tätowierten Handgelenken und einer Navy-Bandana. Deirdres Erscheinen sorgte also für einiges Aufsehen. Sie nahm es gelassen hin. »Jetzt lebe ich schon seit vierzehn Jahren in dieser Stadt«, sagte sie zu Rob, »und war noch nie hier.«

»Ich auch nicht«, erwiderte er. Der Barkeeper beugte sich zu ihnen vor, den Blick auf Deirdres Schultern geheftet. »Zwei Budweiser. Flaschen«, sagte Rob.

»Budweiser aus der Flasche«, meinte Deirdre anerkennend. »Sieh einer an, du klingst ja wie ein richtiger Hipster.«

»Ich schätze, das stimmt.«

Der Barkeeper knallte die Bierflaschen wie eine Aufforderung zum Duell auf den Tresen. Deirdre nahm die Herausforderung an und trank ein Drittel ihres Biers in einem Zug aus. »Du, was ich dir schon lange sagen wollte … Ich *liebe* deine Mutter.«

Rob nahm einen kräftigen Schluck. Er würde sich von einer Frau nicht unter den Tisch trinken lassen. Das Bier schmeckte fantastisch, genauso wie damals auf dem College der erste Schluck frisch vom Fass. Rob fühlte sich plötzlich zurückversetzt in diese Zeit, als jede Nacht jung gewesen und alles möglich war. Alles. »Tatsächlich?«, fragte er. »Wie das?«

»Meine Güte, man muss sie einfach lieben. Sie ist hinreißend, einfach hinreißend. Wir haben uns am 4. Juli lange unterhalten, und sie hat sich angeboten, mir bei der Benefizgala zu helfen.«

Rob stutzte. »Interessant.« Über seine Mutter war weiß Gott schon viel gesagt worden, aber als *hinreißend* hatte sie kaum jemand bezeichnet.

»Die vielen Details, die sie mir bei diesem Gespräch verraten hat ... Mannomann, ich hatte in Wahrheit ja keine Ahnung, wie man so eine Gala organisiert. Ich habe noch viel zu lernen.« Deirdre machte eine Pause und zog ihr Shirt zurecht. »Sie vergöttert Eliza, stimmt's?«

Rob stutzte schon wieder. »Hat sie das gesagt?«

Deirdre kratzte sich an einer braun gebrannten Schulter. »Das musste sie gar nicht. Man merkt es daran, wie sie über Eliza redet. Sie findet es bewundernswert, wie Eliza es geschafft hat, so weit zu kommen. Dort, wo sie herkommt, hatte sie ja nichts.«

Rob erstarrte. »Eliza hatte nicht *nichts*.« Er dachte an Charlies winziges Haus mit den zwei Schlafzimmern und der Kochecke und an das Städtchen, in dem es nur eine einzige Hauptstraße gab. Eliza war mit ihm nicht nur ein Mal an ihrer alten Highschool vorbeigefahren, einem niedrigen, schlichten, bräunlichen Gebäude, zu dem ein einziger Sportplatz sowie ein Maschendrahtzaun, der den Schulkomplex zur Route One abgrenzte, gehörten. »Sie hatte nicht *nichts*«, wiederholte er. »Das, was sie hatte, war nur anders.«

»Oh, bitte versteh mich nicht falsch. Du weißt, wie ich es meine. Deine Mutter bewundert, wie intelligent Eliza ist und was sie sich alles zutraut. Sie hält Eliza für eine tolle Mutter.«

»Sie *ist* eine tolle Mutter.«

»Ich weiß«, beeilte sich Deirdre zu bekräftigen. »Das habe ich ihr auch gesagt.«

»Sie hat *zwei* Jahre Medizin studiert.«

»Ich weiß.«

»Und als Zoe dann zu früh auf die Welt gekommen ist, dachte Eliza, der Stress sei schuld daran gewesen, und hat beschlossen, eine Pause einzulegen.«

»Rob, das weiß ich.«

Warum kam es ihm so vor, als würden sie streiten, wenn sie doch einer Meinung waren?

»Man sagt eigentlich ›eine Auszeit nehmen‹ dazu, weißt du – also, wenn man sein Medizinstudium unterbricht. Eliza nennt das den größten Euphemismus aller Zeiten.«

»Schon verstanden.«

»Sie hätte weiterstudieren können. Sie hätte weiterstudieren *sollen*! Eliza wäre eine wunderbare Ärztin geworden. Es macht sie fast wahnsinnig, dass ihr Vater durch ihre Beziehungen die Chance hätte, an einer klinischen Studie teilzunehmen, aber nichts davon wissen will.«

»Ich weiß«, sagte Deirdre. »Das hat sie mir erzählt.«

»Ich meine, was soll man in so einem Fall tun? Wie soll man einem Menschen helfen, der sich nicht helfen lassen will?«

Deirdre hustete. »Schrecklich.«

»Ich wünschte, ich könnte irgendetwas tun …«

Deirdre schwieg respektvoll.

Rob fiel gerade ein, wie Eliza zum ersten Mal eine Schusswunde gesehen hatte. Die Kugel hatte den Hodensack des armen Kerls gestreift, und einer von Elizas Kommilitonen war ohnmächtig geworden und hatte selbst medizinisch versorgt werden müssen. Nicht so Eliza! Sie hatte sich zusammengerissen, tapfer Druck auf die Wunde ausgeübt und war danach stolz und freudestrahlend nach Hause gekommen. Sie war unglaublich.

Außer gestern. Ihre Bemerkung darüber, dass er nur Häuser auf dem Papier zeichnete und es den anderen überließ, sie tatsächlich zu bauen, hatte ihn wirklich sehr getroffen. Was sie nicht gesagt, aber vielleicht gemeint hatte, war, dass er die richtige Arbeit anderen *Männern* überließ. *Richtigen* Männern.

»Ich kann nicht glauben, dass deine Mutter dir diese Jacht gekauft hat«, sagte Deirdre gerade.

»Eliza hasst das Boot.«

Das war unfair. Eliza hasste das Boot nicht, sie fand es nur lächerlich, dass jemand für so etwas dermaßen viel Geld ausgab. Rob sah die Sache anders. Wozu hatte man Geld, wenn man es nicht für etwas so zweifellos Schönes wie eine Hinckley-Jacht ausgeben konnte? Die *Family Affair* war bei allen ihren Meinungsverschiedenheiten unterschwellig präsent – sie war das Symbol von Robs und Elizas unterschiedlichen Lebensanschauungen.

»Das Boot ist fantastisch«, stellte Deirdre fest. »Dieses Boot ist einfach unglaublich. Brock findet das auch. Das ist wenigstens ein Punkt, über den wir in letzter Zeit einer Meinung waren. So ziemlich der einzige.« Sie rieb sich die Stirn und seufzte traurig. »Deine Mutter hat dir das tollste Geburtstagsgeschenk gemacht, das wahrscheinlich je ein Mensch bekommen hat.«

»Stimmt, das hat sie wirklich. Aber ich kann im Moment nicht über meine Mom reden. Wenn ich an sie denke, muss ich sofort an die Cabot Lodge denken, und genau das versuche ich gerade zu vermeiden.«

»Ach ja! Wie läuft es denn?«

»Schlecht.« Großer, großer Schluck Bier. »Es würde mich nicht überraschen, wenn ich den Auftrag verliere.«

Genau jetzt vibrierte Robs Handy, das auf dem Tresen lag. Er warf – für den Fall, dass es seine Mutter, die Mädchen oder Eliza waren – einen kurzen Blick darauf. *Du entwirfst nur Häuser auf dem Papier.*

»Wenn man vom Teufel spricht ...« Deirdre schaute ebenfalls auf sein Handy. »Christine Cabot. Solltest du nicht besser rangehen?«

Rob, der den Alkohol bereits deutlich spürte, überlegte. »Nein«, meinte er schließlich. »Ich rufe sie ein andermal zurück.«

»Du verlierst den Auftrag bestimmt nicht«, sagte Deirdre. »Schließlich bist du der *Architekt*. Du hast das Haus bereits entworfen. Wie kannst du da den Auftrag verlieren?«

»Es ist kompliziert, aber glaub mir, es kann passieren.« *Du entwirfst nur Häuser auf dem Papier, die dann andere Leute* – Männer, richtige Männer, fügte Rob in Gedanken hinzu – *mit ihrer Hände Arbeit bauen.* Was machte Ruggman wohl gerade? Wahrscheinlich etwas durch und durch Männliches wie Pornos gucken, sich einen selbst gebrannten Schnaps hinter die Binde kippen oder ein großes Glas rohe Eier trinken wie Sylvester Stallone in *Rocky*.

»Ich verstehe schon.« Deirdre nickte und trank gleichzeitig.

»Ja?«

»Klar, alles ist kompliziert.« Sie zuckte mit den Schultern, und Rob fragte sich, wie es möglich war, dass ihr Top dabei nicht verrutschte. Irgendein Trick musste da im Spiel sein – vielleicht ein Gummi- oder Klebeband –, denn das Top saß wie angegossen. »Viele Leute glauben, nichts ist kompliziert, wenn man ein schönes Haus und eine Jacht hat. Aber das ist Quatsch. Das Leben kann trotzdem *schwer* sein.« Sie hickste, und Rob merkte, dass sie betrunkener war, als er gedacht hatte. Kein Wunder. Sie wog praktisch nichts.

»Genau.« Er nickte. Es war schön, endlich von jemandem diese drei einfachen Worte zu hören. *Ich verstehe schon.*

Er wechselte das Thema. »Wann beginnt das Tenniscamp?« Falls Eliza noch länger in Maine bei ihrem Vater blieb, sollte er besser über die Termine der Mädchen auf dem Laufenden sein.

»Keine Ahnung«, antwortete Deirdre missmutig. Sie hatte leichte Probleme, ihr Bier gerade zu halten – die Flasche neigte sich mal in diese, mal in die andere Richtung, wie ein Segelboot im Wind.

»Okay, ich möchte früh genug wissen, was wann stattfindet. Manchmal bringe ich die Termine der Sommercamps nämlich durcheinander. Das Ganze kann ziemlich verwirrend sein, stimmt's? Tja, Kinder sind ganz schön viel Arbeit.«

Irgendetwas an seinen Worten, die nicht mehr als ein zwangsloses Plaudern zweier Elternteile über ihre Kinder hätten sein sollen, hatte Deirdre aus der Fassung gebracht. Sie fing zu weinen an.

»Hey«, sagte er, »Hey, hey.« Er hätte ihr beinahe auf die Schulter geklopft, aber ihr Top war so knapp, dass er keine Stelle fand, sie zu berühren, ohne dass es zudringlich gewirkt hätte. »Hey«, sagte er wieder. »Was hast du denn, Deirdre? Habe ich etwas Falsches gesagt?«

»Ach, nichts.« Sie putzte sich mit der winzigen Cocktailserviette, die der Barkeeper ihr zugeschoben hatte, energisch die Nase. »Es ist nur ... Ich war früher mit ein paar Freundinnen unterwegs, und Shannon Markum hat verkündet, dass sie schwanger ist. Mit ihrem *vierten* Kind.«

Rob wartete; er verstand das Problem immer noch nicht. Er wusste nicht, wer Shannon Markum war. Manchmal war es schwer, den Überblick über die Frauen in Elizas Clique zu behalten. Die meisten waren blond und das ganze Jahr hindurch leicht gebräunt. Sie trugen alle ähnliche Yogaklamotten, Tennis-Outfits oder Sommerkleider, hatten immer eine Wasserflasche oder einen Starbucks-Becher in der Hand und fuhren Chevrolet Tahoes oder Suburbans und Ford Expeditions. Sie brachten blonde Kinder auf die Welt, die ebenfalls Tennis-Outfits anhatten, Wasserflaschen mit sich führten und manchmal auch schon einen Starbucks-Becher in der Hand hielten.

»Du kennst doch diese Kinderpyjamas, oder? Diese Einteiler mit Füßen?« Deirdre hickste wieder.

Das kam unvermittelt. Aber er kannte diese Pyjamas. »Du meinst diese flauschigen? Mit den Enten oder Häschen drauf?«

»Genau.« Deirdre zeigte mit ihrer Flasche auf ihn, und ein paar Tropfen Bier spritzten auf den Tresen. »Oder, zu Weihnachten, Elfen oder Weihnachtsmänner. Sofia trägt solche Pyjamas nicht mehr. Warum auch? Sie ist zu groß. Sie ist fast so groß wie ich. Ein Teenager. Es würde albern aussehen.«

Rob dachte nach. »Zoe ist auch schon zu groß für solche Pyjamas. Evie ist gerade so an der Grenze.« Er hatte plötzlich ein Bild vor Augen … Zoe an einem Weihnachtsmorgen, so klein, dass Evie noch nicht einmal geboren war, mitten zwischen den Weihnachtsgeschenken schlafend, erschöpft von der ganzen Aufregung und dem Trubel.

Jetzt war er deprimiert. Die Zeit verging. Er wurde alt. In diesem Moment, hier in der *Hafenratte*, mit Deirdre Palmer weinend neben ihm, wurde er alt. Charlie Sargent war unheilbar krank, die Cabot Lodge in vielerlei Hinsicht eine Baustelle, und niemand in seiner Familie trug Pyjamas mit Füßen. Er hätte nie an einem Abend weggehen sollen, an dem Ladies Night war. Er hätte es wissen müssen: Die Stadt war in einer Ladies Night ein gefährliches, gefährliches Pflaster.

Er bestellte noch eine Runde.

Jetzt verstand er, warum Eliza die Beziehung zu Deirdre so schätzte. Sie war eine gute Zuhörerin, eine treue Freundin.

Wenn sich für ihn bloß diese eine Sache klären ließe, dieser Vorfall im letzten Dezember. Aber sie ließ sich ja klären – er brauchte Deirdre nur zu fragen. Also tat er es.

»Erinnerst du dich an die Weihnachtsparty bei den Colemans?« Das war eine unvermittelte, ungeschickte Überleitung, aber egal. In seinem leicht angetrunkenen Zustand ergab die Frage durchaus Sinn.

Deirdre lachte, sodass man ihre unglaublich weißen Zähne und hinten in ihrem Mund eine kleine Silberfüllung sah. Eine

Plombe, wie man sie früher gemacht hatte: Mittlerweile waren alle Füllungen zahnfarben. Wobei die behüteten Kinder in Barton heute keine Löcher in den Zähnen mehr haben durften.
»Kommt drauf an«, meinte sie.

»Oh …« Rob zupfte am Etikett seiner Bierflasche herum. »Ich habe mich nur gefragt, ob … Erinnerst du dich daran, wie wir unter dem Mistelzweig gestanden haben? Neben der Gästetoilette hinter der Küche mit dem Marmorboden?«

»Die Gästetoilette hinter der Küche mit dem Marmorboden«, wiederholte Deirdre. »Du bist durch und durch Architekt, Rob.«

»Erinnerst du dich?«

»Vage.«

»Tja, ich frage mich …«

»Ja?«, hakte Deirdre nach.

»Ich war ziemlich betrunken.«

Morgen früh würde er Eliza anrufen und sich entschuldigen. Ja, sie hatte ein paar gemeine Dinge zu ihm gesagt, aber er war in gewisser Weise selbst schuld gewesen. Schließlich hatte er sie seinen Ärger darüber spüren lassen, dass sie fischen gewesen war. Sein Ärger war eigentlich ein Ausdruck seiner Angst, sie zu verlieren, aber trotzdem. Was für ein Ehemann war er, wenn er wegen so etwas gleich durchdrehte, und das, wenn doch ihr Vater todkrank war? Er hätte verständnisvoll sein und ihr alle Probleme abnehmen müssen, damit sie sich ganz Charlie widmen konnte. Und genau das würde er ab sofort auch tun.

»Auf dieser Party waren alle betrunken. Der *Angel's Delight* war schuld.« Deirdre lächelte. »Brock und ich mussten uns ein Uber-Taxi nach Hause nehmen!«

»Okay, aber meine Frage ist, ob du …« Die Erinnerung war verschwommen, aber sie war *da,* fast zum Greifen nahe. Wenn er bloß die Hand ein Stückchen weiter ausstrecken und diese Erinnerung endlich zu fassen kriegen könnte …

»Was passiert ist, war Folgendes.« Deirdre machte eine Pause, und es schien, als würde die ganze Kneipe gespannt den Atem anhalten.

»Ja?«

»Du hast mich geküsst.«

»Nein, habe ich *nicht*.«

Deirdre zuckte wieder mit den Schultern, und diesmal verrutschte ein Spaghettiträger. Sie schob ihn wieder hinauf. »Okay, wie du meinst … Aber du hast es getan.« Ihr Ton war nachsichtig, fast gütig – wie eine Lehrerin, die einem etwas schwächeren Schüler etwas erklärt.

»Auf keinen Fall. Das ist nicht möglich. So etwas würde ich nie tun. Ich bin glücklich verheiratet. Ich bin immer noch total verliebt in Eliza.«

»Das weiß ich.«

»Und wenn ich so etwas getan hätte … tja, dann würde ich mich daran erinnern.«

»Okay«, sagte Deirdre wieder. »Aber bevor du weiterredest – warum sagst du mir nicht, ob sich das bekannt anfühlt?« Sie packte ihn am Kragen seines Hemds und zog ihn zu sich. Und küsste ihn. Küsste ihn unverfroren auf den Mund, mitten in der *Hafenratte*, vor den Augen des Barkeepers und weiß Gott noch wem.

Deirdre hörte auf, ihn zu küssen, und schaute ihm in die Augen. Sie wirkte erschreckend gelassen. Und auch sehr betrunken. Die Bikerin stieß einen leisen, anerkennenden Pfiff aus.

Du meine Güte, die Dinge hatten eine unerwartete Wendung genommen. Eine sehr unerwartete.

Robert Barnes II fühlte sich wie im falschen Film. Er war ein Mann, der an einer Ladies Night in einer testosterongeschwängerten Kneipe saß, mit einer Frau, die nicht seine eigene war, und wartete, was als Nächstes geschehen würde. Er wartete so gespannt, dass er fast das Atmen vergaß.

24. KAPITEL

Little Harbor, Maine

Mary

Andi hatte Mary für zu Hause einen Bund Grünzeug mitgegeben, das theoretisch sein Verkaufsdatum überschritten hatte. »Das Gemüse ist total in Ordnung«, hatte Andi erklärt. »Ich würde es selbst essen, ehrlich, aber im Café müssen wir uns an das Haltbarkeitsdatum halten. Vorschrift der Gesundheitsbehörde.« Das Grünzeug hatte immer noch feste Stängel und appetitliche frische Blätter.

Mary hatte vor, sich mit dem Grünzeug, ein paar Tomatenscheiben und einer Avocado einen Salat zu machen, doch erst musste sie die Küche aufräumen. Der Raum war ohnehin schon klein und voll, aber wenn hier auch noch Chaos herrschte, konnte man unmöglich arbeiten. Vivienne war eine berühmte Nicht-Köchin – sie sagte das immer voller Stolz, ungefähr so, wie andere Leute sagten: *Ich rauche nicht.* Oder: *Ich spritze kein Heroin.*

Um auf der kleinen Arbeitsplatte Platz für das Schneidebrett zu schaffen, musste Mary drei verschiedene Stöße Briefe, eine Haarbürste, ein Bügeleisen, eine Wimperntusche – alles von Vivienne – und Marys Buch *Das Schicksal ist ein mieser Verräter* wegräumen. Mary las es derzeit schon zum sechsten Mal und hätte manche Passagen wörtlich zitieren können, wenn man sie darum gebeten hätte. (Niemand hatte das je getan.) Mary liebte *Das Schicksal ist ein mieser Verräter.* Als der Film vor ein paar Jahren herausgekommen war, hatte sie ihn sich zusammen mit Tyler angesehen. Die ganze zweite Hälfte hatte sie nur geweint, während Tyler die übrig gebliebenen Popcorn-Kerne zwischen den Zähnen zermalmt und bei den besten Szenen verächtlich geschnaubt hatte. Sie hätte es schon damals wissen müssen.

Mary räumte auch Viviennes Frühstücksgeschirr in die Geschirrspülmaschine – Vivienne frühstückte immer das Gleiche, zwei English Muffins mit viel Butter und einen Instantkaffee – und wischte anschließend ein paar klebrige Flecken vom Laminatfußboden. Es war Donnerstag, und Mary hatte frei. Vivienne fing donnerstags um eins zu arbeiten an, da der Salon abends bis neun geöffnet war.

Einmal, dachte Mary, werde ich mein eigenes kleines Haus haben. Es würde sauber und ordentlich sein, mit spiegelblanken Arbeitsplatten und einem aufgeräumten Küchenschrank voll mit leckeren, gesunden Lebensmitteln.

Laut der Schwangerschaftswebsite war ihr Embryo nun drei Komma acht Zentimeter groß, also so groß wie eine Pflaume, und hatte kleine Dellen an den Beinen, aus denen die Knie und Fußknöchel entstehen würden.

Mary stellte sich gerade das winzige Baby vor, als Vivienne – frisch geduscht, für die Arbeit angezogen und mit nassen Haaren – in die Küche kam. Vivienne nahm die Haarbürste von dem Berg Krimskrams, den Mary auf den Tisch gelegt hatte, und begann, sich sorgfältig die Haare zu bürsten. Sie arbeitete sich durch ein paar verknotete Strähnen und betrachtete Mary.

»Ich habe diesen miesen Tyler Wasson in Ellsworth gesehen«, sagte Vivienne nach einer Weile.

»Ach ja?« Mary versuchte, möglichst uninteressiert zu klingen.

»Ja, er ist gerade mit seiner Mom aus dem *Cadillac Mountain Sports* gekommen.«

Mary, die Tyler Wassons Mom immer gemocht hatte, wurde unwillkürlich wehmütig. Allerdings wollte sie nicht an das Mädchen denken, das sie selbst damals gewesen war: Dieses Mädchen war unschuldig, leichtgläubig und null Prozent schwanger gewesen. Mary schälte die Avocado so, wie Daphne es ihr gezeigt hatte, und verdrängte ihre Wehmut rasch wieder.

Vivienne hörte mit dem Bürsten auf und sagte: »Ich verstehe einfach nicht, wie du dich in diese Situation bringen konntest, Mary.« Mary schaute von der Avocado auf und guckte Vivienne verdutzt an. »Ich meine«, fuhr Vivienne fort, »ich weiß natürlich, wie es passiert ist, aber ich bin mir nicht ganz im Klaren, warum.«

»Es war keine Absicht.« Mary widmete sich wieder der Zubereitung ihres Salats. Nachdem sie die Avocado fertig geschält hatte, schnitt sie die Tomate so, wie Daphne es ihr beigebracht hatte: mit leicht gebeugten Fingerspitzen, damit sie sich nicht schneiden würde. »Wie du dir denken kannst …«, fügte sie hinzu.

»Ja, aber jetzt stehst du vor vollendeten Tatsachen.«

»Mhm.« Jetzt, bei Tageslicht, konnte Mary nicht mehr genau sagen, warum sie sich gestern Abend Eliza Barnes in der Kneipe anvertraut hatte.

»Ach, Liebes«, hatte Eliza gesagt und so ausgesehen, als würde sie selbst gleich zu weinen anfangen. Sie hatte genauso geklungen wie damals, als Mary sie am Telefon mit einer ihrer Töchter reden gehört hatte. Und für einen Augenblick hatte Mary sich plötzlich sicher und geborgen gefühlt. Dann hatte Eliza noch einmal »Ach, Süße« gesagt und war schon halb aufgestanden, um Mary zu umarmen, aber genau dann war Josh an den Tisch gekommen, und das war's dann gewesen.

Josh hatte sich geweigert, ihr zu erzählen, was mit den Männern am Tresen im *Wheelhouse* vorgefallen war, und seine Stimmung hatte sich extrem schnell verdüstert. Sie hatte ihm erklärt, dass ihr übel sei (das entsprach der Wahrheit), und war direkt nach Hause und ins Bett gegangen.

Alle Leute hatten Stimmungsschwankungen, nicht wahr? Richtig? Richtig?

Vivienne nahm das Buch in die Hand. »Was ist das?«

»Nur ein Buch«, antwortete Mary. Bekam Vivienne eigentlich *irgendetwas* aus dem Leben ihrer Tochter mit? Schließlich lag dieses Buch seit Jahren immer irgendwo im Haus herum.

»Ist es gut?«

Mary seufzte. »Es ist wunderbar.«

»Worum geht es?«

»Es ist eine Liebesgeschichte. Und eine Tragödie.«

Vivienne schnaubte. »*Liebe*«, rief sie, als hätte sie in ein Sandwich mit Nägeln gebissen.

»Eines Tages werde ich mich verlieben«, meinte Mary. »Eines Tages wird sich jemand in *mich* verlieben.«

Über Viviennes Gesicht huschte ein schwer zu deutender Ausdruck, und Mary hoffte für einen Moment, dass Vivienne ihr zustimmen würde. Doch Vivienne seufzte nur und fing wieder an, sich die Haare zu bürsten. Dann griff sie nach der Wimperntusche und sagte: »Ach Mary, was wirst du bloß *tun*?«

Mary zuckte mit den Schultern. Sie dachte an die Eltern in *Das Schicksal ist ein mieser Verräter,* die mitfühlend und liebevoll waren, sogar in schlimmen Situationen. Diese Eltern würden niemals *Was wirst du bloß tun?* sagen, sondern sofort: *Was können wir tun?*

»Was sagt Josh dazu?«

»Ich habe es ihm noch nicht erzählt.«

»Du hast es ihm nicht *erzählt*? Was soll das heißen?«

Mary gab das Grünzeug, die Avocado und die Tomate in eine Schüssel. »Das heißt, dass ich noch keine Gelegenheit dazu hatte.«

»Mary, du musst es ihm sagen.«

»Ich weiß.«

»Wenn du es ihm nicht sagst, tue ich es. Jemand muss dafür sorgen, dass er …«

»Tu das nicht, Mom. Tu das bitte nicht.«

»Mary, eine Sache wie diese verschwindet nicht von selbst. Er muss dir helfen, schließlich musst du in ein Krankenhaus und …«

»Das weiß ich.«

Vivienne tuschte sich ohne Spiegel die Wimpern. Das Ergebnis war trotzdem perfekt. Natürlich war Vivienne keine Mutter wie aus einem Roman. Niemand war das – Mütter in Romanen waren erfunden.

Nachdem Vivienne zur Arbeit gegangen war, trug Mary ihren Salat zum Tisch hinüber und nahm ihr Buch zur Hand.

Was war, wenn Marys Herz zu einer vertrockneten Feige wurde und niemand sie je lieben würde? Was, wenn *sie* nie jemanden lieben würde? Was dann?

25. KAPITEL

Barton, Massachusetts

Rob

Rob stand in der Küche und machte Waffeln für die Mädchen. Zoe war nirgendwo zu sehen, aber Evie hatte sich auf einen Küchenhocker gesetzt und beobachtete jede seiner Bewegungen. Es war richtig irritierend, wie sie ihn mit Blicken verfolgte. Sie hatte genau die gleichen Augen wie Eliza, und Rob kam es daher fast so vor, als würde Eliza ihn beobachten – als würde Eliza ihm direkt in die schwarze Seele schauen.

»Dein Handy klingelt.« Evie guckte auf das Display. »Es ist Deirdre. Soll ich rangehen?«

Rob nahm Evie das Handy aus der Hand. »Nein, sollst du nicht!« Sein Herz hämmerte wie wild, und er hatte pochende Kopfschmerzen. »Ich will mit niemandem reden.«

»Okay«, sagte Evie verdutzt. »Tut mir leid.« Sie sah ihn an und guckte schnell wieder weg, genau wie Eliza, wenn sie gekränkt war.

»Entschuldige, Evie. Entschuldige bitte, ich habe nicht gut geschlafen und bin noch nicht ganz wach.« Wenn *nicht gut geschlafen* ein Euphemismus für *fühle mich wie gerädert* war, dann stimmte es, dann hatte er wirklich nicht gut geschlafen. Er konnte es nicht fassen, dass er sich zusammen mit Deirdre in einer Kneipe betrunken hatte. Er konnte es nicht fassen, dass er diesen Kuss zugelassen und etwas getan hatte, was Eliza verletzen würde. Eliza, deren Vater todkrank war und die alles dafür tat, um ihm zu helfen. Eliza, die ihr Medizinstudium abgebrochen hatte, um die Mädchen großzuziehen; die einem so toll die Schultern massierte; deren Crème brûlée mit Zitrone zum Niederknien war, die über neunundneunzig Prozent seiner Witze lachte, weil sie sie wirklich gut fand … *Eliza.* »Na, meine Süße, Entschuldigung angenommen?«

Evie überlegte. »Jepp.«

»Gut, danke.« Er würde sich später mit Deirdre auseinandersetzen.

»Ich kann mich einfach nicht erinnern«, überlegte er laut, »ob man das Öl auf das Waffeleisen gibt, bevor es heiß ist … oder danach.«

»Frag Judith.«

Rob war sich ziemlich sicher, dass sich Judiths Erfahrungen mit einem Waffeleisen auf den sonntäglichen Brunch im *Ritz-Carlton* beschränkten.

»Was soll er mich fragen?« Judith kam gerade in die Küche. Es war halb acht Uhr, aber Judith war geschminkt, hatte eine elegante weiße Hose und ein türkises Top mit dazu passender Weste an. Sie sah aus, als wäre sie unterwegs zu einer abgeschiedenen Insel in der Karibik.

»Wie das Waffeleisen funktioniert«, antwortete Evie. »Daddy versucht, Waffeln zu machen, und weiß nicht, wie es geht.«

»Das weiß ich sehr wohl«, meinte Rob. »Und ich versuche nicht, Waffeln zu machen, ich *mache* Waffeln. Guten Morgen, Mom, wie geht es dir?«

»Fantastisch«, erwiderte Judith. »Einfach fantastisch. Ich habe eine Schlaftablette genommen und zehn Stunden durchgeschlafen. Ich fühle mich wie neugeboren. Euer Gästezimmer ist wie eine Gruft.«

»Na toll.«

»Gruft im positiven Sinn.«

»Schon besser.«

»Ich nehme an, *du* warst die ganze Nacht unterwegs«, sagte Judith. »Du siehst schrecklich aus.«

Evie schnappte sich Robs Handy und ging hinaus. »Ich komme wieder, wenn die Waffeln fertig sind.«

Rob bemühte sich, möglichst gelassen und vor allem sehr, sehr *monogam* zu klingen. »Nicht die ganze Nacht.« Er versuchte, nicht auf Judiths hochgezogene Augenbraue zu achten. Er war erwachsen! Er durfte abends ausgehen, solange er wollte! Er nahm die ersten Waffeln vorsichtig aus dem Waffeleisen. »Evie«, rief er, »Frühstück!«

Evie kam wieder in die Küche und legte das Handy zurück auf die Arbeitsplatte. »Mom hat angerufen.«

Sein Herz schlug schneller. »Wirklich? Warum hast du mir nicht Bescheid gesagt?« Vielleicht hatte Eliza nicht mit ihm reden wollen, vielleicht hatte sie aus der Ferne gespürt, was für ein verachtenswerter, schrecklicher Mensch er war.

Evie runzelte die Stirn. »Du hast gesagt, du willst mit niemandem reden, also habe ich ihr das gesagt.«

»Hat sie irgendetwas gesagt?«

Evie kletterte auf den Küchenhocker. »Sie hat gesagt, es tut ihr leid. Und dass sie dich später anruft.«

»Okay.« Rob griff schwungvoll zur Ahornsirup-Flasche und träufelte ein *E* auf Evies Waffel. Das E überlebte nicht lange, sondern versickerte in der Waffel, doch Robs Lebensphilosophie war: *Der gute Wille zählt*.

Evie betrachtete die Waffel und lächelte. Sie erkannte das *E*. »Ach, eines habe ich vergessen. Sie hat gesagt, dass die Arbeit, die du machst, sehr wichtig ist.«

»Sie hat was gesagt?«

»Sie hat gesagt, dass deine Arbeit sehr wichtig ist.«

»Interessant.« Judith versuchte gerade, sich selbst Kaffee zu machen. »Also, wo warst du gestern Abend?«

»Ich habe ein paar Freunde getroffen.«

»Welche?«, hakte Evie nach.

»Hm?«

»Welche Freunde? War der Dad einer meiner Freundinnen dabei?«

»Nein, ich glaube nicht. Es war eine ganze Runde. Iss, bevor es kalt wird.«

Evie ließ nicht locker. »Sag schon, welche Freunde? Ich wette, ich kenne ein paar von ihren Kindern.«

»Iss, Evie. Iss einfach.«

Judith kämpfte mit der Espressomaschine. »Meine Güte, dieses Ding ist so kompliziert. Du solltest dir so eine mit Kapseln zulegen.«

»Mommy sagt, die belasten die Umwelt.« Evie biss ein kleines Stück von ihrer Waffel ab, schüttelte den Kopf und legte ihre Gabel ordentlich neben den Teller, als würde sie den Tisch für eine offizielle Dinnerparty decken. »Die schmecken anders«, meinte sie. »Die schmecken nicht so wie die von Mommy.«

»Wie meinst du das?«

»Da fehlt irgendwas. Vielleicht Cranberrys?«

»Ich glaube nicht, dass man Waffeln mit Cranberrys macht«, entgegnete Rob unsicher. (Machte man das?)

»Mommy schon.«

»Nein, tut sie nicht.« Zoe war wie gewohnt auf leisen Sohlen die Treppe heruntergeschlichen und in die Küche gekommen, ohne dass irgendjemand sie gehört hatte. Ihre Haare waren zerzaust vom Schlafen, aber ihre Haut und ihre Augen strahlten. Bald würde Zoe aufwachen und feststellen, dass sie eine fast erwachsene, schöne junge Frau geworden war. Bei dem Gedanken wurde Rob leicht mulmig, also versuchte er, daran zu denken, wie Zoe früher immer zu *Yo Gabba Gabba* getanzt hatte und dass sie immer noch mit ihrem allerersten Stofftier schlafen ging, einem blauen Elefanten namens Marvin. »Morgen, Zoe«, sagte er. »Hunger?«

Zoe gähnte, dehnte und streckte sich und erwiderte: »Noch nicht. Ich trinke nur einen Orangensaft.«

Rob griff gerade nach dem Orangensaft, ohne das Waffeleisen mit der zweiten Runde Waffeln aus den Augen zu lassen, als das Handy vibrierte. Schon wieder Deirdre? (Schlecht.) Eliza? (Schon besser.)

»Oooh«, sagte Judith. »Das ist Christine Cabot.« (Noch schlechter.) »Soll ich rangehen?«

»*Nein.*« Rob fühlte sich wie ausgedörrt. Alles in seinem Kopf schien mit der pelzigen Haut eines Pfirsichs bedeckt zu sein. Er stürzte das Glas Orangensaft, das er gerade für Zoe eingeschenkt hatte, hinunter, und nahm – als Zoe die Stirn runzelte – ein neues Glas aus dem Regal.

»Dann solltest *du* es vielleicht tun«, meinte Judith.

Rob ließ den Anruf auf die Sprachbox gehen. »Ich rufe sie später zurück.«

Judith sah ihn über den Rand ihrer Kaffeetasse hinweg an. »Ich würde es an deiner Stelle nicht auf die lange Bank schieben, Robbie. Ich weiß, dass sie schon ziemlich nervös ist.«

»Komischer Ausdruck«, stellte Evie fest. »Übrigens, diese Waffeln schmecken super. Ich habe mich vorhin geirrt.«

»Welcher Ausdruck?«, erkundigte sich Judith.

»Das mit der langen Bank.«

Rob hätte Evie am liebsten umarmt, weil ihr seine Waffeln schmeckten und sie seinem Selbstbewusstsein gerade jetzt, da er es so bitter nötig hatte, Auftrieb verlieh. »Es bedeutet, dass man keine Zeit verschwenden soll.« Er nahm die frischen Waffeln aus dem Waffeleisen und legte sie auf Zoes Teller. Eliza wäre stolz gewesen: Er brachte die Teenagertochter zum Essen.

Eliza. Ihm zog es das Herz zusammen.

Er sollte Christine Cabot wirklich zurückrufen. »Ich gehe rauf ins Arbeitszimmer!«, rief er den drei Frauen in seiner Küche zu. Judith war vertieft in die erste – und einzige – Kolumne des *Barton Examiner*, und Zoe, die ihr Essen nicht angerührt hatte, tippte auf ihrem Handy herum. Nur Evie antwortete: »Okay, Daddy! Kriege ich noch eine Waffel, wenn du zurück bist?«

Auf der Treppe versuchte Rob, sich an das Seminar in Fernöstlicher Philosophie zu erinnern, das er an der Brown belegt hatte. In diesem Seminar hatten sie alles Mögliche durchgenommen: Konfuzianismus, Taoismus, Shintoismus … Die Lehre, die ihn allerdings am meisten beeindruckt hatte – die einfachste, schlichteste und am praktikabelste – war die des großen Buddha gewesen. *Laufe nicht der Vergangenheit nach und verliere dich nicht in der Zukunft. Lebe im Hier und Jetzt.* In bestimmten Momenten seines Lebens – als Zoe zu früh geboren worden war und einmal, als er mit der Hinckley durch eine dicke, graue Nebelsuppe gesegelt war – waren ihm diese Sätze eine Hilfe gewesen. Auch jetzt würde er sich an diese Weisheit halten. Ja! Das war die Lösung für alles, das würde er tun: Er würde im Hier und Jetzt leben.

Er riss sich zusammen und wählte.

»Rob!«, meldete Christine Cabot sich ohne Umschweife. »Ich bin so froh, dass Sie mich zurückrufen! Haben Sie meine Nachricht gehört?« Sie klang ungewöhnlich fröhlich, fast aufgekratzt. Vielleicht hatte sie auch eine Schlaftablette genommen und zehn Stunden durchgeschlafen. Vielleicht sollte Rob auch mal eine nehmen. Möglicherweise würde er das tun, heute Abend, wenn seine Mutter ihm eine abgab.

»Nein«, entgegnete er. »Ich habe Ihren Anruf versäumt und Sie gleich zurückgerufen.«

Er sah sich im Arbeitszimmer um. Sein Blick fiel auf den Stapel Papiere von Phineas Tarbox, jene Papiere, die Eliza nicht unterzeichnet hatte (nicht unterzeichnen wollte). Sie würde ihn verlassen – war das der Grund, warum sie nicht unterschreiben wollte? Er hatte sich das schon früher einmal gefragt, aber jetzt war er überzeugt davon.

»Ich habe öfter versucht, Sie zu erreichen, Rob. Ich habe Ihnen gestern Abend mehrere Nachrichten hinterlassen.«

»Tut mir leid, aber meine Mutter ist zu Besuch. Außerdem gab es ein paar Probleme mit den Mädchen, und Eliza ist noch einmal zu ihrem kranken Vater gefahren ...« Außerdem, Mrs. Cabot, habe ich mich gestern Abend in der *Hafenratte* betrunken und mich küssen lassen.

»Ach ja«, sagte sie, »Ihre Mutter hat mir von Elizas Dad erzählt. Es tut mir sehr leid, zu hören, dass es ihm nicht gut geht.« Dass es ihr leidtat, hinderte sie, wie Rob auffiel, nicht daran, munter weiterzureden. »Jedenfalls habe ich angerufen, weil ich etwas gefunden habe. Etwas für das Haus. Etwas Wunderbares.«

»Ja?«, meinte Rob, obwohl alles in ihm *Nein! Nein! Nein!* schrie. Wenn ein Auftraggeber in dieser Projektphase etwas für das Haus *fand*, war das selten ein gutes Zeichen. Besser gesagt, *nie*. Mo Francis – und jeder andere Architekt – konnte ein Lied davon singen. Ein leichtes Ziehen an den Rändern seines Brustkorbs hinderte ihn am Sprechen.

»Parkett!«, verkündete Mrs. Cabot.

Tief durchatmen. Noch tiefer.

»Sind Sie noch dran, Rob?«

»Nun ja, Mrs. Cabot ... Sie wissen, dass wir den Boden bereits ausgesucht haben.« Er wartete auf eine Bestätigung, aber da keine kam, redete er weiter. »Überall handgehobelte Landhausdielen, bis auf die Küche, bei der wir uns für einen weißen Steinfußboden entschieden haben. Das sind die Fußböden, die wir bestellt haben. Das sind die Fußböden, die demnächst geliefert werden müssten.«

Rob starrte aus dem Fenster. Die Pfingstrosen im Garten der Cavanaughs hatten irgendwann zu blühen aufgehört und waren jetzt bis eine Handbreit über dem Boden zurückgeschnitten worden. An ihrer Stelle blühten jetzt dort prachtvolle Tiger-Lilien.

»Ich weiß, dass ich die Böden schon ausgesucht habe, Robbie. Aber dieses *Parkett*! Dieses Parkett ist einfach traumhaft, das Schönste, das ich je gesehen habe. Ich bin mit meiner lieben Freundin Marianne Foley – Sie kennen Marianne, Ihre Mutter und ich sind mit ihr gemeinsam im Vorstand des Krankenhauses – zu einem Laden mit historischen Baumaterialien in Vermont gefahren. Nun ja, Marianne war auf der Suche nach einem speziellen Wasserhahn, ich selbst habe gar nichts Bestimmtes gesucht, aber dort hatten sie gerade dieses Parkett hereinbekommen, und ich habe mich auf den ersten Blick verliebt.«

Rob überlegte kurz, ob er diesen Monolog unterbrechen sollte, lehnte dann aber einfach seinen schmerzenden Kopf an die Fensterscheibe und ließ den Redeschwall über sich ergehen. Das Parkett stammte aus einem alten Schloss aus dem Norden Englands, und dieser Umstand hatte Mrs. Cabot sofort – *sofort!* – an ihre englischen Wurzeln erinnert.

»Das Parkett ist traumhaft schön«, sagte Mrs. Cabot wieder. »Dick.«

Rob schluckte und flüsterte: »Dick?«

»Traumhaft schön und dick. Ich habe alles gekauft! Alles, was sie hatten. Ich möchte es im ganzen Haus verlegen lassen, wenn es reicht. Küche, Wohnzimmer, überall. Ich bin mir nicht sicher, ob wir genug haben, aber für mich hat es nach sehr viel ausgesehen.«

Rob mobilisierte den letzten Rest Geduld, den er noch hatte: »Wie dick?«

»Wie dick?«

»Mrs. Cabot, haben Sie das Parkett bei sich zu Hause?«

»Natürlich nicht alles. Es wird direkt zur Baustelle geliefert.«

Oh Gott.

»Haben Sie wenigstens ein Stück des Parketts?«

»Ja, ich habe ein Stück davon mitgenommen, um es Jonathan

zu zeigen. Nicht, dass er sich dafür interessieren würde, aber egal. Wissen Sie, dass er letzte Woche …«

»Tut mir leid, Sie zu unterbrechen«, sagte Rob, »aber es ist wichtig. Sie müssen ein Maßband suchen und abmessen, wie dick das Parkett ist. Nicht die Länge, nicht die Breite, sondern die Dicke. Verstehen Sie?«

»Sicher, ich weiß genau, was Dicke heißt. Warten Sie einen Moment, Robbie … So, dann wollen wir mal. Sieht nach drei Komma … hoppla, jetzt ist mir das Maßband weggerutscht … Okay, hab's schon wieder. Es sieht nach drei Komma fünfundsiebzig Zentimetern aus.«

War es zu früh, um mit dem Trinken anzufangen? Rob atmete noch einmal tief durch. »Gut«, begann er, »es geht um Folgendes … Ich bin überzeugt, dass dieses Parkett schön ist, und ich kann die Sache mit Ihren Wurzeln, mit dem englischen Schloss und so weiter durchaus nachvollziehen. Mir gefallen englische Schlösser auch, aber ich muss Ihnen sagen, dass drei Komma fünfundsiebzig Zentimeter keine Standarddicke ist, nicht bei Fußböden. Die Standarddicke ist eins dreißig.

»Und?«

»Und die Türrahmen sind bereits fertig, ebenso die Fenster, alles gemäß den Berechnungen, die von einem Zentimeter dreißig dicken Boden ausgehen. Wenn wir einen anderen Boden verlegen, müssen wir sehr viel ändern. Wir müssen praktisch das gesamte Erdgeschoss umstrukturieren. Wir müssen wieder unseren Bautechniker holen. Wir müssen die Türrahmen anheben, damit Platz für die zusätzlichen zwei Komma fünfundvierzig Zentimeter ist.« Er schlug seinen diplomatischsten Ton an, den er sich vor ewigen Zeiten an der Brown während eines kurzen und letztlich wenig erfolgreichen Gastspiels im Debattierklub angeeignet hatte. »Ich empfehle Ihnen dringend, sich zu überlegen, ob Sie nicht doch bei den ursprünglichen Fußböden bleiben wollen.«

Diesmal gab es keine Pause – Mrs. Cabot antwortete blitzschnell. »Lassen Sie mich eines klarstellen, Robert.« Ihm entging nicht, dass sie plötzlich zu seinem richtigen Namen übergegangen war, den sonst nur seine Mutter verwendet hatte, als er ein Teenager gewesen war und gemeinsam mit den Jungs aus seiner Klasse etwas angestellt hatte. »Wollen Sie mir etwa sagen, dass es unmöglich ist, dieses Parkett zu verwenden, oder nur, dass es *schwierig* ist?«

Robs Kopf sagte »Unmöglich«, aber sein Mund lief nicht synchron mit seinem Gehirn. »Schwierig«, sagte sein Mund. »Nichts ist unmöglich, mit genug Zeit und Geld.« Kaum hatte er es ausgesprochen, bereute er es schon. Eine Fliege landete auf der Fensterscheibe vor ihm und blieb dort sitzen, wie Fliegen das nun mal tun. Sie schien ihn anzusehen, vielleicht wollte sie ihn trösten. Rob beugte sich vor und betrachtete ihre haarigen Beine und unverhältnismäßig großen, roten Augen.

Was für eine sinnlose Vergeudung, was für eine gigantische Geldverschwendung, einen bestimmten Fußboden zu bestellen und sich dann aus einer Laune heraus für einen anderen zu entscheiden. Was würde Charlie Sargent sagen, wenn er wüsste, was die Arbeit seines Schwiegersohns beinhaltete? Wahrscheinlich würde er Eliza unverblümt ins Gesicht sagen, dass sie ein Arschloch geheiratet hatte. Und er hätte recht gehabt.

»Na wunderbar«, rief Mrs. Cabot, »ich habe genug von beidem.«

»Eigentlich nicht. Sie haben nicht mehr viel Zeit, wenn Sie vor Thanksgiving einziehen wollen.«

»Tja, dann sollten wir beide wohl schleunigst zur Baustelle fahren, sobald das Parkett geliefert wird, nicht wahr? Donnerstagvormittag, 9 Uhr 30.«

»Donnerstagvormittag«, wiederholte Rob erschöpft. »9 Uhr 30.«

Sobald er aufgelegt hatte, geriet er in Panik und rannte die Treppe hinunter ins Schlafzimmer. Doch schon bevor er bei seiner Kommode angekommen war, wusste er, dass das, was er suchte, weg war. Er tastete die Taschen seiner Shorts ab und durchwühlte sie hektisch, obwohl ihm schon jetzt klar war, dass er es dort nicht finden würde. Wenn es nicht *auf* der Kommode lag, war es auch sonst nirgends. Es war weg. Verschwunden. Seine Zehn-Baht-Münze. Sein Glücksbringer.

26. KAPITEL

Little Harbor, Maine

Eliza

Eliza joggte. Sie war seit zehn Minuten unterwegs, und zwar mitten am Nachmittag, was eine furchtbare Zeit zum Laufen war. Die Sonne brannte heiß und unbarmherzig vom Himmel, doch Eliza hatte erst aus dem Haus gehen wollen, wenn ihr Vater schlief. Sie umrundete die Landzunge und versuchte, ihre müden Beine zu ignorieren. Ihr Plan war, bis zum Anlegeplatz zu laufen. Vielleicht würden ja gerade die Fischerboote hereinkommen. Sie musste noch einmal mit Russell reden. Da sie diejenige war, die am Schluss gekotzt statt geredet hatte, lag es nun an ihr, das Gespräch zu beenden, das sie im *Wheelhouse* begonnen hatten. Genauso, wie es an ihr lag, sich bei Rob zu entschuldigen, ohne Evie als Vermittlerin zu benutzen. Wenn er denn endlich mal an sein Handy gehen würde.

Eliza lief die Hauptstraße entlang, die zum Hafen führte. Als sie sich dem *Cup* näherte, sah sie eine Frau neben einem zerbeulten alten Subaru, der gegenüber dem Café parkte, stehen. Die Frau lehnte mit gesenktem Kopf und verschränkten Armen am Auto.

»Mary?«, rief Eliza, als sie erkannte, wer es war. »Mary! Was tust du hier?« Fast hätte Eliza *Was ist los, Mädel?* gesagt, aber das war genau jene Ausdrucksweise, bei der Zoe jedes Mal vor Scham am liebsten im Erdboden versinken wollte.

»Hi.« Mary hob den Kopf. Sie sah müde und fertig aus. »Ich habe einen Termin in Ellsworth, aber …«, sie schlug mit der Faust auf die Motorhaube, »mein Auto springt einfach nicht an.« Ganz offensichtlich war sie den Tränen nahe. »Ich habe die Motorhaube aufgemacht, aber ich weiß ja nicht mal, wonach ich suchen soll.«

»Ich wüsste das auch nicht.« Eliza stemmte die Hände in die Hüften und betrachtete das Auto. »Ich kenne mich mit Autos überhaupt nicht aus.« Sie war außer Atem und hechelte wie ein Hund. »Das klingt nach *typisch Frau*, aber es stimmt. Bist du bei irgendeinem Automobilklub?«

Mary wirkte verwirrt. »Ich glaube nicht.«

Eliza schaute auf ihre Laufuhr und schaltete vom Trainings- auf Uhrzeitmodus. Es war 15 Uhr 30. »Vergiss den Automobilklub, du schaffst es nicht rechtzeitig zu deinem Termin, wenn wir jetzt warten, bis jemand kommt. Ich fahre dich. Lass mich nur rasch nach Hause laufen und mein Auto holen.«

»Aber … du joggst doch gerade«, wandte Mary ein. »Du hast keine Zeit.«

»Machst du Witze? Ich habe einen Anlass gesucht, um stehen zu bleiben. Ich hasse Laufen. Ich habe schreckliches Seitenstechen.« Als Beweis streckte sie einen Arm in die Höhe und beugte den Oberkörper. »Ich weiß nie, ob man sich auf die Seite beugen soll, auf der man den Krampf hat, oder auf die andere.«

»Auf die Seite mit dem Krampf, glaube ich.« Mary wirkte nun nicht mehr ganz so verzweifelt.

»Du hast recht, ich habe es gerade falsch gemacht. Aber egal, es wäre mir eine Freude, dich zu deinem Termin nach Ellsworth zu bringen. Mein Dad schläft nachmittags viel, und ich kann Val fragen, ob sie sich im Notfall um ihn kümmert.«

»Wirklich?«

»Wirklich. Bleib hier und rühr dich nicht vom Fleck. Ich bin gleich wieder da.«

»Das ist ein tolles Auto«, stellte Mary fest, als sie die kurvige Straße aus Little Harbor hinausfuhren.

»Ich schätze, das ist es«, sagte Eliza. »Ich interessiere mich nicht für Autos. Man könnte mich auch in den Pick-up meines Dads setzen – ich würde keinen Unterschied wahrnehmen.« Das war natürlich leicht übertrieben. Robs Auto war ein Audi A8 und kostete alles in allem fast hunderttausend Dollar. Niemand verwechselte es mit einem Pick-up. Um sich nicht anmerken zu lassen, wie albern sie sich vorkam, redete sie schnell weiter. »Es gehört meinem Mann. Ich musste ihm den kinderfreundlichen Honda Pilot, den mit den vielen Dorito-Krümeln, zu Hause lassen.« Sie schaute Mary von der Seite an. »Das war nur ein Witz. Ich lasse meine Töchter keine Doritos essen. Nicht oft. Ich glaube, diese Dinger sind mit Heroin versetzt – sie machen richtig süchtig, stimmt's?«

»Stimmt.« Mary schien es bei dem Gedanken an Doritos ein wenig zu schaudern. »Dieses Auto ist so *sauber*«, meinte sie nach einer Weile.

»Mein Mann ist nicht bei allem so ordentlich, aber seine Jacht und dieses Auto behandelt er besonders pfleglich. Ich versuche nur, gut darauf aufzupassen, solange ich es habe. Es nervt ihn *total*, dass er jetzt zu Hause mit meinem Honda herumfahren muss. Aber er braucht ihn, wegen der Kinder. Hast du die Adresse, zu der wir müssen?«

Mary nickte.

»Nachdem ich diese Taste gedrückt habe, sagst du einfach die Adresse, und das GPS findet sie. Bereit? *Los.*«

Mary sagte die Adresse. Dabei sah sie sehr konzentriert und auch ein bisschen verlegen aus. Eliza ging es jedes Mal genauso, wenn sie laut mit ihrem GPS redete.

»Gut gemacht«, meinte Eliza. »Sag mal, ist dein Termin wegen …« Sie deutete mit dem Kopf auf Marys Bauch.

»Ja, es ist meine erste Vorsorgeuntersuchung.«

»Sehr gut. Vorsorgeuntersuchungen sind sehr wichtig.« Sie machte eine Pause. »Heißt das, dass du …«

»Ich weiß nicht, ich bin mir noch nicht sicher. Aber ich habe ja noch etwas Zeit, falls ich mich entscheide, eine …«

»Verstehe.« Eliza nickte.

Sie kamen an ein paar Häusern vorbei, in deren Vorgärten kaputte Hummerfallen auf ihre Reparatur warteten. Vor einem Haus spielten zwei Kinder in einem ausrangierten Ruderboot. Dann fuhren sie an ein paar neuen, sehr beeindruckenden Häusern vorbei: private Ferienhäuser. Eliza betrachtete alles mit den Augen einer Touristin. Es war kein Wunder, dass die Leute von überall hierherkamen – es war wirklich eine wunderschöne Gegend. Der eiskalte Atlantik, die nach Butter duftenden Hummer-Burger, der Blaubeerkuchen. *Ein schöner Ort, um Urlaub zu machen, aber leben möchte ich hier nicht!* Sagte man nicht so?

Plötzlich hatte sie Phineas Tarbox' Gesicht vor Augen. Und sie sah Rob wieder vor sich, wie er sich aufrecht hinsetzte und energisch verkündete: »Vormund wird meine Mutter.« Eliza umklammerte das Lenkrad fester.

Sie kamen an der alten Sardinenkonservenfabrik, die mittlerweile geschlossen war, ein paar Antiquitätenläden, einem Wegweiser zu einer Töpferei in Machias und schließlich an der Highschool vorbei.

»Highschool.« Eliza seufzte.

»Ja.« Mary nickte.

»Und tschüss. Auf Nimmerwiedersehen«, rief Eliza, und Mary lachte leise und offenbar zustimmend. »Hm …« Eliza redete weiter. »Geht man in der Highschool immer noch zur Landzunge, um Bier mit Eis zu trinken?«

»Wahrscheinlich.« Mary klang so wehmütig, dass Eliza fast die Tränen kamen.

»Dieser Part hat mir gefallen«, sagte Eliza. »Unter anderem.« Sie teilte ihre Highschool-Zeit in zwei Phasen: die, bevor sie mit Russell zusammen gewesen war, und die danach. »Aber der Rest …«

»Ja.«

»Das Gute ist, dass es nur vier Jahre dauert.«

»Stimmt.«

Da sie außerhalb des Stadtgebiets schneller fahren durften, gab es außer ein paar Bäumen und ab und zu einer Abzweigung, die zu irgendeinem Haus führte, nicht viel zu sehen. Eliza zeigte Mary gerade, wo zwei ihrer Highschool-Freundinnen gewohnt hatten, als Mary, die höflich zugehört hatte, plötzlich sagte: »Was würdest du tun?«

Eliza war über die Frage erstaunt. »Was würde ich wann tun?« Kaum hatte sie es ausgesprochen, wusste sie, worum es ging.

»Wenn du an meiner Stelle wärst.«

Eliza räusperte sich und hielt den Blick auf die Fahrbahn gerichtet. »Wenn ich du wäre, jetzt, in deiner Situation?«

»Ja«, bestätigte Mary energisch. »Was würdest du an meiner Stelle tun? Niemand will es mir sagen. Ich brauche einfach jemanden, der mir sagt, *was ich tun soll.*«

»Nun ja«, begann Eliza vorsichtig. »Das kommt darauf an.«

»Ich dachte mir schon, dass du so etwas sagen würdest.«

Eliza hatte das Gefühl, als hätte Mary sie geohrfeigt. »Wie meinst du das?«

»Ich meine, ich wusste, dass du etwas Vages sagen würdest. Weil du selbst nie so dumm wärst, dich in so eine Lage zu bringen. Du weißt nicht, wie das ist.«

Eliza sah Mary kurz an. Sie fuhren gerade am *Jordan's* vorbei. »Dort gibt es die besten Rootbeer-Floats auf der Welt.«

Mary nickte, und sie schwiegen beide. »Entschuldige bitte. Was ich gerade gesagt habe, war gemein.«

»Schon okay.« Eliza überlegte eine Weile. »Ich kann verstehen, wie du dich fühlst.«

»Ja? Also, worauf kommt es an?«

»Tja, am wichtigsten ist die Frage: Wie steht der Vater zu der ganzen Sache?« Eliza dachte daran, was Russell im *Wheelhouse* zu ihr gesagt hatte: dass mit Josh irgendetwas nicht stimmte.

»Ich habe es ihm noch nicht gesagt.«

Sie schwiegen wieder. Jetzt waren sie kurz vor Ellsworth. Eliza wartete darauf, dass Mary weiterredete, und irgendwann gestand das Mädchen leise: »Er ist manchmal so seltsam …«

Eliza erschrak. »Wie denn?«

»Einfach … seltsam. Man kann ihm dann nichts recht machen. Du musst übrigens hier rechts abbiegen, und dann geht es links zum Parkplatz.«

Das GPS verkündete: »Sie haben Ihr Ziel erreicht.«

Familienplanung stand auf dem Schild vor dem Gebäude. *Vorsorgeuntersuchung*. Eliza sah Mary an, die ihrem Blick auswich.

Eliza ermahnte sich, behutsam vorzugehen. Dieses Mädchen war nicht ihre Tochter, und es stand ihr in Wahrheit nicht zu, ihm einen Rat zu geben. »Lass mich dich eines fragen«, sagte sie. »Warum bist du mit ihm zusammen?«

Mary zuckte mit den Schultern. »Weil ich nicht weiß, wo ich sonst hinsoll, glaube ich.«

Eliza konnte nicht fassen, wie rasch die Wut in ihr hochkochte, so schnell wie eine züngelnde Flamme. »Das ist eine furchtbare Antwort, Mary. Das ist ein furchtbarer Grund, mit jemandem zusammen zu sein.«

Mary biss sich in die Faust und nickte.

»Tut mir leid, wenn das gerade brutal geklungen hat«, fügte Eliza sanfter hinzu. »Aber es stimmt.«

Mary nickte wieder.

Das Mädchen war nur *vier Jahre älter als Zoe, nur sieben Jahre älter als Evie*! Eliza empfand es als ihre Pflicht, Mary noch eine Frage zu stellen – genau so, wie sie es von jedem erwartet hätte, dem sich Zoe oder Evie in einer ähnlichen Situation anvertrauten. (Lieber Gott, bitte mach, dass Zoe oder

Evie niemals in so eine Situation kommen.) Sie fragte: »Hat er dir jemals wehgetan?«

»*Nein*. Nein.« *Man kann ihm nur nichts recht machen.*

Doch Mary hatte gezögert, ehe sie geantwortet hatte, sie hatte eindeutig gezögert, also hakte Eliza nach. Dabei hielt sie den Blick geradeaus gerichtet – falls es Mary so leichter fiel, ehrlich zu antworten. »Glaubst du, er könnte dir mal wehtun?«

Mary zuckte wieder mit den Schultern. »Ich weiß nicht.«

»Aber du weißt auch nicht, dass er dazu *nicht* fähig ist.« Eliza hielt das Lenkrad noch immer umklammert, obwohl sich das Auto nicht bewegte. Sie sah zu, wie ihre Knöchel weiß wurden.

Keine Antwort.

Jetzt wandte sie sich zu Mary und sah sie an. »Mary, du weißt nicht, ob er nicht doch dazu fähig ist, stimmt das?«

Mary schaute Eliza in die Augen. »Ich schätze, das stimmt.«

»Dann musst du dich von ihm trennen. Sofort, Mary. Auf der Stelle. Das ist mein Ernst. Du kannst nicht bei jemandem bleiben, dem du nicht vertrauen kannst. Du kannst kein *Kind* mit jemandem haben, dem du nicht vertrauen kannst.«

»Ich komme zu spät.« Mary öffnete die Autotür und stieg aus.

»Warte!«

Mary wartete, eine Hand auf dem Außen-Türgriff des Audis. Ihr hingen die Haare ins Gesicht, und wenn Eliza ihre Mutter gewesen wäre, wäre sie jetzt ausgestiegen und hätte dem Mädchen die Haare hinters Ohr gestrichen. Und dann hätte sie ihr die Hände auf die Schultern gelegt und gesagt, dass alles gut werden würde.

Aber würde es das wirklich?

Eliza seufzte. »Ich wünschte, ich könnte dir diese Entscheidung abnehmen, Mary, aber das kann ich nicht.«

»Ja, ich weiß.« Irgendetwas an Marys Gesichtsausdruck veränderte sich: Ihre Züge wurden plötzlich entschlossen. *Erwachsen*, wenn man so wollte. Sie presste die Lippen zusammen.

»Aber ich kann dir versichern, dass …« Eliza brach ab. Sie war sich nicht sicher, was sie als Nächstes sagen wollte.

Mary schaute sie durch die Haare, die ihr in die Stirn hingen, an. Ihre Entschlossenheit wich einem hoffnungsvollen Ausdruck, der Eliza beinahe aus der Fassung brachte. »Was denn?«

Eliza räusperte sich. »Ich kann dir versichern, dass es viele verschiedene Möglichkeiten gibt, damit alles gut wird.« Mary sagte nichts, doch sie sah Eliza unverwandt an. »Verstehst du? Du brauchst nichts zu sagen. Nick einfach, wenn du etwas damit anfangen kannst.«

Mary nickte.

»Übrigens, du irrst dich, Mary. Ich weiß sehr wohl, wie es ist.« Mary machte ein überraschtes Gesicht. »Ich weiß es wirklich. Ich war in der gleichen Situation, in der du jetzt bist. Ich war fast gleich alt wie du.«

»Und was hast du getan?«

Eliza seufzte und verschränkte die Hände am Lenkrad. »Nun ja, ich habe kein Kind, das neunzehn ist, wenn du verstehst, was ich meine.« Mary sah Eliza mit zugekniffenen Augen an, nickte langsam und trat einen Schritt zurück, um die Autotür zu schließen. Eliza sagte: »Ich warte hier, bis du fertig bist.«

»Danke«, erwiderte Mary. »Danke vielmals.«

Als Mary weg war, schob Eliza den Sitz zurück und streckte die Beine aus. Rob würde einen Anfall bekommen, wenn er wüsste, dass sie nach dem Joggen und ohne zu duschen in seinem teuren Auto herumfuhr. Eigentlich müsste sie auf einem alten Handtuch sitzen – wie ein Hund. Sie würde den Sitz abwischen, wenn sie wieder in Little Harbor war.

Sie machte das Schiebedach auf, hielt ihr Gesicht in die herrliche Sommersonne und versuchte, nicht an die Geister der

Vergangenheit zu denken. Rob würde auch einen Anfall bekommen, wenn er wüsste, dass sie sich gerade eine siebzehnjährige, schwangere Zoe vorstellte. Sie sollte versuchen, damit aufzuhören.

Zoe, deren größtes Problem derzeit war, wie viele Leute ihren letzten Instagram-Post gelikt hatten. Zoe, bei der jene Backenzähne, die man eigentlich mit zwölf bekam, immer noch nicht zu sehen waren, obwohl sie schon dreizehn war.

Warum gelang es einem als Mädchen so leicht, sich in Schwierigkeiten zu bringen?

Und warum sagte man so dazu: *sich in Schwierigkeiten bringen*? Als wäre daran nur *eine* Person beteiligt, also nur das Mädchen? In was für einer Welt lebten sie eigentlich? Eliza hätte der Welt am liebsten einen Kinnhaken verpasst. Doofe Welt.

27. KAPITEL

Barton, Massachusetts

Rob

Rob war mit den Hühnern aufgestanden – sogar *vor* den Hühnern. Jetzt war er mit dem Auto unterwegs, um Bagels für die Mädchen zu holen, die noch fest schliefen wie die Murmeltiere. Als er vorhin nach seinen Töchtern geschaut und gesehen hatte, wie unschuldig und verletzlich sie im Schlaf wirkten, war ihm ganz warm ums Herz geworden. Zoe hatte brav ihr iPhone ausgeschaltet, bevor sie eingeschlafen war, und Evie hielt ihren riesigen Hasen so fest im Arm, als wäre er ein Rettungsfloß und sie eine schiffbrüchige Prinzessin, die gerettet werden muss. Rob hatte etwas Nettes für die Mädchen tun wollen. Etwas Fürsorgliches, etwas, das Eliza sich hätte einfallen lassen, wenn sie da gewesen wäre. Alles, was ihm einfiel, waren frische Bagels aus dem Café in der Innenstadt. Später am Tag würde er nach Naples fahren und sich den neuen Parkettboden ansehen, den Mrs. Cabot sich ausgesucht hatte. Und Judith hatte einen Termin beim Friseur, den sie schon vor Wochen ausgemacht hatte und *auf keinen Fall* absagen konnte. Er hatte sich überlegt, die Mädchen zu bitten, allein zu Hause zu bleiben, statt mit ihm mitzufahren. Bagels würden ihnen vielleicht ihr *schweres Schicksal* versüßen.

Eliza wäre wahrscheinlich mit seiner Entscheidung nicht einverstanden gewesen. Sie ließen die Mädchen manchmal allein, wenn sie beide kurz in die Stadt fuhren, aber Eliza rief immer einen Babysitter, wenn sie außerhalb von Barton zu tun hatten. Deirdre konnte er nicht gut um Hilfe bitten – sie würde es vielleicht falsch verstehen. Außerdem würde den Mädchen schon nichts passieren. Er würde streng sein. Kein Schwimmen. Begrenzte Fernsehzeiten. Jede musste drei Aufgaben im Haus erledigt haben, bis er wieder zurück war. Er würde Zoe Geld geben, damit sie auf Evie aufpasste. Dann würde er Evie – die es hasste, wenn ihre eigene Schwester Babysitter spielte – Geld geben, damit sie Zoe gehorchte. Evie würde er nichts von dem kleinen Arrangement mit Zoe erzählen. Es war der perfekte Deal, schlau eingefädelt. Und dann würden da ja noch die Bagels sein.

Eliza würde das mit den Bagels natürlich besser hinkriegen. Sie kannte die jeweiligen Lieblingssorten der Mädchen und wusste, ob sie sie lieber getoastet mochten und was sie gerne draufhätten. Rob hatte von alldem keine Ahnung. Um seine Unwissenheit wettzumachen, würde er von jeder Sorte einen kaufen plus zwei große Tuben Cream Cheese, eine normal, eine aromatisiert. Erdbeere.

Moment, was war, wenn beide die gleiche Sorte Bagel mochten und ihm unterstellten, er würde eine von ihnen bevorzugen, weil er nur einen von jeder Sorte gekauft hatte? Besser, er kaufte von allen Sorten zwei. Zoe war derzeit so *empfindlich*.

Alleinerziehend zu sein war anstrengend. Außerdem vermisste er Eliza schrecklich – er wünschte, er könnte mehr für sie und auch für Charlie tun.

Er war so in Gedanken versunken, dass er einfach ohne anzuhalten über den Fußgängerüberweg auf der Maine Street fuhr und eine Frau und ihren schwarzen Labrador, die beide am Straßenrand warteten, total übersah. Fast alle in Barton besaßen einen schwarzen Labrador – er hätte das Wappentier der Stadt sein können –, und er hatte die Frau zu flüchtig aus dem Augenwinkel wahrgenommen, um zu wissen, ob er sie kannte oder nicht. Sie hätte eine von Elizas Freundinnen sein können, die Elizas Auto erkannt hatte und den Vorfall brühwarm allen weitererzählte: *Robert Barnes hätte fast meinen Hund überfahren.*

Er sollte es ab jetzt besser besonnener angehen lassen, sonst würde alles Mögliche auf Eliza zurückfallen.

Genauso wurde das Leben nämlich zu einer Abwärtsspirale, das war erwiesen: ein Fehler, der vielleicht harmlos wirkte, gefolgt von noch einem und noch einem, und ehe man wusste, was los war, überfuhr man schwarze Labradors und ihre Besitzerinnen auf dem Fußgängerüberweg und küsste die Freundinnen seiner Frau in schummrigen Kneipen. Höchstwahrscheinlich hatte es sogar bei Bernie Madoff mit einem einzigen moralischen Fehltritt begonnen, mit etwas Kleinem, relativ Harmlosem. Tja, und ab dann lief man Gefahr abzurutschen. Die Straße der moralischen Integrität war sehr, sehr glatt.

Rob fuhr weiter Richtung Innenstadt, bis er bei einer roten Ampel vor St. Matthew's, der katholischen Kirche in Barton, anhalten musste. Rob war protestantisch erzogen und hatte gelegentlich den Gottesdienst in der Trinity Church in der Back Bay in Boston besucht, doch als Architekt schätzte er schöne, schlichte Kirchen. St. Matthew's war eine typische New-England-Kirche aus dem 18. Jahrhundert, weiß, mit einem Kirchturm in der Mitte und einem großen goldenen Kreuz über dem Portal. Klassisch. Die Grünflächen waren einfach und elegant gestaltet, sehr gepflegt und von einer niedrigen, hübschen Steinmauer umgeben. Man hatte sowohl einjährige als auch winterfeste Pflanzen gesetzt: Taglilien, Löwenmäulchen und eine ordentliche Reihe Buntnesseln.

Rob liebte diese Steinmauern. Er liebte die Geschichte dahinter, über die er etwas während seines Architekturstudiums gelernt hatte. Anfangs hatte man die Steine – die in New England erstmals nach rascher Abholzung durch Frosthub auf den Äckern an die Oberfläche gekommen waren – auf den Farmen einfach auf einen Haufen gekippt. Praktisch entsorgt. Das, was man dann aus diesem *Schutt* später gemacht hatte, waren allerdings wahre Kunstwerke. Rob bewunderte Menschen, die einen Steinhaufen sahen und etwas Schönes darin erkannten. Mo Francis errichtete überall diese Steinmauern, wenn seine Kunden ihn ließen. Manchmal ließen sie ihn nicht.

Rob saß für einen Moment einfach nur da – es waren keine anderen Autos auf der Straße – und dachte über die Gartengestaltung für die Cabot Lodge nach. Er würde Mrs. Cabot empfehlen, ihren Landschaftsarchitekten zu beauftragen, auch ein paar Buntnesseln zu pflanzen, die würden wunderbar mit dem Blau des Sees kontrastieren. In diesem Augenblick sah er jemanden, der ihm bekannt vorkam, aus dem Seitentor der Kirche treten und eilig zum Parkplatz gehen. Die Frau hatte den Kopf gesenkt, als wollte sie nicht gesehen werden. Rob erkannte sie aus der Ferne trotzdem an den schmalen Schultern und den Beinen.

Deirdre!

Robs Hände wurden feucht und glitten vom Lenkrad. Er schaute in den Rückspiegel. Hinter ihm kamen keine Autos, also fuhr er rechts ran. Er hatte bis jetzt nicht gewusst, dass Deirdre katholisch war. Und selbst wenn er es gewusst hätte, wäre er nie auf die Idee gekommen, sie könnte so gläubig sein, dass sie in die Messe ging. Schon gar nicht an einem Donnerstagmorgen. Dann sah Rob das Schild vor der Kirche. Unter den Terminen für die Gottesdienste stand: *Beichte, werktags um 6 Uhr 30.*

Deirdre war bei der Beichte gewesen!

Hatte ihre *Sünden* gebeichtet.

Hatte Rob gebeichtet.

Rob war eine Sünde.

Jetzt hatte er ein noch schlechteres Gewissen. Sicher, die Initiative für den Kuss war von Deirdre ausgegangen. Er war wegen des Streits mit Eliza schlecht drauf gewesen. *Du arbeitest nicht mit deinen Händen.* Es war ihm an dem Abend in der Kneipe auch deshalb nicht gut gegangen, weil er ständig daran gedacht hatte, dass Eliza in ihrer Heimatstadt war und Zeit mit ihrem Highschool-Freund verbrachte. Außerdem hatte er sich Sorgen um den Bau der Cabot Lodge gemacht. Das alles – und natürlich die vielen, vielen Biere – hatte ihn geschwächt. Aber *er* war es gewesen, der von der Weihnachtsparty bei den Colemans angefangen hatte. *Er* hatte das Thema angeschnitten. Insofern war das, was geschehen war, in gewisser Hinsicht auch seine Schuld. Und jetzt schlich sich Deirdre morgens um Viertel vor sieben aus der Kirche, nachdem sie ihrem Pfarrer alles erzählt hatte. Rob war nicht nur indirekt dafür verantwortlich, dass Deirdre etwas zu beichten hatte, er hatte auch Eliza hintergangen.

Half es, dieses Beichten? War Reue wie ein verdorbener Magen, der einem so lange wehtat, bis man die zwei letzten Mahlzeiten wieder von sich gegeben hatte und sich dann sofort besser fühlte?

Er stieg aus, lief über die Straße und rief Deirdres Namen. Sie drehte sich um, und als sie ihn sah, runzelte sie die Stirn. Ihre Kleidung war konservativ: eine beigefarbene Hose, eine Bluse und eine Weste mit einem Rüschenkragen. »Was tust du denn hier?«, fragte sie erstaunt.

»Bagels«, sagte er lapidar, und Deirdre nickte, als würde das eine Wort alles erklären. »Hör mal«, fuhr er fort, »ich glaube, wir sollten reden.«

»Ich habe gestern versucht, dich anzurufen. Hab dich nicht erreicht.«

»Ich hatte … viel zu tun.«

»Mhm.« Deirdre schaute ihn mit zugekniffenen Augen an. Sie war nicht geschminkt, wodurch sie gleichzeitig älter, aber irgendwie auch jünger wirkte als an dem Abend in der *Hafenratte.* »Worüber … worüber willst du denn reden?«

»Tja, über das, was passiert ist, schätze ich.«

Deirdre räusperte sich. »Du hast mich geküsst – das ist passiert.«

»Wie bitte?«

»Du hast mich geküsst, Rob.«

»Was? Nein, hab ich nicht. Du hast mich geküsst.«

»Nein.«

»Warum bist du dann beichten gegangen, wenn du deiner Meinung nach nichts falsch gemacht hast?«

»Woher weißt du, dass ich beichten war?«

Er deutete mit dem Kopf auf das Schild vor der Kirche.

»Und woher willst du wissen, was ich gebeichtet habe? Vielleicht habe ich andere Sünden begangen, Rob. Vielleicht sogar viele.« Sie wickelte sich fester in ihre Weste. »Egal. Und schließlich haben wir ja nicht …«, sie senkte die Stimme und sah sich um, »miteinander *geschlafen*.«

»Um Gottes willen, *nein*!«, rief Rob. »Es war ein alberner Kuss, sonst nichts.«

Deirdre kaute auf ihrem Daumennagel herum. »Also bitte, du brauchst nicht so zu tun, als wäre die Vorstellung, mit mir zu schlafen, furchtbar.« Sie deutete auf ihren braun gebrannten, sportlichen Körper.

»Tu ich ja nicht. Aber es *ist* irgendwie furchtbar, weil ich *verheiratet* bin.«

»Du hast gerade so ausgesehen, als hätte ich vorgeschlagen, Nacktschnecken zu essen.«

»Das stimmt nicht.«

»Doch. Wirst du es Eliza erzählen?«

Auf einem Baum zwitscherte ein Vogel auf eine Art und Weise, die wahrscheinlich flötengleich und idyllisch war, aber Rob empfand es in seinem aufgewühlten Zustand als aggressiv. »Auf keinen Fall. Erzählst *du* es ihr?«

»Nein.« Sie verschränkte die Arme.

Ein weiterer Vogel fing zu zwitschern an, dann noch einer (diese Angeber.) Deirdres Antwort ließ keinen Spielraum für irgendwelche Interpretationen zu.

Rob dachte an Charlies Tumor. Sogar mit Behandlung lag die Rezidivrate fast bei hundert Prozent. Er dachte daran, dass der Tumor auf jenen Teil des Gehirns drückte, in dem sich das Sehzentrum befand. Die Tatsache, dass Charlie sich nicht behandeln lassen wollte, trieb Eliza in die Verzweiflung: als ehemalige Medizinstudentin, als Tochter und als jemand, der davon überzeugt war, dass man erst aufgeben durfte, wenn alle Möglichkeiten ausgeschöpft waren. »Nein, auf keinen Fall«, wiederholte er. »Es ist schlimm genug, dass ich es hinter ihrem Rücken getan habe. Ich sehe keinen Grund, sie auch noch damit zu belasten. Wegen nichts.«

Deirdre nickte langsam. »Du solltest dich besser beeilen, die Bagels mit Zimt und Rosinen gehen immer ganz schnell weg.«

»Wie bitte?«

Deirdre seufzte. Es war dieses resignierte Seufzen, mit dem Frauen seit Menschengedenken auf Männer reagierten. »Zimt und Rosinen, Zoes Lieblingsbagels.«

»Richtig«, meinte Rob, »weiß ich doch. Selbstverständlich weiß ich, was ihre Lieblingsbagels sind. (In Wahrheit hatte er geglaubt, es wären die mit Sesam.) Und Evie mag die normalen.«

»Mochte die normalen«, korrigierte sie ihn. »Jetzt mag sie alle.«

Gab es denn gar keine Gnade für einen Dad, der versuchte, sein Bestes zu geben?

»Bevor ich gehe …«, sagte Rob.

»Ja?«, unterbrach Deirdre ihn so schnell und hoffnungsvoll, dass es ihm einen Stich ins Herz versetzte.

»… wollte ich dich fragen, ob du zufällig meinen Glücksbringer gefunden hast. Diese Münze. Weißt du, ob sie mir zufällig aus der Hosentasche gefallen ist, als wir uns …« Er beschloss, das Verb nicht auszusprechen. »Als wir in deinem Auto waren?«

»Du hast einen Glücksbringer?«

»Ja.« Wie schlecht Deirdre ihn kannte, nach so vielen Jahren! »Es ist eine Zehn-Baht-Münze. Aus Thailand. Von meinem Dad, als ich klein war.«

»Ach so.« Ihr Gesichtsausdruck wurde weicher. »Nein, tut mir leid, ich habe sie nirgends gesehen.«

»Na gut, also dann, tschüss, Deirdre.«

»Tschüss, Rob.«

Sie ging zu ihrem Wagen und er zu seinem. Dann rief sie seinen Namen, und er drehte sich um. »Keine Sorge, Rob«, sagte sie. »Das, was ich gesagt habe, war mein Ernst. Ich mache jetzt nicht auf *eine verhängnisvolle Affäre*. Ich werde nicht euer Kaninchen in den Kochtopf werfen.«

»Das habe ich auch nicht angenommen.« Er machte eine kurze Pause. »Wir haben nicht mal ein Kaninchen.«

Deirdre drehte sich zum Parkplatz um, richtete den Funkschlüssel auf ihren Chevrolet Tahoe und drückte die Aufsperrtaste, bis der Wagen piepte.

»Eine Sache noch«, sagte Rob, und sie wandte sich mit so erwartungsvoller Miene um, dass er innerlich zusammenzuckte. »Hat es geholfen?«

»Was?«

»Das Beichten. Hat es geholfen? Fühlst du dich jetzt besser?«

Sie sah ihn lange an. »Nein«, antwortete sie schließlich, »nein, ich fühle mich nicht besser. Ich fühle mich wie die schlechteste Freundin auf der ganzen Welt und wie eine schreckliche Ehefrau. Ich fühle mich beschissen.«

Zweieinhalb Stunden später hielt Rob in der Cabot Lodge ein Stück des Parkettbodens in seinen (Sünder-)Händen, den Mrs. Cabot in Vermont entdeckt hatte.

Das Parkett war traumhaft schön, das musste man Mrs. Cabot lassen.

»Es stammt aus einem Schloss in Nordengland, das im 18. Jahrhundert erbaut wurde«, erklärte Mrs. Cabot gerade. »Moment, ich habe mir den Namen des Schlosses irgendwo aufgeschrieben. Ich suche nur schnell …« Sie griff in ihre riesige *Louis Vuitton*-Handtasche und kramte darin herum. »Ich finde den Zettel nirgends! Vorhin, als ich von zu Hause weggefahren bin, war er noch da, das weiß ich genau.«

»Macht nichts«, meinte Rob. »Sie können es mir später sagen.«

Weder Ruggman noch der Bautechniker schienen die Tatsache, dass sie Platz für die zusätzlichen zweieinhalb Zentimeter schaffen mussten, in dem Ausmaß zu stören, wie Rob angenommen hatte. Andererseits sah man Ruggmans dickem, faltigem Gesicht selten irgendeine menschliche Regung an: Er hätte sowohl Rob als auch Mrs. Cabot gerade verfluchen können, und sie hätten es nicht gemerkt.

Ruggman grunzte zweimal, als er das Stück Parkett in seinen riesigen Pranken hin und her drehte, dann machten er und der Bautechniker sich sofort an die Arbeit. Sie steckten die Köpfe zusammen wie zwei Politik-Strategen, Ruggman tippte irgendeine Nummer in sein Handy, und danach gingen die beiden im braunen Matsch, aus dem einmal der Garten der Cabot Lodge werden würde, auf und ab.

»Mark sagt, dass sich die Fertigstellung seiner Meinung nach dadurch nicht verzögert«, sagte Mrs. Cabot.

»Hm«, entgegnete Rob zurückhaltend. Er war nicht dieser Meinung. Beging Ruggman den fatalen Fehler, einer Auftraggeberin zu sagen, was sie hören *wollte*, und nicht das, was sie hören *musste*? Möglich war es. Sogar sehr wahrscheinlich. Alle taten das gelegentlich. Er selbst tat es seit Monaten.

Mrs. Cabot lächelte und seufzte zufrieden. »Mark ist wirklich großartig, finden Sie nicht, Rob? Unglaublich pragmatisch, ein echter Macher.«

Ruggman stand mit dem Rücken zu Rob und Mrs. Cabot und telefonierte. Man konnte seinen Gesichtsausdruck nicht sehen.

»Unglaublich.« Rob nickte zustimmend und verdrehte innerlich die Augen. »Zweifellos.«

»Mit diesem Parkettboden werde ich mir vorkommen wie Lady Grantham. Ich kann nicht glauben, dass ich ihn gefunden habe.«

Rob sagte nichts dazu. Er betrachtete den abschüssigen Teil des Grundstückes, der zum Seeufer hinunterführte. Man sah zwei Kinder am Steg spielen, der zum Nachbarhaus gehörte. Die beiden erinnerten ihn an seine eigenen Kinder. Er sollte sie anrufen und sich vergewissern, dass alles in Ordnung war. Er wandte sich wieder Mrs. Cabot zu und überlegte, wie er das Gespräch am besten beenden konnte.

»Gucken Sie *Downton Abbey*?«, erkundigte sich Mrs. Cabot.

»Wie bitte? Nein. Nein, ich nicht, aber Eliza, glaube ich. Genau, sie guckt es. Ist das das mit dem britischen Akzent?«

»Richtig.« Mrs. Cabot sah heute ganz anders aus als sonst. Sie sah, in Ermangelung eines besseren Worts, *glücklich* aus. »Ich glaube, ich würde mich gar nicht wie Lady Grantham fühlen. Die wohnt ja woanders, in einem kleineren Haus, und ich bin mir nicht sicher, ob es dort auch Parkett gibt. Ich wäre eine von den Crawleys.«

Ein Teil des abschüssigen Geländes würde aufgeschüttet werden, sobald der Bau der Terrasse begann. Rob erlaubte sich, sich die fertige Terrasse vorzustellen: die Laternen, die Thanksgiving-Vorspeisen, die auf den Tischen im Freien hübsch arrangiert waren … Diese Tische waren – ebenso wie das ganze andere Mobiliar – bereits in ein Möbellager geliefert worden und warteten dort, Bekanntschaft mit Mrs. Cabots Allerwertestem und dem ihrer Nachfahren und Nachnachfahren zu machen.

Rob hatte die Pläne für den Außenbereich nicht dabei, aber ihm kam es so vor, als würde der Rand der Terrasse näher am See sein, als er sein sollte. Er machte sich gerade Sorgen darüber, als Mrs. Cabot sich näher zu ihm stellte. Eine andere Perle der Weisheit von Mo Francis: *Vertrau auf dein Bauchgefühl. Wenn es dir so vorkommt, etwas ist falsch, dann ist es das wahrscheinlich auch.*«

Er schob den Gedanken beiseite. Mo Francis hatte nicht *immer* recht gehabt.

»Sie waren immer so ein guter Junge, Robbie«, sagte Mrs. Cabot. »Ich weiß noch, wie Ihr Vater nach Thailand gezogen ist und Ihre Mutter ein nervliches Wrack war. Sie waren ihr so ein großer Trost. *So* ein großer Trost.«

Rob hatte es anders in Erinnerung. In seiner Erinnerung war Judith eine teure Flasche Gin ein größerer Trost gewesen als er.

»Wissen Sie, Robbie, ich habe eine Freundin, die sich hier oben ein ähnlich großes Haus bauen möchte.«

Rob horchte auf. Mrs. Cabot hatte diese geheimnisvolle Freundin schon öfter erwähnt, aber weder einen Namen genannt noch Rob eine Telefonnummer gegeben. Sie hatte die Existenz dieser Freundin immer vor seiner Nase hin und her baumeln lassen wie einen Köder. Von Ruggman wusste er, dass am Seeufer ein paar Grundstücke zum Verkauf standen. Und von Ruggmans Assistentin Sharon, deren Schwester bei *Sebago Immobilien* arbeitete, wusste er, dass es viele Interessenten, aber keine Angebote gab.

»Nadine Edwards«, sagte Mrs. Cabot.

Endlich ein Name! dachte Rob. Er machte sich eine gedankliche Notiz. Nachher würde er Nadine Edwards gleich googeln.

28. KAPITEL

Barton, Massachusetts

Deirdre

Deirdre war mit dem Auto unterwegs zur Post, um die Einladungen für ihre Benefizgala aufzugeben. Viele Leute verschickten heutzutage alles per E-Mail, sogar bei großen, wichtigen Veranstaltungen, doch Deirdre war nicht der Meinung, dass eine Mail – egal, wie elegant sie gestaltet sein mochte – die gleiche Wirkung hatte wie eine Einladung, die man in der Hand halten konnte. Sie glaubte an altmodisches, cremefarbenes, dickes Papier mit eleganter Schrift – *Adagio* oder *Belluccia* –, das man mit einem Magneten an den Kühlschrank oder an die Pinnwand in der Küche heften konnte; etwas, an dem man mehrmals am Tag vorbeiging und bei dessen Anblick man sich voller Vorfreude daran erinnerte, dass ein großes Event bevorstand.

Deirdre stellte ihren Tahoe an der Main Street unweit des Postamts ab. Sie nahm gerade die Tasche mit den Einladungen vom Beifahrersitz, als sie hörte, dass jemand sie rief. Oh Gott, sie wusste sofort, dass es Sheila Rackley war. Sheilas schrille Stimme, die immer wie eine Geige mit einer gerissenen Saite klang, war unverkennbar. Deirdre winkte kurz und eilte weiter Richtung Post, doch Sheila hatte sie bald eingeholt und stellte sich ihr jetzt in den Weg wie ein Verkehrspolizist. Deirdre war gezwungen, sich zu entscheiden – sollte sie stehen bleiben oder weitergehen und mit Sheila zusammenstoßen? Deirdre blieb stehen.

»Na, was hast du denn da?«, erkundigte sich Sheila außer Atem. Sie hatte Trainingsklamotten und Laufschuhe an und joggte auf der Stelle.

»Einladungen, für die Gala.«

»Oooooooh, ich hoffe, da ist eine für mich dabei!«

»Selbstverständlich«, entgegnete Deirdre widerwillig. »Du bist schließlich im Dekorationsteam, da werde ich dich doch nicht *nicht* einladen.«

»Der Tag steht seit einer Ewigkeit in meinem Terminplaner.« Sheila tat so, als würde sie über Deirdres Kopf etwas in die Luft schreiben.

»Fein. Tja, ich …« Deirdre versuchte, an Sheila vorbeizugehen, doch Sheila machte ihre Bewegungen spiegelgleich nach, als würden sie beide ein paar komplizierte Tanzschritte einstudieren, und redete einfach weiter. »Warum hast du dich eigentlich für Ostafrika entschieden? Das wollte ich dich schon immer mal fragen.« Sie sah Deirdre mit zugekniffenen Augen an. »Warst du mal für ein Auslandssemester dort?«

Nein, Deirdre hatte ihr Auslandssemester in Florenz verbracht, wo sie intensiv Chianti studiert hatte.

In Wahrheit war Deirdre sich nicht hundertprozentig sicher, warum sie sich für Ostafrika entschlossen hatte. Auf der Welt gab es viele Regionen, die vom Krieg verwüstet worden waren und in denen die Menschen in unfassbarem Elend lebten. Sie hätte sich für Indien oder Bangladesch entscheiden können oder auch den Irak oder Afghanistan.

Vielleicht, weil die Namen der ostafrikanischen Staaten wie Poesie klangen, wenn man sie hintereinander aussprach.

Burundi, Dschibuti, Eritrea.

Äthiopien, Südsudan, Tansania, Uganda.

Und auch, weil die Kinder auf den *Ostafrika braucht dich*-Plakaten ihr Herz berührt hatten und ihr nicht mehr aus dem Sinn gingen.

Aber das alles konnte sie Sheila Rackley schwer begreiflich machen.

Sheila hatte ihr Handy in die Hand genommen und während

des Gesprächs mit Deirdre angefangen, darauf herumzutippen. Diese Frau war wirklich unerträglich. Warum hatte Deirdre sie bloß ins Dekorationsteam geholt? Konnte Sheila überhaupt dekorieren?

»Kristi hält Sofia ja ganz schön auf Trab, wie man hört!« Sheila starrte auf ihr Handy und tippte weiter vor sich hin.

»Sieht so aus, ja«, meinte Deirdre. Es war ein klarer, sonniger Morgen – sie hatte ihre Sonnenbrille immer noch auf, obwohl Sheila sich ihre bei der Begrüßung in die Haare geschoben hatte. Der dunkle Ansatz ihrer blonden Haare war deutlich zu erkennen.

»Ich weiß nicht«, fuhr Sheila fort, »wie du es aushältst, Sofia in den Ferien so selten zu Gesicht zu bekommen.«

Deirdre schaute nach links und nach rechts – weit und breit keine Spur von Sheilas Kindern.

»Lass das, Sheila.«

»*Wie bitte?*«

»Werde endlich erwachsen. Wir sind nicht mehr siebzehn, du kannst dir deine provokanten Anspielungen sparen.« Deirdre strich über die Einladungen.

»Ich wollte doch nur mit dir *plaudern*!«

»Mhm …«

»Echt!« Sheilas Handy summte, und sie schaute auf das Display.

»Entschuldige mich, Sheila.« Deirdre ging zielstrebig an ihr vorbei zur Post, um endlich ihre schönen Einladungen aufzugeben.

29. KAPITEL

Little Harbor, Maine

Eliza

»Darf ich dir einen Kaffee spendieren?«, fragte Eliza.

Russell sah kurz zu ihr auf, dann konzentrierte er sich wieder auf den Knoten, mit dem er das Ruderboot an der Boje am Ende des Stegs vertäute. »Nachmittags trinke ich keinen Kaffee, sonst bleibe ich die halbe Nacht wach, das weißt du doch.«

»Ich kann nach Mittag auch keinen Kaffee mehr trinken, dabei bin ich nicht mal Hummerfischer.«

»Aber du bist ein toller Helfer.«

»Nicht wirklich.« Eliza schaute zum Himmel hinauf. Bis auf ein paar vereinzelte Wölkchen war er klar und blau. Eliza hatte keine Ahnung, welche Art von Wolken es war, aber sie war überzeugt, dass Zoe, die angehende Wissenschaftlerin, es gewusst hätte. »Dann vielleicht ein Bier?«

Er lachte. »Hältst du das für eine gute Idee ist, Eliza?«

Das Kotzen auf dem Parkplatz hinter Russells Pick-up … Die Schande, sich von ihm in diesem Zustand nach Hause bringen lassen zu müssen … »Die ganze Sache ist mir wirklich unangenehm. Tut mir echt leid. Man soll eben nicht so viel trinken, wenn man nichts verträgt.«

Er richtete sich auf. »Schon okay, Ich habe schon öfter erlebt, dass jemand zu viel getrunken hat. Auch du früher schon einmal.« Hatte er tatsächlich, und zwar in jenem Sommer vor dem letzten Highschool-Jahr, als sie nachts auf Turtle Island gezeltet hatten. Und noch ein paar andere Male. Russell grinste breit. Die anderen Fischer standen in kleinen Grüppchen herum oder gingen zu ihren Pick-ups, um heimzufahren. Zwei von ihnen,

Elton Cobb und Marton Young, schauten zu Eliza herüber und winkten. Sie fühlte sich nicht mehr fremd hier – langsam verwandelte sie sich wieder in eine richtige Einheimische.

Sie versuchte, nicht daran zu denken, wie Russell neulich abends im *Wheelhouse* unter dem Tisch ihre Hand gehalten hatte.

Sie musste daran denken, was sie kürzlich zu Rob gesagt hatte. *Du entwirfst Häuser auf dem Papier, die dann andere Leute mit ihrer Hände Arbeit bauen.* Wie hatte sie bloß etwas dermaßen Gemeines sagen können? Sie hatte ihn viermal angerufen, ehe er mit ihr geredet und schließlich ihre Entschuldigung akzeptiert hatte. Trotzdem hatte sie diese Bemerkung gemacht, daran ließ sich nichts mehr ändern. Sie konnte es nicht mehr rückgängig machen.

»Ich benehme mich«, versprach sie. »Du kriegst ein Bier, und ich trinke einen koffeinfreien Kaffee. Wir gehen ins *Cup*, dort gibt es nämlich beides.«

Neulich, als Eliza und Mary zu Marys Auto zurückgekommen waren, hatte Eliza über ihren Automobilklub eine Pannenhilfe gerufen. Nach fünfundfünfzig Minuten war ein Abschleppwagen aus einer Werkstatt in Gouldsboro eingetroffen und hatte Marys Auto Starthilfe gegeben. Wenn sie und Mary sich jetzt begegneten, lächelte Mary ihr nur schüchtern zu, und Eliza antwortete mit einem (wie sie hoffte) warmen Lächeln.

Nachdem Russell und sie sich ihre Getränke am Tresen im *Cup* geholt hatten, setzten sie sich. *Die Sache, über die sie nie reden würden,* stand im Raum. Eliza hatte sogar den Eindruck, als hätte sie sich einen Stuhl genommen und zu ihnen an den Tisch gesetzt. Eingeladen oder nicht, *die Sache* war da. Nun denn, dachte Eliza, bringen wir's hinter uns. Nach dem koffeinfreien Kaffee bestellte sie sich ein Glas Sauvignon blanc – flüssiger Mut mit ganz leicht blumigem Pfirsichgeschmack – und wartete, bis der erste Schluck seine Wirkung tat. »Weißt du noch, wie ich neulich gesagt habe, dass ich nicht daran denke?«, fragte sie schließlich.

Russell nickte. Eliza war froh, dass sie nicht deutlicher werden musste.

»Das stimmt nicht«, fuhr sie fort. »Ich denke sehr wohl daran.« Sie nahm noch einen großen Schluck gegen das brennende Gefühl in ihrem Herzen.

Russell sah sie unverwandt an und wartete.

Nun ja, ich habe kein Kind, das neunzehn ist, wenn du verstehst, was ich meine, hatte sie zu Mary gesagt.

»Ich denke daran. Ich habe nie aufgehört, daran zu denken. Als Zoe geboren wurde, habe ich ständig daran gedacht. Als sie zu früh auf die Welt gekommen ist, dachte ich, es ist die Strafe für das, was ich damals getan habe.«

»Eliza …«

»Nein, lass mich ausreden. Ich dachte, ich hätte es verdient. Sie war so winzig. So schutzlos und verletzlich! Wie ein Hummer, der sich gehäutet hat.«

Russell lächelte.

»Damals konnte ich an nichts anderes denken als: ›*Wenn irgendetwas mit diesem Baby nicht in Ordnung sein sollte, ist es allein meine Schuld*‹.«

Russells Hand auf dem Tisch zuckte – es sah fast so aus, als wollte er Elizas Hände berühren. Sie legte sie in den Schoß, aus Angst, sie könnten das Gleiche tun wollen. »Das war einer der Gründe«, fuhr sie fort, »aus denen ich mein Medizinstudium abgebrochen habe. Ich glaube, es war eine Art Selbstbestrafung – als würde ich das alles nicht verdienen, als würde ich jetzt den Preis bezahlen müssen.« Sie senkte den Blick. »Und du? Denkst du manchmal daran?«

Russell nahm einen großen Schluck Bier und gab keine Antwort.

»Nein«, sagte er nach einer Weile. »Ich habe es verdrängt, und dann habe ich Beatrice kennengelernt.«

»Beatrice Prince«, meinte Eliza und fügte leise hinzu: »Val hat immer gesagt: ›Gott sei Dank, dass er sie los ist.‹«

Russell ignorierte die Bemerkung. Er hatte mehr Stil als Eliza, in jeder Hinsicht. »Aber sie wollte keine Kinder«, erzählte er, »und das hat mir schwer zu schaffen gemacht. Du weißt ja, dass ich mir Kinder gewünscht habe, Eliza. Ich wollte immer eine Familie.«

Sie hatte das Gefühl, als hätte jemand mit einer Kombizange ein Stück ihres Herzens gepackt und würde jetzt daran herumzerren. »Wünschst du dir, wir hätten anders gehandelt?«

Er zögerte keine Sekunde. »Ja.«

»Wirklich?«

»Natürlich, Eliza, das hast du doch schon damals gewusst. Du wusstest, dass ich das Baby behalten und dich heiraten wollte.«

»Denkst du, wir haben einen Fehler gemacht?«, fragte sie vorsichtig.

»Ja.« Er trank einen Schluck Bier, stellte die Flasche auf den Tisch und strich mit den Fingern über das Etikett. »Ich habe es immer für einen Fehler gehalten. Aber du hast mich ja nicht gefragt. Du bist einfach dorthin gefahren.«

»Aber das wusstest du doch. Ich hab es dir gesagt.«

»Gesagt schon, aber du hast mich nicht gefragt.«

»Aber du wusstest es und hast mich trotzdem allein hinfahren lassen. Warum hast du mich einfach so nach Bangor fahren lassen? Ohne dich? Warum hast du mich überhaupt fahren lassen?« Das Wageninnere von Vals Honda Civic, der scharfe, antiseptische Geruch des Behandlungszimmers, der Arzt, der sich über sie gebeugt hatte … und Val, die ihr die Haare aus der Stirn gestrichen hatte, als es vorbei gewesen war.

»Ich war wütend«, erwiderte Russell. »Ich war so furchtbar

wütend, Eliza.« Er verschränkte die Finger und ließ die Gelenke knacken.

In Eliza stiegen jetzt mit Wucht die Erinnerungen hoch. Sie dachte an den Tag, als Rob Zoe vom Krankenhaus nach Hause gebracht hatte. Sie hatten den Autobabysitz auf den Esstisch gestellt und Zoe fasziniert betrachtet. Sie waren hingerissen von diesem perfekten kleinen Menschlein gewesen; gleichzeitig hatte die Verantwortung, die sie nun trugen, schwer auf ihren Schultern gelastet. Eliza dachte an Evies ersten Kindergartentag und an die Schleifen in ihren Zöpfen. Sie dachte an Judith, die »Wer heiratet denn im *Winter*?« gesagt hatte, als Eliza und Rob eine Dezemberhochzeit geplant hatten. Aber es war traumhaft schön gewesen: Die Brautjungfern hatten Fell-Muffs gehabt, der Festsaal im *Ritz* war wie ein Eispalast geschmückt gewesen, und im Stadtpark in Boston hatte die Weihnachtsbeleuchtung gefunkelt.

»Aber auch danach … hast du kein einziges Mal versucht, mich zum Bleiben zu überreden. Nie. Und du hast auch nie versucht, mich zum Heimkommen zu bewegen.«

In den ersten Monaten an der Brown war sich Eliza wie ein Gorilla unter Gazellen vorgekommen. Alle um sie herum waren so selbstsicher gewesen, so eins mit sich und der Welt. Damals hatte Eliza die Briefe ihrer Mutter ein Dutzend Mal in der Woche gelesen, sodass das Papier ganz abgegriffen und rau wie Wildleder geworden war.

Russell legte die Hände um seine Bierflasche. »Glaubst du, du wärst hier glücklich geworden?«

»Ich weiß es nicht.« Sie ließ den Blick durch das Café schweifen. Schließlich blieb er auf der Menütafel haften. »Ja, vielleicht.«

Russell schnaubte. »Es war nicht so, dass ich dich gehen lassen habe. Du bist einfach weggegangen. Du hattest nie das Gefühl, hierherzugehören. Du wärst nicht glücklich geworden.«

»Vielleicht doch. Meine Mutter war glücklich hier. Meine Mutter war der glücklichste Mensch, den ich je gekannt habe.«

Russell nickte. »Okay, Eliza. Okay.«

»Russell…« Sie dachte an den kaputten Rückwärtsgang und daran, was Val ihr von Beatrice Prince erzählt hatte. Dass Beatrice sich mit Russells Geld aus dem Staub gemacht hatte …

»Ja?« Seine Stimme war ein wenig brüchig.

»Brauchst du Geld?«

In einem seiner Augenwinkel zuckte ein Muskel. »*Wie* bitte?«

»Brauchst du Geld? Ich kann dir nämlich …« Sie senkte die Stimme, als würde sie ihm Drogen oder ein menschliches Organ anbieten. »Ich kann dir helfen, falls du etwas brauchst.«

»Willst du mich veräppeln?«

Sie empfand die gleiche Scham wie letztens im *Wheelhouse*, als sie das Geld für ihre Arbeit auf dem Boot nicht hatte annehmen wollen.

»Ich brauche keine Almosen von dir, Eliza.«

»Von Almosen war nie die Rede.«

»Aber von Geld.«

»Das ist nicht das Gleiche.«

»Doch.«

»Natürlich nicht. Ein Freund hilft dem anderen.«

»Wie ist es möglich, dass …«

»Was?«

»Ich meine, wie ist es möglich, dass aus der Eliza, die ich kenne, jemand geworden ist, der …« Er brach ab.

»Der?«

»Der meint, mit Geld lasse sich alles in Ordnung bringen.«

Zofften sie sich etwa? Passierte das gerade wirklich? Anscheinend. Na gut. »Mit Geld lässt sich viel in Ordnung bringen, Russell.«

Er stand auf und knallte seine Bierflasche so fest auf den Tisch, dass Eliza erschrocken zusammenfuhr.

»Unsinn.«

»Sei nicht albern, Russell. Natürlich ist es so.« Sie merkte, dass ihr Ton jetzt scharf war. »Natürlich lässt sich mit Geld viel richten. Das ist der Sinn des *verdammten* Geldes. Dass man es sich leichter machen kann. Und besser. Es ist kein edler Charakterzug, so zu tun, als wäre es nicht so. Es ist einfach *dumm*.«

»Tja, dann bin ich eben dumm. Dafür hältst du mich in Wahrheit doch, nicht wahr?«

»So war das nicht gemeint, das weißt du genau.«

»Weil ich nicht studiert habe, glaubst du anscheinend, ich bin für alles zu blöd. Ich verdiene mir meinen Lebensunterhalt seit Jahren mit meinem eigenen Boot, Eliza. Seit Jahren.«

»Das weiß ich. Entschuldige, Russell, das weiß ich wirklich. Ich dachte bloß, du …«

»Danke für das Bier, Eliza. Ich muss jetzt los. Ich muss morgen früh raus.«

»Du gehst? Einfach so?« Sie hatte einen Kloß im Hals. Vor ihr stand immer noch ein halb volles Glas Wein.

»Einfach so.«

Eliza trank langsam ihren Wein aus, nachdem er gegangen war. Dann legte sie einen Zehndollarschein als Trinkgeld für Mary auf den Tisch – denn es half nun mal, Geld zu haben, es *half*, verdammt – und machte sich auf den Heimweg. Auf halbem Weg überlegte sie es sich anders und schlug den Weg zum Hafen ein. Ein paar Pick-ups standen auf dem Parkplatz, und ein paar Männer unterhielten sich, aber keiner nahm Notiz von ihr.

Sie setzte sich und atmete so tief ein, wie sie konnte. Es war dieser salzige, lebendige Geruch des Meers, der ihr das Gefühl gab, zu Hause zu sein. Irgendetwas in ihr löste sich, und sie fing zu weinen an – um ihre Mutter, ihren Vater, der nicht mehr Auto fahren und fischen konnte und nicht mehr richtig sehen. Um das Baby, das nie geboren worden war, das nie mit einem

Boot vom Steg zum Anlegeplatz rudern oder kichern würde, wenn es zum ersten Mal einen Köderfisch anfasste.

Sie wischte sich energisch die Tränen weg und dachte: Was ist, wenn Little Harbor der Ort ist, wo ich in Wahrheit immer hingehört habe?

Lektion Nummer vier: Wenn du eine Melone kaufst, achte auf den Geruch, nicht darauf, wie sie sich anfühlt. Eine reife Melone riecht wie eine Melone. Eine unreife Melone riecht nach gar nichts. Wenn du Tomaten anpflanzt, misch ein bisschen Kalk in die Erde. Und es gibt so viel, was ich dir noch sagen wollte. Ich wollte mit dir über Liebe und Sex reden. Auch darüber, wie du deine Augenbrauen zupfen sollst, wie du am besten deinen Kaffee trinkst und wie man den passenden Lippenstift findet. Ich wollte dir noch sagen, was man tut, wenn man einen Fehler gemacht hat und wie man Hühnerschnitzel so zubereitet, wie dein Vater sie gerne mag. Außerdem wollte ich dir auch noch sagen, dass du keine Angst vor dem Kinderkriegen zu haben brauchst, und … ich wollte dir Dutzende, vielleicht Hunderte ähnliche Sachen sagen, aber mir rinnt, um ehrlich zu sein, die Zeit davon

Ihre Mutter war gestorben, bevor sie mit dem Brief fertig geworden war. Keine Ratschläge mehr, nicht einmal ein Punkt am Ende des letzten Satzes. Das war das Ende: gar kein Ende.

Das Summen ihres Handys riss Eliza aus ihren Gedanken. Eine SMS von Evie.

Ich hab die Rolle! Ich hab sie. Ich bin Fern in Wilbur und Charlotte.

30. KAPITEL

Barton, Massachusetts

Deirdre

Deirdre erwartete das Dekorationsteam in fünfundvierzig Minuten zum Lunch. Sie hatte gekocht und war gestresst.

Judith Barnes hatte Deirdre erklärt, dass in den letzten Wochen vor einer großen Veranstaltung immer eine unvorhergesehene Katastrophe passierte. Deirdre glaubte ihr das aufs Wort. Schließlich gelang es Judith Barnes mit geschlossenen Augen, zugestöpselten Ohren und *Crest Whitestrips* auf den Zähnen zigtausend Dollar an Spenden zu bekommen. Judith hatte Deirdre auch darauf aufmerksam gemacht, dass das Dekorationsteam bei einer Spendengala immer das Team war, das am schwierigsten zu managen war – diese Frauen wirkten harmlos, aber … Junge, Junge … konnten die stur sein.

Derzeit lief allerdings alles wie am Schnürchen. Deirdre hatte die meisten Stücke, die im Rahmen der Charity-Auktion versteigert werden sollten, bereits organisiert, und die Zusagen zu dem Event trudelten täglich mit der Post ein. Bald wurde es Zeit, die endgültige Sitzordnung zu planen, was sich für die Gala komplizierter gestaltete als bei Deirdres Hochzeit vor fünfzehn Jahren im Kunstmuseum in Hartford, dem *Wadsworth Atheneum Museum of Art*.

Aber sie war auf einem guten Weg.

Sie hatte schon ein Kleid für die Gala: ein weites, am Hals gerafftes japanisches Satinkleid von *Ulla Johnson*, ockerfarben. Das Cleo-Kleid, wie es hieß. Nicht jeder konnte Ockergelb tragen, doch Deirdre – mit ihrer ohnehin leicht getönten Hautfarbe plus der Extra-Bräune, die sie sich in den letzten

Wochen geholt hatte – konnte es durchaus. (Sheila würde in etwas Gelbem nie gut aussehen.) Deirdre sah die Farbe als schöne Hommage an Afrika. Dazu vielleicht noch Ohrringe und eine dezente grüne Halskette.

Obwohl es noch über vier Wochen bis zur Gala waren, hatte sie im *Nails! Nails! Nails!* schon einen Mani-Pedi-Termin für den Tag davor vereinbart und sich für den Morgen der Veranstaltung bei Shonda, ihrer Friseurin im *Luxe* in Barton, angekündigt. Shonda war für ihre raffinierten Hochsteckfrisuren bekannt, doch Deirdre wollte die Haare wegen des gerafften Kragens des Cleo-Kleids offen tragen. Wahrscheinlich war es am besten, wenn sie sich die Haare glätten ließ. Oder vielleicht doch besser sanfte Locken? Wobei sich die Kinder in Ostafrika natürlich nicht dafür interessieren würden – und mussten –, welche Frisur Deirdre bei der Gala tragen würde. *Reiß dich zusammen, Deirdre. Konzentrier dich auf das, was noch zu erledigen ist.*

Sie musste immer wieder an die Begegnung mit Rob vor der St. Matthew's-Kirche denken.

Es hat keine Bedeutung, hatte Rob über den Kuss in der *Hafenratte* gesagt.

Sie war anderer Meinung.

Deirdre glaubte, dass man immer ehrlich zu sich sein sollte. Der Kuss war passiert, und zu sagen, dass er nichts bedeutete, änderte nichts daran, dass er passiert war. Ebenso, wie ein Hund nicht klüger wurde, wenn man ihm eine Brille aufsetzte und ihn *Professor Sparkles* nannte.

Sie bekam Kopfschmerzen. Schuldgefühl-Kopfschmerzen.

Der Lunch!

Emily Boyd war in Phase eins der »Fast Metabolism«-Diät, die den Stoffwechsel ankurbeln sollte: Obst, Vollkorn, magere Eiweißprodukte. Gabby Gardener machte gerade »Whole30«: kein Getreide, viel Eiweiß und hauptsächlich Obst. Sheila wiederum durfte lediglich Eiweißprodukte essen und Obst und Gemüse nur an einem einzigen Tag in der Woche, um mit ihrem Plan »auf Schiene zu bleiben«. Dieser Tag war zufällig heute.

Heiliger Strohsack.

Wenigstens brauchte Deirdre keinen Wein zum Lunch zu reichen. Unter der Woche trank niemand mehr Alkohol. Bei der letzten Ladies Night hatte die Hälfte der Frauen nur Mineralwasser getrunken. Sie *sparten* sich, wie sie sich ausgedrückt hatten, ihre Drinks lieber für die Benefizgala auf.

Was sollte sie zum Lunch anbieten? Wasser und Brot, wie im Knast? Nein, natürlich nicht, *sei nicht albern, Deirdre*. Niemand aus dem Dekorationsteam würde Brot anrühren.

Ihre Kopfschmerzen wurden etwas stärker.

In einer Situation wie dieser hätte sie normalerweise Eliza angerufen. Eliza war nie auf Diät – ihr Stoffwechsel brauchte nicht angekurbelt zu werden, er arbeitete von Natur aus gut. Eliza und sie hätten über Emily & Co. gekichert und ein bisschen abgelästert, und Eliza hätte dabei eine Packung *Junior Mints* vernichtet und Deirdre Kartoffelchips – die mit Salz und Pfeffer – direkt aus der Tüte gegessen.

Aber sie konnte Eliza nicht anrufen, nicht jetzt, nicht nach dem *Vorfall*.

Am Tag nach dem Vorfall, als Kristi Osgood mit Sofia in den Jachtklub gefahren war, hatte Deirdre eine mobile Autoreinigung für ihren Tahoe bestellt. Der Mann war mit allerlei Equipment direkt zu ihr nach Hause gekommen, und sie hatte in ihrem Arbeitszimmer gesessen, ihm durchs Fenster zugeschaut und dabei versucht, ihre komplizierten Gefühle zu ordnen.

Dabei hatte sie ständig an Lady Macbeth denken müssen, die sich vor lauter Schuldgefühlen ständig die Hände gewaschen hatte. Deirdre hatte im Sommer zwischen Highschool und College mit ihren Eltern einen Englandurlaub gemacht und eine Aufführung von *Macbeth* in Stratford-upon-Aven gesehen. Das Bild der händewaschenden Macbeth hatte sich ihr nachhaltig eingeprägt.

Fort, verdammter Fleck!

Als der Mann von der mobilen Autoreinigung an der Tür geklingelt und Deirdre die Rechnung gegeben hatte, hatte er gesagt: »Ich hab ihn aufgehübscht, so gut ich konnte, aber er war ohnehin makellos sauber.«

»Nicht unbedingt«, hatte Deirdre erwidert und dabei schon wieder an ihre Hand auf Robs Nacken denken müssen. »Da war jede Menge, äh, unsichtbarer Schmutz. Ich hoffe, sie haben ihn wegbekommen.«

Fort, verdammter Fleck!

Lunch! Denk an den Lunch.

Letztlich entschied sie sich für verschiedene Salate, die sie in ihren Lieblingsholzschüsseln auf das Sideboard im Esszimmer stellte. Dazu ein Kilo pochierten Bio-Lachs, den sie bei *Whole Foods* gekauft hatte. Nach einigem Überlegen beschloss sie, auch eine Schüssel harte Eier vorzubereiten. Geschält oder ungeschält? Sie schwankte und schälte dann die Hälfte. Jeder Frau ihren eigenen Salat. Auf Obst hatte sie bewusst verzichtet. Obst war zu problematisch.

Die Leute von *Ostafrika braucht dich* hatten ihr das versprochene Material für die Gala geschickt: riesengroße Nahaufnahmen von Kindern, die auf dem Lehmboden ihrer Schule spielten, und Plakate mit einem wunderschönen Malawi-Mädchen mit geflochtenen Zöpfchen, gepiercten Ohren und einem riesigen schiefen Zahn. Deirdre war gerade dabei, alles ins Esszimmer zu tragen, als ihr Handy summte.

Eliza.

Fort, verdammter Fleck.

Deirdre zögerte. Antworten oder nicht antworten, das war hier die Frage. Das war zwar aus einem anderen Shakespeare-Stück, aber es passte trotzdem.

Sie nahm das Gespräch an.

»Hey«, sagte Eliza, »tut mir leid, wenn ich störe. Du hast bestimmt mit den Vorbereitungen für die Gala jede Menge Stress, aber ich muss einfach mit jemandem reden. Leihst du mir ein Ohr?«

»Klar.« In Gedanken scheuerte Deirdre hektisch an dem verdammten Fleck herum. »Sogar zwei.«

»Es ist … Ich weiß nicht, was ich tun soll. Ich möchte meinen Dad nach Boston bringen, damit er sich behandeln lassen kann, aber er will davon nichts wissen. Er ist total dagegen. Ich dachte, wenn ich eine Weile hierbleibe, könnte ich ihn überreden, aber er bleibt stur.«

»Ach, Eliza …« So sahen *echte* Probleme aus – im Gegensatz zu einem albernen Kuss, den sich zwei Betrunkene gegeben hatten. »Ach, Eliza, das tut mir schrecklich leid.«

»Ich glaube, ich sollte nach Hause fahren und ihn eine Weile in Ruhe lassen. Ich treibe ihn langsam in den Wahnsinn. Außerdem möchte ich unbedingt meine Mädchen sehen.«

Deirdre wurde heiß. Mit Eliza zu telefonieren, wenn sie vier Autostunden weg und somit in sicherer Entfernung war, war eine Sache – persönlich mit ihr zu reden, eine ganz andere.

Deirdres Verstand sagte ihr, dass Eliza selbstverständlich nach Hause kommen und ihre Mädchen sehen sollte, doch sie hörte sich plötzlich etwas ganz anderes sagen. »Ach, Eliza, deinen Mädchen geht es gut, glaub mir. Ich finde, dein Dad braucht dich momentan mehr als Evie und Zoe.«

Fort, fort, fort, verdammter Fleck.

»Meinst du?« Elizas Stimme bebte so stark, dass es Deirdre einen Stich ins Herz versetzte.

»Ja.«

»Wahrscheinlich hast du recht. Ich sollte besser hierbleiben. Er braucht mich, auch wenn er das nie zugeben würde. Ich wünschte, die Mädchen könnten herkommen, aber Rob hat wegen der Cabot Lodge alle Hände voll zu tun, er kann nicht weg …«

Deirdre holte tief Luft, schluckte ihre Schuldgefühle und Gewissensbisse hinunter und sagte: »Ich kann sie zu dir bringen.« Ja, das würde sie tun. Sie würde die Mädchen zu Eliza fahren, statt die Gala vorzubereiten. Das würde ihre Strafe sein.

»Nein, Deirdre, das geht doch nicht. Danke, aber ich weiß doch, wie viel du im Moment zu tun hast. Ich weiß, dass du mitten in der entscheidenden Phase der Gala-Organisation steckst.«

Deirdre dachte an die Salatschüsseln. »Vielleicht kann ja deine Schwiegermutter die Mädchen nach Little Harbor bringen.«

Fort.

»Ich weiß nicht recht …«

Verdammter …

»Meinst du, Judith würde das tun?«

Fleck!

»Bestimmt. Und jetzt mal ehrlich, Eliza, möchtest du nicht, dass die Mädchen deinen Dad jetzt sehen? Ehe es, nun ja …«

»Ehe es zu spät ist«, ergänzte Eliza.

»Ja.«

»Du hast recht, ich frage sie.« Eliza klang plötzlich energisch. »Wozu hat man eine Schwiegermutter, wenn man sie nicht um Hilfe bitten kann? Egal, wie viele Differenzen wir in der Vergangenheit hatten. Oder in der Gegenwart.«

»Genau«, pflichtete Deirdre ihr bei. »*Genau.* Und wenn sie es nicht schafft, tue ich es.«

»Ich rufe jetzt Judith an«, sagte Eliza. »Mit dir zu reden hat mir wirklich geholfen, Deirdre. Danke, du bist eine wirklich gute Freundin.«

Fort, verdammter Fleck.

Als Deirdre gerade das Handy zur Seite gelegt hatte, läutete es an der Tür. Da waren sie also, die drei Mitglieder des Dekorationsteams. »Hallo!«, rief Deirdre mit ihrer liebenswürdigsten Gastgeberstimme. »Hallo, hallo, kommt doch rein!«

Sie gingen ins Esszimmer, das plötzlich viel zu klein für die Plakate, das Essen und die Leute wirkte. Deirdre sah zu, wie Sheila die Plakate betrachtete. Sie legte den Kopf schief – erst auf die eine Seite, dann auf die andere –, als wäre das Esszimmer das *Metropolitan Museum of Art* und sie selbst ein kunstsinniger Mäzen.

»Was ist, Sheila?« Deirdre merkte, wie bissig ihr Ton war.

»Ach, nichts.«

»*Sag schon.*«

Sheila seufzte. »Ach, es ist nur … Meinst du, wir könnten andere Plakate bekommen?«

»Warum sollten wir?«

»Vielleicht solche, auf denen die Kinder nicht so … so *dünn* sind. Ich meine, es ist schon okay, dass sie hungrig aussehen, aber *zu* hungrig? Das könnten die Leute abstoßend finden.«

»Natürlich sind sie hungrig«, zischte Deirdre. »Sie sind am Verhungern, im wahrsten Sinn des Wortes.«

Sheila sah Gabby Gardener an und verdrehte die Augen. Deirdre konnte förmlich hören, wie sie es sagte: »Da haben wir's. Deirdre überreagiert mal wieder.«

»Bin gleich wieder da.« Deirdre ballte die Hände zu Fäusten. »Ich hole nur schnell ein paar Flaschen Mineralwasser.«

Als sie das Esszimmer verließ, hörte sie Sheila Rackley »Ich kann keinen Salat mehr sehen« sagen. Dann, leiser: »Glaubst du, das ist wilder Lachs?«

31. KAPITEL

Little Harbor, Maine

Mary

Andi und Daphne standen nebeneinander in der Tür und guckten Mary an wie stolze Eltern. Beide trugen bunte Sommerkleider – nicht die gleichen, aber sehr ähnliche –, und Andi hatte zartrosa Lipgloss aufgetragen, was ganz ungewohnt aussah.

»Bist du dir sicher?«, fragte Andi zum neunhundertachtundvierzigsten Mal.

»Klar«, sagte Mary, »geht ruhig, ich habe hier alles im Griff.« Daphnes Eltern waren aus Connecticut gekommen, und Andi und Daphne hatten sich mit ihnen zum Abendessen in *Fathom* in Bar Harbor verabredet. Mary war noch nie im *Fathom* gewesen und würde wahrscheinlich auch nie hinkommen, aber sie hatte sich die Speisekarte auf ihrem Handy angesehen. Es gab Speisen, die *Drunken Shrimp* – betrunkene, weil in Alkohol servierte Garnelen – oder *Massierter Grünkohlsalat* hießen, und Cocktails namens *Bluette* oder *Dirty Pearl.* Mary hatte keine Ahnung, warum Grünkohl massiert werden musste (*sie selbst* könnte eine Massage gut gebrauchen), aber sie wusste, dass Daphne und Andi auf diese Art von Restaurants total abfuhren. Die beiden mussten aufbrechen, bevor das Café schloss, um rechtzeitig um 19 Uhr 30 in Bar Harbor zu sein. Sie hatten einen Tisch reserviert. Also würde Mary die Milchkännchen entleeren, die auf der Theke standen, die Kasse absperren, das Licht abdrehen und so weiter.

Mary hatte das Café noch nie allein geschlossen, aber sie freute sich auf ihre neue Aufgabe. Wenn alles gut lief, würde man sie vielleicht wieder einmal darum bitten, und vielleicht würde sie dann befördert werden oder eine Gehaltserhöhung bekommen. Wenn man den Winter in Maine überstand, hieß es, hatte man sich den Sommer verdient. Eigentlich war es umgekehrt: Wenn man den Winter nicht leiden konnte, hatte man den Sommer nicht verdient. Aber so ungefähr stimmte es schon.

»Viel Spaß, ihr zwei«, sagte Mary. Die beiden sahen wirklich sehr hübsch aus, so aufgebrezelt. Eine von ihnen – Mary konnte nicht genau sagen, welche – hatte ein dezentes Parfum aufgelegt, das nach Flieder duftete. Vielleicht trugen sie ja auch beide das gleiche Parfum. Es musste schön sein, sich die Dinge auf diese Weise mit seinem Partner zu teilen. Mit seiner Frau. Es musste schön sein, so verliebt zu sein, in einem bunten Sommerkleid, auf dem Weg nach Bar Harbor zu einem Abendessen.

»Spaß ist bei diesem Treffen relativ«, meinte Andi. »Daphnes Dad bezeichnet uns immer noch als ›die Homos‹.«

»Das ist doch nicht wahr.« Daphne verdrehte die Augen.

»Nicht uns direkt«, erklärte Andi, an Mary gewandt. »Ich meine, uns als *Gruppe*. Als würde er sagen: ›Habt ihr gehört, dass diese Homos diese Ehe-Sache vor dem Obersten Gerichtshof durchgedrückt haben?‹«

»Er hat sich schon sehr gebessert«, widersprach Daphne. »Das musst du zugeben.«

»Muss ich?« Andi wandte sich wieder an Mary. »Und Daphnes Mom presst dann immer die Lippen zusammen und starrt ins Leere, und man merkt, dass sie verzweifelt versucht, an ihren Literaturzirkel zu denken.« Sie machte Daphnes Mutter nach, indem sie selbst die Lippen fest zusammenpresste. »Sie denkt lieber, wir würden nur zusammen wohnen und uns die Miete teilen, bis wir wissen, was wir aus unserem Leben machen sollen.«

»Okay, Andi, es reicht«, sagte Daphne. »Wir können nicht alle aus liberalen Westküsten-Familien kommen.« (Andi war in Portland, Orgeon, aufgewachsen.) Aber Daphne lachte nur, und Mary sah, wie sie beim Hinausgehen ihre Hand um Andis Taille legte. Sollte Liebe nicht genau so sein? dachte Mary.

Im Moment waren nur vier Gäste im Café, die alle an Tisch sieben saßen. Es waren zwei Paare, die an ihren Westen und ihrer gebräunten Haut eindeutig als Segeljacht-Besitzer zu erkennen waren. Während Mary sich hinter dem Tresen zu schaffen machte und die Gäste dabei aus dem Augenwinkel beobachtete, gingen ihr wieder ihre üblichen Sorgen durch den Kopf. Wann würde sie es Josh endlich sagen? Wenn ihr Bauch so dick war, dass es nicht mehr zu übersehen war? Wenn sie Geld für eine Abtreibung brauchte?

Nun ja, ich habe kein Kind, das neunzehn ist, wenn du verstehst, was ich meine, hatte Eliza letztens gesagt.

Würde Josh jemals so viel Geld haben, um ihr zu helfen, die Abtreibung zu bezahlen? Er war ein furchtbar schlechter Hummerfischer, ein hoffnungsloser Fall, und nichts schien sich bei ihm je zum Besseren zu wenden. Vielleicht war er mit den Drogen zu etwas Geld gekommen, aber daran wollte sie lieber nicht denken – genauso wenig wie an die kleine Tüte, die hinten in ihrem Schrank langsam Staub ansetzte.

Sie selbst hatte natürlich von ihrem Gehalt ein bisschen auf die Seite gelegt. Aber irgendetwas hielt sie immer davon ab, wenn sie in der Klinik in Bangor anrufen wollte. Jedes Mal, wenn sie die Nummer, die sie bereits auf ihrem Handy gespeichert hatte, wählen wollte, schaffte sie es nicht. Und jedes Mal, wenn sie es Josh sagen wollte, fiel ihr sein Blick an jenem Abend ein, als sie das gelbe Kleid angehabt hatte. Außerdem fiel ihr ein, wie schnell seine Stimmung damals im *Wheelhouse* gekippt war.

Egal, sie hatte noch zwei Wochen und fünf Tage Zeit, es ihm zu sagen.

Die Gäste tranken alle Wein, drei Chardonnay, einer Cabernet. Wenn sie noch eine Runde bestellten, würde Mary sie natürlich bedienen müssen, obwohl sie theoretisch noch nicht volljährig war und somit keinen Wein ausschenken durfte. Sie hoffte, dass sie tatsächlich noch eine Runde bestellten.

Einem Paar gehörte ein Haus auf der Landzunge, und das andere Paar war auf Besuch. Mary merkte das an der Art und Weise, wie der eine Mann sagte: »Wir spenden jedes Jahr eine hübsche Summe für das Hummerfest. Es ist uns natürlich wichtig, unsere Traditionen zu bewahren.«

Mary hätte ihm gern gesagt, dass *wir* gar nichts taten, sondern dass in dieser Stadt eher die Devise *Einheimische gegen Sommergäste* galt – falls ihm das noch nicht aufgefallen war. Außerdem hätte sie ihm gern erklärt, dass er den Sommer nicht verdient hatte, wenn er den Winter hier nicht leiden konnte, aber in diesem Moment merkte er, dass sie ihn ansah, und lächelte ihr zu. Sein Lächeln war liebenswürdig und aufrichtig, und Mary dachte, dass er wahrscheinlich einfach ein Mensch war, der sich – wie die meisten Menschen – einfach bemühte, anständig und nett zu sein. In Wahrheit stimmte es: Die Sommergäste trugen finanziell wirklich viel zum Hummerfest bei. Daphne war im Organisationsteam.

Mary versuchte, sich vorzustellen, wie es wäre, eine von diesen Leuten zu sein, die hier bei ihrem Gläschen Wein saßen, frisch von ihrer Segeljacht, und zur Entspannung eine kleine Pause machten, ehe sie in ihre riesigen Sommerdomizile zurückkehrten. Dort würden sie noch mehr Wein trinken, anschließend in ihre Seidenpyjamas schlüpfen und in ihre überdimensionalen Betten fallen.

Seidenpyjamas waren für Mary der Inbegriff von Luxus.

Aber egal. Sie sollte besser arbeiten, als die Gäste zu analysieren. Als Kunden konnten sie sagen, was sie wollten, solange sie ihre Rechnung bezahlten und (hoffentlich) ein Trinkgeld in die Büchse auf dem Tresen steckten.

Mary stellte die Milch- und Sahnekännchen und die Zuckerdosen ordentlich nebeneinander auf den Tresen und wischte den Zimt weg, der aus dem Streuer gefallen war. Dann blieb sie stehen und ließ den Blick durch das Café schweifen wie ein Farmer über seine Felder, mit dem Stolz des Besitzenden und der Befriedigung, eine Arbeit gut gemacht zu haben. Dabei hatte sie ein Gefühl, das so angenehm war, dass sie es gar nicht benennen konnte. Dann merkte sie, dass sich zum ersten Mal, seit sie den Schwangerschaftstest gemacht hatte, die Zukunft offen vor ihr auftat. Eine Zukunft, vor der man sich nicht fürchten musste. Sie legte sich kurz eine Hand auf den Bauch, ging zu Tisch sieben und fragte die Gäste, ob sie gern noch etwas bestellen wollten.

»Alles bestens, Schätzchen«, antwortete der Mann, der vorhin über das Hummerfest geredet hatte. *Schätzchen*. Widerlich. Dann dachte sie wieder an das Trinkgeld, lächelte und kehrte zurück an ihren Platz hinter dem Tresen, wo sie ihr Handy aus der Schürze nahm und *Wie groß ist ein Baby mit elf Wochen* eintippte.

Sieben Gramm. Sie versuchte, sich auszumalen, wie viele Kaffeebohnen oder wie viel Schlagsahne das war. Sieben Gramm waren wahnsinnig wenig. Sie las weiter. Zunge, Gaumen, Brustwarzen, Haarfollikel, Finger und Zehen fingen an, sich auszubilden. Finger und Zehen? Jetzt schon?

Die beiden Paare standen auf, und Mary sah einen der Männer in seine Brieftasche greifen und ein paar Scheine auf den Tisch legen. Sie rief »Auf Wiedersehen, schönen Abend noch!« und machte sich hinter dem Tresen zu schaffen, damit es nicht so aussah, als würde sie auf ein Trinkgeld warten.

Die Tür ging hinter ihnen zu, es wurde ganz still, und Mary hatte das Gefühl, als würde das Café ihr gehören. Sie legte sich wieder eine Hand auf den Bauch und stellte sich das Baby vor, *ihr* Baby, dieses Häufchen Kaffeebohnen mit richtigen Fingern und richtigen Zehen. Wieder spürte sie, wie diese Vorfreude sie erfasste, diese Aussicht auf eine mögliche Zukunft, die langsam Form annahm. Sie stellte sich vor, wie sie das Baby in eine Babytrage setzte, zum Meer hinunterging und sich schützend über ihn beugte. Über *ihn* oder *sie*! Egal, ob Junge oder Mädchen, beides wäre in Ordnung. *Alles gut*, sagte sie in ihrer Fantasie zu dem Baby, als der Wind im Hafen stärker wurde, *Mama ist ja bei dir*. Wo war Josh in diesem Bild? Er war nirgendwo. Mary konnte sich beim besten Willen nicht vorstellen, mit einem Baby bei Josh zu wohnen, wo der Fernseher immer dröhnte und irgendeine Autosendung lief. Allerdings war es genauso schwer – vielleicht sogar noch schwerer –, sich vorzustellen, in ihrem eigenen Zuhause zu leben – umgeben von Viviennes Haarprodukten und dem anderen Kram, den ihre Mutter überall herumliegen ließ. Wo hätte das Baby überhaupt Platz? Marys eigenes Schlafzimmer war winzig, und das ganze Haus hatte nur dieses Schlafzimmer und das von Vivienne.

Es war fast Sperrstunde. In fünf Minuten würde Mary das Schild an der Tür von *Geöffnet* zu *Geschlossen* umdrehen, das Geld in der Registrierkasse zählen und die Summe in das Kassenbuch eintragen, wie Daphne es ihr gezeigt hatte. Anschließend würde sie die Kasse absperren und den Schlüssel an dem geheimen Ort verstecken, den nur sie drei kannten.

Mary hockte gerade vor dem zweiten Kühlschrank, dem Minikühlschrank, in dem die kleineren Behälter mit *Sahne light* aufbewahrt wurden, als sie die Glocke über der Tür läuten hörte. *Mist*. Sie hätte das Schild vorher umdrehen sollen. Sie richtete sich auf und wollte gerade »Wir haben geschlossen!« rufen, als sie sah, dass es Josh war, der eben hereingekommen war. Die Worte blieben ihr im Hals stecken.

Josh schwankte leicht und hatte rote Augen. Es war offensichtlich, dass er betrunken war. Aber vielleicht war er nicht nur betrunken, vielleicht hatte er irgendwelche Drogen genommen, möglicherweise die, die er in ihrem Schrank versteckt hatte, oder etwas noch Schlimmeres: Heroin oder Kokain.

Mary kannte sich zu wenig aus, um zu wissen, woran man es erkannte.

»Hey, Babe«, sagte er. Sogar diese beiden einfachen Worte brachte er nur lallend heraus. *Shit. Shit. Shit.*

Andi und Daphne würde das nicht gefallen. »Wir haben geschlossen, Josh«, sagte sie. »Ich darf niemanden mehr hereinlassen.«

Mary hatte kein gutes Gefühl, als sie Joshs Blick sah. Er sah sie mit zugekniffenen Augen an, als würde der Alkohol – oder was auch immer er sich reingezogen hatte – es ihm unmöglich machen, die Augen ganz aufzumachen. »Geschlossen, was?«

Was sie als Nächstes hätte sagen sollen, war: »Andi kommt gleich zurück, und dann schließen wir.« Im Nachhinein wusste sie, dass das genau das Richtige gewesen wäre, um Josh abzuschrecken. Andi fuhr nämlich morgens viermal pro Woche nach Ellsworth zum CrossFit-Work-out und war stärker als Daphne. Doch stattdessen sagte sie: »Ja, ich bin heute Abend allein fürs Schließen verantwortlich. Andi und Daphne sind nach Bar Harbor gefahren.«

Dumme, dumme, dumme Mary.

Seine Körpersprache veränderte sich augenblicklich – die Art und Weise, wie er sich vor ihr aufbaute, ließ ihn riesig wirken. Oder vielleicht war sie selbst plötzlich geschrumpft. Sie stellte sich so aufrecht hin, wie sie nur konnte, und drückte ihre Finger so fest auf den Tresen, dass die Haut über ihren Handknöcheln ganz weiß wurde.

Josh kam zum Tresen und lehnte daran. An seiner Unterlippe nagend schaute er zur Menütafel hinauf, als wäre er ein ganz gewöhnlicher Kunde, der sich an einem ganz normalen Tag gerade zwischen einem ganz normalen Caffè Latte und einem ebensolchen Mokka zu entscheiden versuchte.

»Du bist also allein, hm?« Er setzte ein ganz merkwürdiges Grinsen auf.

»Ja.«

Er schaute immer noch mit diesem seltsamen Grinsen zu der Tafel hinauf. »Habe gerade mit deiner Mom geredet.«

»Mit meiner *Mom*?« Mary erschrak.

»Deiner Mom, genau. Ich war bei dir zu Hause, weil ich dich gesucht habe. Sie ist gerade von der Arbeit zurückgekommen, also haben wir uns ein bisschen unterhalten, und, sieh einer an, sie hat etwas gewusst, was ich nicht wusste.«

»Was denn?« Mary klopfte das Herz bis zum Hals. Ihr gefiel Joshs komisches Grinsen ganz und gar nicht. Sie wollte, dass es wegging, sie wollte, dass *er* wegging, aber sie wusste nicht, wie sie das bewerkstelligen sollte.

»Sie weiß Bescheid über das *Baby*«, sagte er, und bei dem Wort *Baby* schlug er mit der Faust so fest auf den Tresen, dass Mary zusammenzuckte.

Sie atmete schwer; es war, als hätte sich ihr Körper von ihrem Verstand abgespalten und würde etwas tun, über das sie keine Kontrolle mehr hatte.

Joshs Stimme war jetzt so leise, dass Mary ein paar Schritte zurückwich. »Wann hättest du es mir gesagt?«, fragte er, ohne sie anzusehen.

Um sich ihre Angst nicht anmerken zu lassen, versuchte sie, möglichst laut zu antworten, aber ihre Stimme machte nicht mit. »Ich wollte …« Ihr blieben die Worte im Hals stecken.

»Wann hättest du es mir *gesagt*? *Na?*« Jetzt war er nicht mehr leise. Wieder donnerte seine Faust auf den Tresen. Mary fiel ein, dass sie die Kasse noch nicht zugesperrt hatte, tastete nach dem Schlüssel in ihrer Schürze und machte einen Schritt Richtung Kasse. Josh kam um den Tresen herum.

Jetzt wurde seine Stimme wieder leise, und er legte ihr eine Hand auf die Schulter. »Ich kann es nicht glauben, Mary, wir beide bekommen ein Kind.«

»Josh …«

»Aber noch weniger kann ich glauben, dass du es mir nicht erzählt hast. Etwas so Wichtiges.« Er drückte ihre Schulter, zuerst nur ein bisschen, dann so, dass es richtig, richtig wehtat. Mary versuchte, seine Hand abzuschütteln, doch es gelang ihr nicht. Sein Griff war eisern. Sein Gesicht war dicht vor ihrem, und sie roch seine Bierfahne und konnte die roten Äderchen in seinen Augen sehen.

Dann bimmelte die Glocke über der Tür wieder – Mary hatte das »Geschlossen«-Schild immer noch nicht umgedreht. Bitte, bitte, bitte, dachte sie, während sie sich umdrehte. Mary war kein religiöser Mensch. Sie hatte als Kind nie in die Kirche gehen müssen und wusste nicht einmal, wie man betete, aber jetzt … sah sie einen Engel zur Tür hereinkommen.

»Sieh einer an, wen haben wir denn da?«, rief Josh. »Den guten alten Charlie Sargent.«

»Hallo.« Charlie nickte ihnen zu. »Ich wollte nur mal sehen, ob du vielleicht noch ein paar Hummer-Kekse hast, Mary.«

»Keine Kekse, sorry.« Josh zuckte mit den Schultern. »Alle verkauft, wir schließen gleich. Nicht wahr, Mary?«

»Alles in Ordnung, Mary?« Charlie schaute die beiden an. Josh hatte seine Hand von Marys Schulter genommen, und sie rieb sich die Stelle, wo er sie gedrückt hatte … Oh Mann, das tat wahnsinnig *weh*. Bestimmt würde ein blauer Fleck daraus werden, ein großer.

»Es geht ihr gut«, entgegnete Josh. »Alles bestens. Wir reden gerade über eine erfreuliche Neuigkeit, die wir gerade erfahren haben, das ist alles.«

Charlie hustete. Es war unschwer zu erraten, dass er es nur tat, um Zeit zu gewinnen. Sein vorgetäuschtes Husten kam Mary plötzlich so fürsorglich vor, dass ihr Tränen in die Augen traten. »Ich habe nicht dich gefragt, Josh«, meinte Charlie. »Ich habe Mary gefragt.«

»Sperrstunde, Charlie«, sagte Josh. »Wir schließen.« Er

grinste, und Mary kam in den Sinn, dass sie immer gedacht hatte, dieses Grinsen sei charmant und liebenswürdig. Jetzt kam es ihr so vor, als wäre es ein anderer Mensch gewesen, der früher mal auf dieses Grinsen hereingefallen war. Und es stimmte – sie war wirklich eine andere gewesen: eine jüngere, naivere, nicht schwangere Mary.

»Danke für die Info, Josh, aber ich gehe erst, wenn ich es von Mary selbst höre. Falls du nichts dagegen hast …«

»Doch.« Josh umrundete den Tresen, und Mary sah, dass die beiden Männer ungefähr gleich groß waren. »Dagegen habe ich was.«

Charlie ignorierte ihn. »Ich frage dich noch einmal, Mary, ist alles in Ordnung?«

Plötzlich schien alles um Mary herum wie in Zeitlupe abzulaufen, sodass sie Zeit hatte, sich ihre Antwort gut zu überlegen. Sie betrachtete Charlie Sargent, sah die grauen Bartstoppeln auf seinem Kinn und das Anker-Tattoo auf seinem Unterarm. Ihr fiel auf, wie stark er aussah. Seine Unterarme waren breit und muskulös, ebenso seine Oberarme. Ihr fiel auf, wie er sie ansah – genau so, wie sie sich immer vorgestellt hatte, dass ein guter Vater seine Tochter ansah, wenn er ihr helfen wollte, ihre Gedanken zu ordnen. Die unerwartete Güte in den Augen dieses Mannes, den sie kaum kannte, war überwältigend. Da war ein fast Fremder, ein anständiger, guter Mensch, der sie nicht im Stich lassen würde, wenn sie ihn brauchte, der wissen wollte, wie es ihr ging.

»Ich weiß nicht genau«, sagte sie schließlich, und Charlie ging einen Schritt näher auf Josh zu. Marys Schulter pochte vor Schmerz, und sie legte ihre Hand auf die Stelle. Auch in ihrem Kopf pochte es jetzt, und sie hörte das Blut in ihren Ohren rauschen. »Ich meine, nein. Nein, es ist nicht alles in Ordnung.«

Sie hörte, wie Josh zischend einatmete. Sie dachte an die Frau in der Klinik mit ihrem Fragenkatalog. Sie dachte an die

Plakate in der Krankenhaustoilette. *Schweigen deckt Gewalt.* Sie könnte eine von diesen Frauen sein, in der Sekunde, in der ihr der Arm auf den Rücken gedreht wurde. Es konnte allen Frauen passieren. Sie räusperte sich. »Es ist nicht alles in Ordnung, und ich fühle mich bedroht.«

»Verstehe«, erwiderte Charlie ganz ruhig. Mary sah Josh nicht an, doch sie hörte, wie er »Verdammt, was soll das, Mary« zischte. »Josh«, fuhr Charlie fort, »ich möchte, dass du gehst. Raus hier!«

Josh sagte »Mary?«, und sie wurde kurz unsicher, weil er jetzt wieder diese Kleiner-Junge-Stimme hatte, die in Mary immer das Bedürfnis weckte, sich um ihn zu kümmern. Doch dann legte sie sich eine Hand auf den Bauch und dachte *elf Wochen, Gaumen* und *Haarfollikel.*

»Ich gehe nirgendwohin«, erklärte Josh. »Soviel ich weiß, gehört dir dieses Café nicht, Charlie.«

»Es spielt keine Rolle, was mir gehört und was nicht«, gab Charlie zurück. »Ich sagte: *Raus hier!*«

»Sie ist meine Freundin«, sagte Josh. *»Motherfucker.«*

Mary sah, wie Josh die Hände zu Fäusten ballte, einen Arm hob und sich auf Charlie stürzte. Das war's, dachte sie. *Jetzt bringt er Charlie Sargent um, und dann mich*. Komischerweise hatte sie sogar Zeit zu denken: *Wie soll ich Eliza bloß erklären, dass ihr Vater tot ist, und zwar meinetwegen?*

Doch Charlie war schneller. Er schlug Josh mit der Faust so fest ins Gesicht, dass Mary etwas knirschen hörte und Josh gegen Tisch drei krachte. Er schlug mit den Ellbogen auf der Tischplatte auf, und seine Beine rutschten unter den Tisch. Zwei Stühle fielen um, und Josh versuchte aufzustehen. Er betastete mit einer Hand sein Kinn, und Marys erster absurder Gedanke war, schnell Eiswürfel zu holen. Das Nächste, was sie mitbekam, war, dass Charlie sich über Josh beugte, um ihm aufzuhelfen.

Wie sich herausstellte, beugte er sich zwar über ihn, half ihm aber nicht auf. Er redete leise, fast liebevoll mit ihm: »Ich will, dass du aus diesem Café verschwindest und dich dann zum Teufel scherst. Ich will dich nie mehr in dieser Stadt sehen. Wir wissen, dass du den Leuten ihren Fang aus den Fallen stiehlst, wir wissen Bescheid über alles. Und jetzt, da ich weiß, wie du Mary behandelst … Du hast ein, zwei Tage Zeit, deine Sachen zu packen, und dann will ich, dass du verschwindest und nie mehr wiederkommst. Wir wollen deine Fresse in diesem Hafen nie mehr sehen, hast du mich verstanden?« Charlie brach ab und sah Mary an. »Es sei denn, ich verstehe die Situation falsch. Mary?«

Mary berührte ihren Bauch und dachte: Kleine Finger, kleine Zehen. »Nein, Sie verstehen nichts falsch.«

Josh hatte sich mittlerweile allein am Tisch hochgezogen. Er blutete aus der Nase, vielleicht auch aus dem Mund – es war schwer zu sagen, woher das Blut kam. Er stieß eine Art Knurren aus, stampfte mit dem Fuß auf – *er stampfte tatsächlich mit dem Fuß auf wie ein kleines Kind!* – und ging. Mary – und vermutlich auch Charlie – war klar, dass er die Tür hinter sich zugeknallt hätte, wenn es nicht eine von diesen selbsttätig zugehenden Türen gewesen wäre, die man nicht zuknallen konnte. Was er allerdings schon machte, war, von außen gegen die Scheibe zu schlagen.

Als Josh weg war, schauten Mary und Charlie einander wortlos an. Das einzige Geräusch im Café war das Summen des Kühlschranks und Marys schwerer Atem. Auch Charlie keuchte. Von einer Sekunde auf die andere verebbte das Adrenalin, das Mary durch die Adern geschossen war, und sie war plötzlich so schwach, dass sie sich am Tresen festhalten musste.

»Komm, setz dich hin.« Charlie setzte sich auf einen Stuhl an Tisch drei. Seine Wangen waren plötzlich ganz eingefallen. Er ließ den Kopf nach vorne fallen und schloss die Augen.

»Alles in Ordnung?«, erkundigte sich Mary.

»Nur ein bisschen schwindlig.« Er kniff die Augen fest zu. »Es ist gleich vorbei. Setz dich zu mir.«

»Der Boden ist voll Blut, ich muss es aufwischen.«

»Später.«

»Ich will nicht, dass es eintrocknet.«

Mary holte eines der Bambusfasertücher, kniete sich hin und wischte die Blutspur auf, die von Tisch drei bis zur Tür führte. Dann knüllte sie das Tuch zusammen und steckte es in ihre Schürzentasche. Dieses eine Mal würde sie es nicht in den Wäschekorb werfen. Als sie fertig war, zog Charlie für sie einen Stuhl an Tisch drei und sagte: »Wir bleiben kurz sitzen, dann bringe ich dich zu deinem Auto, und dann kannst du nach Hause fahren und diesen Mistkerl vergessen – wenn du damit einverstanden bist.«

»Ich bin mit allem einverstanden.« Sie schaffte es nicht, Charlie Sargent in die Augen zu schauen. Sie schaffte es auch nicht, ihm zu sagen, dass der Typ, den er praktisch gerade aus der Stadt gejagt hatte, der Vater der Handvoll Kaffeebohnen war, die gerade in ihrem Bauch größer wurden. Und dann, ohne den Hauch einer Vorwarnung, sprudelte einfach alles aus ihr heraus. Sie fing weder zu heulen an noch zögerte sie oder versuchte, die Fakten irgendwie zu umschreiben. Sie sagte einfach ganz ruhig: »Ich bin schwanger, und Josh ist der Vater.« Dann erzählte sie Charlie von der Papiertüte, die Josh in ihrem Schrank versteckt hatte. Sie erzählte ihm, dass sie immer von Neuem hoffte, Vivienne würde sich irgendwann in eine richtige Mutter verwandeln, und dass diese Hoffnung ständig enttäuscht wurde. Sie erzählte auch, dass sie sich nicht vorstellen konnte, immer mit Vivienne zusammenzuleben – schon gar nicht mit einem Baby. Dann holte sie tief Luft und vertraute ihm sogar an, dass ihre Lehrerin gesagt hatte, sie sei echt gut in Mathe und könnte vielleicht einmal etwas aus dieser Begabung machen, aber jetzt, tja, …

Charlie hörte aufmerksam zu und nickte. »Ach, Mary«, meinte er schließlich so ernst und gütig, dass sie das Gefühl hatte, die zwei Worte wären eine Umarmung. Nach einer Weile merkte Mary, dass es ihr gutgetan hatte, alles einmal laut auszusprechen. Da sie jedoch nicht wusste, was sie mit diesem Gefühl anfangen sollte, fragte sie: »Waren Sie wirklich wegen der Hummer-Kekse hier?«

»Ja«, sagte Charlie. Dann: »Nein, eigentlich wollte ich nur ein bisschen an die frische Luft. Dann habe ich Licht im Café gesehen und dann Josh, und da dachte ich, ich sollte mir die Sache mal näher anschauen. Auf dem Schild an der Tür stand *Geöffnet*, und daher …« Mary wurde bewusst, dass sie das Schild noch immer nicht umgedreht hatte. Sie stand auf, erledigte es schnell und machte dann hinter dem Tresen eine Packung Hummer-Kekse auf – sie würde das Geld dafür später in die Kasse legen. Mit zwei großen Keksen auf einem Teller kehrte sie zurück an den Tisch. Ihre Beine zitterten, und sie atmete immer noch etwas bebend. Insgesamt fühlte sie sich so wie an einem Tag, an dem man nach einer Woche Grippe wieder in die Schule kam. Als sie von ihrem Keks abbiss, merkte sie, wie hungrig sie war. Sie hatte den ganzen Tag nichts gegessen. Morgen: Obst und Gemüse – alles, was gut für das Baby war.

»Ich würde sagen, du bist ohne ihn besser dran«, meinte Charlie. »Aber was würdest du sagen?«

Tja, was würde sie sagen? Vor zwei Tagen, sogar noch gestern, hätte sie gesagt, dass sie Angst hatte, mit ihm zusammen zu sein, aber auch Angst, ohne ihn zu sein. Aber irgendetwas in ihr hatte sich verändert, als sie sich zum ersten Mal vorgestellt hatte, mit dem Kind hinunter zum Hafen zu gehen. »Ich würde auch sagen, dass ich ohne ihn besser dran bin«, entgegnete sie schließlich. »Wobei ich gar nicht vorhatte, Ihnen das alles zu erzählen. Ich weiß nicht, warum, aber es ist alles einfach so aus mir herausgesprudelt.« Sie blinzelte. »Werden Sie es jemandem erzählen?« Sie wollte nicht, dass Andi und Daphne davon erfuhren – sie wollte, dass niemand davon erfuhr. Aber jetzt hatte sie es bereits Eliza und Charlie Sargent erzählt, Vivienne wusste es auch, ebenso Josh, und wahrscheinlich ahnte Alyssa Michaud auch irgendetwas.

»Ich sage es nicht weiter, Mary. Es ist deine Angelegenheit, nicht meine. Ich mische mich nicht in anderer Leute Angelegenheiten ein. Das habe ich nie getan, und ich werde auch jetzt nicht damit anfangen.«

»Danke«, flüsterte sie. Ihr Handy summte. Eine SMS von Daphne. Mary hatte vergessen, ihr Bescheid zu geben, sobald sie das Café geschlossen hatte. *Alles erledigt? Alles okay?*

Wie man's nahm …

Mary legte das Handy auf den Tisch. Sie sollte sich besser langsam auf den Heimweg machen, aber sie wollte nicht so richtig. Im Café war es warm und gemütlich, und sie wollte nicht hinaus in den Nebel des Sommerabends, nicht nach Hause, wo sie nie genau wusste, was sie erwartete. Nicht zu ihrer Mutter. Nicht in ihr Zimmer. Also versuchte sie, das Gespräch mit Charlie in Gang zu halten. Später würde sie nicht wissen, woher sie den Mut genommen hatte, das zu sagen, was sie jetzt sagte. Charlie hatte seinen Keks beinahe aufgegessen, nur der Hummerschwanz war noch übrig. Sie aß ihre immer andersrum: den Kopf zum Schluss. »Ich habe Ihnen gerade mein größtes Geheimnis anvertraut«, erklärte sie. »Jetzt müssen Sie mir etwas erzählen, damit wir quitt sind.«

Charlie sah sie mit hochgezogenen Augenbrauen an und schwieg.

»Etwas, was sonst niemand über Sie weiß. Es kann etwas Kleines sein, zum Beispiel Ihre Lieblingseissorte. Oder etwas Großes, wie etwa … tja, ich weiß nicht. Etwas Großes.«

»Du meine Güte«, sagte Charlie, und Mary wusste nicht, ob er verärgert oder erfreut war. »Keine leichte Frage. Du musst mir eine Minute Zeit geben, sie zu beantworten.« Mary knabberte an ihrem Keks herum und wartete.

»Na gut, Mary«, meinte er schließlich. »Bist du bereit für die Antwort?«

Sie nickte.

»Okay, aber du darfst es auf keinen Fall jemandem erzählen, ja? Das musst du mir versprechen. Ich möchte nicht, dass es sich herumspricht. In einer Stadt wie dieser … tja, du weißt ja, wie es ist.«

»Ich verspreche es.« Mary holte tief Luft. Es war ein Gefühl, als würde sie das ganze Universum in ihren Lungen halten.

Charlie beugte sich zu ihr, als wollte er flüstern, doch als er zu reden anfing, war seine Stimme normal laut. »Der Unfall«, begann er, »dieser Unfall, den ich auf dem Boot hatte, Anfang Sommer?«

Mary konnte kaum atmen. »Ja?«

»Es war kein Unfall.«

Noch eine SMS: *Mary, alles okay? Melde dich.* Diesmal sagte sie »Entschuldigung« zu Charlie Sargent, »ich muss kurz …« Sie schrieb »Absolut« zurück.

Mary sah Charlie Sargent an, und ihr Herz klopfte wie wild – wie ein kleiner Vogel, der mit den Flügeln schlägt. »Erzählen Sie es mir.«

32. KAPITEL

Einen Monat früher …

Little Harbor, Maine

Charlie

Heute ist es also so weit, dachte Charlie Sargent. Der letzte Kaffee, zum letzten Mal die Tasse ausspülen und zum Trocknen hinstellen, zum letzten Mal den Pick-up starten, das Licht abdrehen, den warmen Atem in die Hände blasen, während der Motor warm lief – denn obwohl es jetzt Sommer war, war es vor Sonnenaufgang, wenn nur die Fischer schon auf den Beinen waren, immer noch verdammt kalt.

Natürlich fühlte er sich wohlauf heute – ausgerechnet heute. (Man *fühlt* sich nicht wohlauf, man *ist* wohlauf, korrigierte ihn Eliza immer. Man *fühlt* sich *wohl* – oder *gut*.) Er hatte das nie ganz verstanden. Solange die Leute wussten, was man meinte, war doch egal, wie es richtig hieß. Aber Eliza korrigierte eben gern seine Grammatikfehler. Das musste man einfach akzeptieren, so war sie eben. Das hatte sie von ihrer Mutter, wie sie auch sonst alles von ihrer Mutter hatte: die lockigen schwarzen Haare, die Sommersprossen, die langen Beine, die Art und Weise, die Augen in der Sonne zuzukneifen, und dass ein Fuß eine halbe Nummer größer als der andere war. Manchmal, wenn Charlie sie kurz ansah, hatte er das Gefühl, Joanie würde noch leben.

Wenn Eliza jetzt da gewesen wäre, hätte sie – nachdem sie seinen Grammatikfehler korrigiert hatte – auf ihre typische Weise gelacht, die so ansteckend war. Und dann hätte sie vielleicht gesagt, wie seltsam es doch war, dass sich die Haare ausgerechnet dann, wenn man sie schneiden lassen wollte, besonders leicht bändigen ließen.

Wobei Elizas Haare sich nie leicht bändigen ließen. Genau wie die ihrer Mutter, genau wie die von Joanie.

Das letzte Mal zum Hafen fahren, den Motor abstellen, den Autoschlüssel unter die Fußmatte auf der Beifahrerseite schieben. Alle Hummerfischer legten ihre Schlüssel dorthin – es war weniger ein Versteck als ein Statement: *Schaut, ich gehöre hierher. Und so machen wir es hier.*

»Dachte, du hättest einen Helfer angeheuert«, sagte Josh Young, der sich gleichzeitig mit Charlie zum Ausfahren bereitmachte. Sie stiegen direkt nebeneinander in ihre Ruderboote. »Der Junge aus Ellsworth, den du dir geholt hast … hat er dich im Stich gelassen?«

»Ich habe ihn gefeuert.«

»Ja?« Josh musterte Charlie von oben bis unten. »Ich wette, das hast du.«

»Der Junge aus Ellsworth war zu nichts zu gebrauchen.« Er nickte Josh zu, band das Ruderboot los und stieß sich ab. Das letzte Mal, dass er mit Josh Young geredet hatte. Kein großer Verlust. Er konnte es sich nicht verkneifen, ihm über die Schulter zuzurufen: »Ich mache lieber alles allein. Du weißt ja, wie es ist.«

Josh brummte zustimmend, als könnte er es nachvollziehen, aber das stimmte nicht. Dieser Typ konnte überhaupt nichts allein und würde sich keinen halben Tag ohne Helfer aufs Meer trauen.

Das letzte Mal zum Fischerboot rudern, es vertäuen, den Motor anwerfen und hinausfahren. Die *Joanie B*, zwölf Meter lang, integrierte Kielhacke, zweckmäßig, aber nicht schick, tauglich auch zum Fischen weiter draußen, später in der Saison.

Nicht in dieser allerdings.

Charlie Sargent kannte jeden Zentimeter seines Schiffs, kannte es besser als jede andere zwölf Meter lange Strecke auf der Welt. Er kannte die Mucken des Zündschlosses, wenn es richtig kalt war, und wusste, wie man am Schlüssel ein wenig rütteln musste, damit der Außenborder ansprang. Er kannte die kleinen Vertiefungen, die sich im Boden des Steuerhauses gebildet hatten, weil er dort viele Stunden – Tage, Wochen, Monate und Jahre – immer an derselben Stelle gestanden hatte.

Das letzte Mal an den Hafenbojen vorbeituckern, der letzte Sonnenaufgang, der den Himmel in ein strahlendes Gelbrot tauchte, das an den Rändern weiß und blau schimmerte. Charlie Sargent war kein Dichter und auch kein gläubiger Mensch, aber manchmal, wenn er mit seinem Boot da draußen war, ihm der Wind entgegenblies und die Farben des Sonnenaufgangs sich vor ihm ausbreiteten, ging ihm das Herz auf, und er wäre gern ein wenig von beidem gewesen.

Er schaltete das Funkgerät ein, überprüfte, ob es funktionierte, und schaltete es wieder aus. Noch ein Stück weiter hinaus, dann noch ein Stück. Er kam zu ein paar seiner Bojen, stellte den Motor ab und überlegte. Sollte er die Hummerfallen herausholen, sie neu mit Ködern bestücken und wieder ins Wasser lassen? Das schien ihm wenig Sinn zu machen. Aber die Arbeit nicht zu erledigen war gegen seine Natur. So war Charlie Sargent einfach nicht gestrickt.

Vielleicht nur ein paar Hummerfallen hochziehen, vielleicht nur die da rechts. Er würde dieses Gebiet hier nicht verlassen, obwohl er hier überall Fallen im Meer hatte. Das würde den ganzen Tag dauern, und bis dahin würde er den Mut verlieren, das zu tun, wozu er sich bereits entschlossen hatte. Außerdem hatte er keinen Lunch mitgenommen. Charlies Bojen waren rot, schwarz und leuchtend blau – das waren seine Farben, seit er sechzehn gewesen und zum ersten Mal mit dem alten Kutter fischen gegangen war, den ihm sein Vater überlassen hatte.

Er zog mit seinem Fischhaken das Seil, an dem eine Hummerfalle auf der Steuerbordseite befestigt war, aus dem Wasser, spannte es in die hydraulische Winde und schaltete sie ein. Als die Falle auftauchte, hievte Charlie sie an Bord. Seine Hände zitterten, und er keuchte. Okay, vielleicht hatte Josh, dieser Mistkerl, doch recht, vielleicht wäre ein Helfer doch keine schlechte Idee gewesen. Charlie war nicht mehr so kräftig wie früher. Jetzt noch schnell die anderen Hummerfallen, die an diesem Seil hingen, eine nach der anderen. Gott sei Dank waren es nur drei, denn jetzt hatte Charlie schwer damit zu kämpfen, sie ins Boot zu ziehen.

Dennoch tat er das, was nun mal sein Job war. Das, was er immer getan hatte, schon als Fünfjähriger, auf den Knien seines Vaters: Er entleerte die Fallen. Der Fang an diesem Seil war enttäuschend. Die erste Falle war leer, in der zweiten waren ein paar Krabben, und in der dritten befanden sich ganze drei Hummer. Einer war zu klein, das sah Charlie auf den ersten Blick – er brauchte dafür nicht einmal seinen Zollstock. Die zwei anderen Hummer waren Eier tragende Weibchen. Er griff nach seiner Zange, markierte ihre Schwänze und warf sie wieder ins Meer. »Ab mit euch«, sagte er. »Geht und kriegt eure Babys.«

Wie war noch mal dieses Liedchen gegangen, das Joanie Eliza immer vorgesungen hatte? *Ein Baby, zwei Babys, drei Babys für dich, du und nur du bist die Einzige für mich.*

Charlie hatte das Lied nie richtig verstanden, aber das war ihm immer egal gewesen. Joanie hätte eine Einkaufsliste oder einen Artikel über Verkehrsvergehen im *Ellsworth American* vorlesen können, und Charlie hätte gebannt zugehört. Er hatte sich an ihrer Stimme, die ihm wie die eines Engels vorgekommen war, gar nicht satthören können. Charlie hatte Joanie einfach geliebt, für immer und ewig, mit jeder Faser seines Herzens. Es war ihm zwar nie gegeben gewesen, diese Dinge auszusprechen, aber denken konnte er sie. Ja, denken konnte er sie.

So, das war also erledigt. Die Sonne stand hoch, der Himmel war klar und blau und nur da und dort von ein paar zarten Federwolken durchzogen. Nicht allzu viel Nebel heute, das war gut. Er schaute sich auf der *Joanie B* um und vergewisserte sich, dass alles an seinem Platz war. Er wollte keine Unordnung hinterlassen, die dann jemand anderer beseitigen musste.

Er brauchte etwas Schweres, das er sich um die Füße binden konnte, damit es hundertprozentig klappte. Daran hätte er denken sollen.

Er erinnerte sich an das Jahr 1985, als dieses arme Kind über Bord gegangen war. Lucas Spalding. Charlie war etwas jünger als Lucas' Dad gewesen, und Lucas nicht älter als acht oder neun. Der Junge war eines Morgens mit seinem Vater und seinem Onkel aufs Meer hinausgefahren. Es war August gewesen, der Höhepunkt einer richtig guten Saison, und die Hummer waren fast von selbst aus den Fallen geklettert. Es war der Sommer, in dem Charlie Joanie ein neues Auto kaufte. Eliza war sechs. Es war eine Woche vor dem Hummerfest, und in der Stadt hatte es vor Menschen nur so gewimmelt. Und dann diese Tragödie mit Lucas. Der arme Kerl stand zum falschen Zeitpunkt an einer falschen Stelle des Boots, das Seil der Hummerfallen wickelte sich um seine Fußknöchel, und es zog ihn mitsamt der Falle in die Tiefe. Als sie ihn herausholten, war er blau im Gesicht, und sein Herz hatte zu schlagen aufgehört. Vielleicht war es besser so, hatten die Leute damals gesagt: Wenn er es überlebt hätte, hätte er bestimmt einen Gehirnschaden davongetragen.

Meine Güte, Charlie hatte schon ewig nicht mehr an Lucas Spalding gedacht. Das Hummerfest war in jenem Jahr abgesagt worden, worüber sich ein paar Sommergäste unglaublich echauffiert hatten. *Laut* hatten sie das natürlich nicht gesagt, aber hinter verschlossenen Türen war viel getuschelt worden. Aber es hatte sich herumgesprochen – das tat es immer.

Er beugte sich über das Heck und hielt eine Hand ins Wasser. Eiskalt. Du lieber Himmel. Tja, er brauchte wirklich irgendetwas, das er sich an die Füße binden konnte, sonst würde es nicht hinhauen. Im Steuerhaus gab es bestimmt etwas. Wenn es sein musste, würde er eben seine eigenen Hummerfallen verwenden. Wäre das vielleicht makaber …

Er erinnerte sich an Lucas Spaldings Begräbnis, zu dem sogar Fischer aus Vinalhaven und Stonigton gekommen waren. Charlie erinnerte sich, dass Lucas' Mutter so starke Beruhigungsmittel genommen hatte, dass sie sich auf der Kirchenbank kaum aufrecht halten konnte und von ihren Schwestern gestützt werden musste. Damals hatten hier viele Spaldings gelebt, schon seit Generationen, aber nach dem Vorfall waren sie alle nach Augusta gezogen. Weg vom Meer. Charlie konnte es ihnen nicht verdenken, er hätte in ihrer Situation das Gleiche getan.

Er beugte sich noch weiter über das Heck hinunter, sodass sein Arm bis zum Ellbogen ins Wasser getaucht war. Der Arm war praktisch jetzt schon taub vor Kälte. Wie lang würde es dauern, bis man gar nichts mehr spürte?

Und dann musste er das Gleichgewicht verloren haben, denn in seinem Kopf drehte sich plötzlich alles. Das Nächste, was er mitbekam, war, dass er im Wasser war. Er musste ausgerutscht und mit dem Kopf auf den Rand des Hecks gefallen sein. Du lieber Himmel, es war kalt im Wasser, es war *eisig*, verdammt.

Damit, dass es kalt sein würde, hatte er gerechnet. Womit er nicht gerechnet hatte, war das, was dann geschah. Denn obwohl Charlie Sargent genau wusste, was er wollte, obwohl er alles genau geplant hatte – und obwohl er gerade im Begriff war, es zu *tun* –, hatte sein Instinkt irgendwann die Oberhand gewonnen. Der gleiche Instinkt (wie Charlie später denken würde), aus dem heraus eine Frau sich gegen die Hände wehrte, die ihr den Hals zudrückten, oder ein brennender Mensch versuchte, die Flammen an seinem Körper zu löschen.

Als dieser Instinkt einsetzte, bekam Charlie den Rand des Schiffsrumpfs zu fassen und fand die Kraft (woher kam sie? Wenn er gläubig gewesen wäre, hätte er gesagt: direkt von Gott), sich Zentimeter um Zentimeter hochzuziehen. Schließlich ließ er sich wenig elegant ins Boot plumpsen, wo er wie ein keuchendes, schlotterndes Häufchen Elend liegen blieb.

Er zitterte so stark, dass er dachte, sein Herz würde aussetzen. Ein Arm tat ihm höllisch weh.

Sein Kopf auch. Er tastete nach der pochenden Stelle, doch seine Hände waren fast taub. Mist, er blutete.

Er schaffte es, sich hinzuknien. Es war so schmerzhaft, dass ihm kurz schwarz vor Augen wurde und er wieder umfiel. Aber er musste zur Funkanlage, also schleppte er sich durchs Steuerhaus bis zu dem Gerät und schaltete es ein. Es war auf Frequenz sechzehn eingestellt, so wie immer, verlässlich wie Ebbe und Flut. Er drückte die Mikrofontaste und stellte sich für einen Moment den Jungen vor, der den Funkspruch in Southwest Harbor hörte: irgendein milchgesichtiges, kaum zwanzigjähriges Kind, das gerade mit der Ausbildung fertig geworden war und für dessen schmalen Körper die Uniform noch zu groß war.

In seinen über vierzig Jahren als Kapitän eines Hummerschiffs hatte Charlie Sargent noch nie einen Funkspruch wie diesen absetzen müssen. Aber jetzt, mit der Wunde am Kopf … und dem vielen Blut … keine Chance, allein zurück in den Hafen zu fahren. »Mayday, Mayday«, sagte er mit letzter Kraft. »Hier ist Charlie Sargent auf der Joanie B.«

Seltsam, das sein Körper stärker als sein Wille war. Seltsam, wie sehr er an seinem Leben hing.

33. KAPITEL

Little Harbor, Maine

Eliza

Tja, *natürlich* kannte Judith eine Freundin aus dem *einen oder anderen* Komitee, die gerade drei Wochen an der Küste von Little Harbor Urlaub machte und ein freies Zimmer für sie hatte. *Ein* freies Zimmer. Das Haus hatte ungefähr zwölf Schlafzimmer. Oder acht Schlafzimmer und zwölf Bäder – Eliza konnte sich nie genau erinnern. Das Haus war jedenfalls legendär. Die Freundin war jene Frau, die Judith zu Anfang des Sommers schon einmal erwähnt hatte: Gail Byron, nicht verwandt mit dem gleichnamigen Lord.

Eliza verschwendete nicht eine Sekunde, sich über diesen Zufall zu wundern. Seit sie Rob kannte, hatte sie die Grundregel der Reichen gelernt: Geld zog Geld an und machte die Welt für die, die es hatten, klein und vertraut. Das Gegenteil stimmte auch: Mit wenig Geld war die Welt groß und bedrohlich.

Eliza konnte es kaum erwarten, die Mädchen wiederzusehen. Sie saß auf den Stufen vor dem Haus ihres Vaters und wartete, bis endlich Judiths silberner BMW um die Ecke bog und in die Einfahrt fuhr.

War ein vor Charlie Sargents Haus vorfahrender BMW ein normaler, alltäglicher Anblick? Nein, nicht mal annähernd. Dieses Auto passte ungefähr so gut auf diese Seite von Little Harbor wie eine gefleckte Gila-Krustenechse, die ihr Badetuch am Strand von Santa Monica ausbreitet.

»Du meine Güte!« Judith stieg aus. »Das ist ja die reinste Idylle hier!« Sie lächelte. »Ich habe ja gar nicht gewusst, wie *pittoresk* deine Heimatstadt ist.«

Eliza schaute Judith misstrauisch an. Versuchte ihre Schwiegermutter gerade, witzig zu sein?

Judiths Lächeln wurde noch strahlender. Sie lächelte so breit, dass man fast ihre Augenfältchen, die sie sich hatte unterspritzen lassen, erkennen konnte.

Nein, Judith wollte einfach nur nett sein. Judith bemühte sich, und Eliza war eine furchtbar schlechte Schwiegertochter, weil sie immer das Haar in der Suppe suchen musste.

Vielleicht war dieser Besuch doch keine gute Idee gewesen. Eliza war viel zu aufgewühlt und durcheinander, um eine gute Gastgeberin oder gute Mutter sein zu können. Es würde ihr nicht gelingen, den zusehends schlechter werdenden Zustand ihres Vaters vor den Adleraugen der Mädchen zu verstecken. Charlie wiederum würde sich total verausgaben, indem er versuchte, so zu tun, als wäre alles wie immer.

Jetzt stieg Evie aus und warf sich Eliza so ungestüm in die Arme, dass Eliza fast umfiel. Auch Zoe stieg aus und umarmte Eliza mit jenem Maß an Freude und Herzlichkeit, zu der sie als cooler Teenager fähig war. Zoe guckte nicht auf ihr Handy – sie hatte es nicht mal *in der Hand*! Die beiden Mädchen kamen Eliza seit dem letzten Mal, als sie sie gesehen hatte, einerseits völlig vertraut, andererseits aber dermaßen verändert vor, dass sie feuchte Augen bekam.

Es war doch eine gute Idee gewesen, dieser Besuch. Eine wunderbare Idee.

»Vielen Dank, Judith«, sagte sie. Es war ehrlich gemeint. »Danke, dass du sie hergebracht hast.«

Judith winkte ab, und Eliza nahm an, dass das ihre Art war, *gern geschehen* zu sagen.

»Wo ist Grandpa?«, fragte Evie sofort.

»Oben, er hat sich hingelegt«, antwortete Eliza.

Evie sah sie skeptisch an. »Aber Grandpa legt sich tagsüber nie hin.«

Eliza bekam Herzklopfen. Die Mädchen wussten, was ein *Gehirntumor* war, aber sie kannten die *allerschlimmste, aggressivste Form von Gehirntumoren* nicht. »Manchmal schon«, entgegnete sie. »Er war gestern lange auf und ist jetzt ein bisschen müde geworden.« Sie wussten alle, dass Charlie Sargent nie lange aufblieb. Neun Uhr abends war spät für ihn!

»So!«, rief Judith fröhlich. »Warum holen wir nicht die Sachen der Mädchen aus dem Auto? Ich lasse euch in Ruhe Wiedersehen feiern und fahre schon mal zu meiner Unterkunft. Du brauchst mir nur den Weg zu erklären, Eliza.«

Zoe und Evie verbrachten drei wunderbare Tage in Little Harbor. An einem Abend gingen sie alle gemeinsam mit Charlie und Judith in die *Hummerfalle* essen. Zoe aß einen Hummer-Burger, und Evie bestellte gedünstete Venusmuscheln. Eliza selbst bestellte nur einen Salat, da sie ahnte – und recht behalten sollte –, dass Evie ihre Portion niemals aufessen würde. Judith entschied sich für frittierte Hummerbällchen und die Spezialität des Hauses, einen *Hummer Bloody Mary*. Dann einen zweiten. Und noch einen dritten. Charlie aß kaum etwas, aber er bestellte – immerhin – einen Burger, den er zu essen vorhatte. Einmal bereitete Eliza abends für alle Hühnerschnitzel zu – bis auf Evie, die Joghurt aß. Sie spielten elf Partien *Uno*, vierzehn Mal *Gears of War* und fünf Runden *Spiel des Lebens* auf Zoes iPhone. Zoe checkte ihren Instagram-Account insgesamt einunddreißig Mal, vergab hundertsieben Likes und kommentierte siebzehn Fotos. Sie postete drei eigene Fotos und bekam fünfundsiebzig Likes (ihr neuer Rekord) für ein Foto der Fischerboote im Hafen vor einem spektakulären orangeroten Sonnenuntergang. Evie duschte ein Mal, widerwillig, Zoe vier Mal. Eliza musste drei- oder viermal an die Badezimmertür klopfen, um sie zu erinnern, dass der Warmwasserspeicher in diesem Haus wesentlich kleiner als zu Hause war. Evie erwähnte einmal, dass sie die Proben für *Wilbur und Charlotte* versäumte, dass das jedoch nichts machte. Und Zoe erwähnte beiläufig eine Pyjamaparty bei Hannah Coogan, gab dann jedoch zu, dass es ihr eigentlich egal war, ob sie dabei sein konnte oder nicht. Charlie schlief viel, und wenn er wach war, lag er in seinem Lehnstuhl, und die Mädchen saßen nebeneinander auf der Couch und betrachteten ihn. Wenn er reden wollte, unterhielten sie sich mit ihm, und wenn er schwieg, schwiegen sie ebenfalls. Eliza war stolz auf sie.

Einmal allerdings passierte etwas, bei dem es Eliza jedes Mal kalt den Rücken hinunterlief, wenn sie später daran dachte. Es sollte ihr ihr Leben lang so gehen.

Am zweiten Abend war Zoe oben (»Lesen«, wie sie sagte, aber Eliza wusste, dass das »Simsen« bedeutete) und Evie im Wohnzimmer bei Charlie. Eliza hatte in der Küche den Kühlschrank gereinigt und schrieb gerade eine Einkaufsliste, als Evie hereinkam.

»Grandpa hat eben etwas ganz Komisches gesagt«, meinte Evie. Später wurde Eliza klar, dass ihr etwas am Klang von Evies Stimme entgangen war, ein Beben. Vielleicht hatte auch ihr Gesichtsausdruck verraten, dass sie Angst hatte.

»Ach ja?« Eliza schaute kurz auf und konzentrierte sich dann wieder auf ihre Einkaufsliste. Eier? Unbedingt. Milch? Vielleicht. »Was hat er denn gesagt?«

»Er hat gefragt, ob ich die violetten Vögel sehe, die alle kleine Pullis stricken.«

Eliza wurde erst heiß, dann kalt und dann wieder heiß. Eine Halluzination, wegen des Tumors. »Aha, das ist interessant«, sagte sie vorsichtig. »Vögel können nicht stricken.«

»Nein.« Evie schüttelte zaghaft den Kopf. »Ich glaube auch, dass sie nicht stricken können.«

»Und was hast du geantwortet?« Eliza ging in Richtung Wohnzimmer, aber nicht zu schnell, damit Evie nicht in Panik geriet.

»Ich habe geantwortet, dass ich sie nicht sehen kann«, erwiderte Evie. »Dann hat er die Augen zugemacht, und ich bin in die Küche gegangen.« Ihre Unterlippe zitterte ganz leicht, so wie früher, als sie noch klein gewesen war.

Charlie schlief. Sein Kopf war nach hinten gefallen, und er atmete etwas unregelmäßig.

»Ach«, meinte Eliza mit gespielter Heiterkeit und ging zurück in die Küche, »ich glaube, Grandpa wollte dich nur ein bisschen veralbern. Er hat nur Spaß gemacht.«

»Solche Späße sind nicht seine Art«, widersprach Evie ernst.

Eliza hatte Mühe, ihre eigene Stimme zu kontrollieren. Sie zog Evie an sich und strich ihr übers Haar. »Nein. Nein, sind sie nicht.«

Am letzten Abend wollten Judith und Gail Byron mit den Mädchen im Jachtklub auf der Landzunge essen gehen. Eliza, die noch nie in ihrem ganzen Leben in diesem Klub gegessen hatte, bekam bei dem Vorschlag ein ganz merkwürdiges Gefühl.

»*Selbstverständlich* bist du auch herzlich eingeladen«, sagte Judith. »Auch dein Vater.«

Eliza bemühte sich, Judith wegen ihrer Bemerkung nicht ins Gesicht zu lachen, doch es war nicht leicht. Die Idee war absurd. Egal, ob krank oder nicht, Charlie Sargent würde lieber eine Handvoll zerbröselter Hummerschalen essen, als ein Hemd mit Kragen (das er wahrscheinlich nicht einmal besaß) anzuziehen und mit Sommergästen im Jachtklub essen zu gehen. Er ging vielleicht in die *Hummerfalle*, wegen der Mädchen, aber der Jachtklub kam für ihn nicht infrage. Eliza wollte Judith gegenüber nicht unhöflich sein, also lehnte sie dankend ab und erklärte, Charlie sei müde. Dann sagte sie ihren Töchtern, dass sie sich Sommerkleider anziehen sollten, und ließ sie mit Judith losziehen.

Sie hatten vereinbart, dass Eliza die Mädchen nach dem Abendessen abholen würde, damit Judith sie nicht heimzubringen brauchte. (Das war Elizas Idee gewesen, um zu verhindern, dass Judith mit ihrem BMW betrunken auf den kurvenreichen Straßen der Landzunge fuhr.) Auf der Fahrt zum Jachtklub ließ Eliza das Autofenster hinunter und atmete die in Little Harbor viel gepriesene und tatsächlich wunderbare Abendluft ein. Vielleicht war der Nebel, der sich fast jeden Abend über das Städtchen legte, der Grund dafür, dass man das Gefühl hatte, man würde die Luft nicht nur einatmen, sondern sie durch sämtliche Poren inhalieren. Und irgendwie fühlte man sich danach wie innerlich gereinigt. Jetzt hatte die magische Stunde des Abends begonnen: Die Sonne war untergegangen, aber es war noch nicht ganz dunkel. Eliza konnte aus der Ferne die Umrisse von Menschen erkennen, die auf der Veranda eines der vielen großen Sommerhäuser standen. Sie konnte praktisch das Klirren der Eiswürfel in den Gläsern hören und die Limetten im Gin Tonic riechen.

Sie kam etwas zu früh beim Jachtklub an und stellte sich leise neben ein kleines Fenster, von dem aus man in den Speisesaal sehen konnte, wo die Mädchen mit Judith und Gail Byron saßen. Der Tisch war bereits abgeräumt worden. Die zwei Frauen tranken Kaffee, und Evie und Zoe hatten zwei Gläser vor sich stehen, in denen sich offenbar der Rest eines *Shirley Temple* befand. Jedes Mädchen hatte noch seine Serviette auf dem Schoß, und Evie gab gerade – temperamentvoll gestikulierend – eine Geschichte zum Besten.

Alle am Tisch hatten die Köpfe in den Nacken geworfen und schienen herzlich zu lachen. Evie hatte von Anfang an – ab dem Zeitpunkt, als sie mit achtzehn Monaten ihr erstes Wort gesagt hatte (*Pyjama,* drei Silben!) – gewusst, wie man eine gute Geschichte erzählte.

Aber da war noch etwas, was Elizas Herz seltsam schnell schlagen ließ, während sie hier im Dunkeln stand – eine Außenseiterin im wahrsten Sinn des Wortes, die praktisch die Hortensien rund um das Gebäude niedergetrampelt hatte. Sie brauchte einen Moment, bis sie wusste, was ihr Herz so schnell schlagen ließ.

Ja, das war es.

Ihre Kinder fühlten sich völlig wohl an diesem Tisch, hier in Elizas Heimatstadt, einem Ort, wo sie selbst noch nie Gast gewesen war – und als Gast keine Ahnung gehabt hätte, wie sie sich benehmen sollte. Ihre Töchter wussten, welche Gabel man für den Krabbencocktail nahm, während sie selbst immer noch das ärmliche Kind von früher war: auf Fischerbooten herumtuckern, Hummerfallen einholen, Nägel kauen, sich die Haare nicht kämmen wollen, schmutzige Hände, schmutzige Füße, schmutziger Mund. Ihre Kinder hingegen waren klug, witzig und liebenswürdig, und Eliza konnte wahrscheinlich schon jetzt mehr von ihnen lernen als sie von ihr. Was einerseits tröstend, andererseits ziemlich irritierend war.

Am nächsten Tag, als Eliza Judith und den Mädchen half, ihre Sachen im BMW zu verstauen, sagte Judith: »Ich wünschte, ich hätte Rob seine Entscheidung ausreden können.«

»Was?«, fragte Eliza verblüfft und korrigierte sich sofort. »Wie bitte?«

»Er sagt, es sei eine Entscheidung von euch beiden, aber ich bin überzeugt, dass es allein seine Idee war.«

»Tut mir leid, Judith, ich …«

»Das Geld.« Judith klang leicht ungeduldig. »Ich habe ihm erklärt, dass ich vorhabe, es so anzulegen, dass man auf das Kapital eine Weile keinen Zugriff hat. Was ich mittlerweile auch getan habe. Ich hoffe nur, dass es die richtige Entscheidung für euch alle war.« Sie zog eine Augenbraue hoch und sah Eliza an.

Eliza hatte einmal gehört, dass dieses Kunststück genetisch bedingt war. Sie konnte sich nicht mehr erinnern, ob ihre Mutter es auch gekonnt hatte. Wenn ja, dann hatte sie es Eliza nicht vererbt. Sie schaffte es nicht, nur eine Augenbraue hochzuziehen, sosehr sie sich auch bemühte. »Ich bin verwirrt«, sagte sie zu Judith.

»Oh.« Judith ließ ihre Augenbraue wieder herunter und musterte Eliza nachdenklich. »Oh, entschuldige, ich dachte, Rob und du hättet es gemeinsam beschlossen.«

»Was gemeinsam beschlossen?«

»Meine Güte, seht mal, wie spät es schon ist! Verabschiedet euch von eurer Mutter, Kinder, wir haben eine lange Fahrt vor uns.«

Ehe Eliza etwas erwidern konnte, wurde sie umarmt und geküsst und allein vor dem Haus ihres Vaters stehen gelassen.

34. KAPITEL

Little Harbor, Maine

Eliza

Später, als Eliza mit Rob telefonierte, um sich zu vergewissern, dass die Mädchen gut nach Hause gekommen waren, fiel ihr Judiths kryptische Bemerkung über das Geld wieder ein. »Sie hat gesagt, sie hofft, dass es die richtige Entscheidung war. Was meint sie damit?«

Rob räusperte sich. »Ich weiß nicht, ob wir genug Zeit haben, das jetzt zu besprechen«, sagte er auf eine so merkwürdige Art und Weise, dass Eliza unbehaglich auf ihrem Küchenstuhl herumrutschte.

»Ich habe jede Menge Zeit.« Ihr Vater hatte sich oben in seinem Zimmer hingelegt. Er war wieder müde, immer müde.

Was hatte sie im April getan, als ihr Vater seine Diagnose bekommen hatte? Sich hauptsächlich über Phineas Tarbox' Unterlagen den Kopf zerbrochen, sich geweigert, diese dummen Papiere zu unterschreiben, die Mädchen zu ihren diversen Terminen chauffiert und ihren *Kräutergarten* geplant? Donnerstags mit ihren Freundinnen Margaritas im *Don Pepe's* gesüffelt? Was hatte sie in den Wochen, vielleicht Monaten davor gemacht, als der Tumor entstanden war und die bösartigen Zellansammlungen ihre tödliche Mission gestartet hatte? *Wir kriegen dich schon, Charlie Sargent. Du weißt nicht, dass wir da sind, aber wir wissen es. Wir wissen es, und wir kommen dich holen. Uns wirst du nicht mehr los.*

Sie hatte ihm seine Autoschlüssel weggenommen. Später würde sie ihm etwas zu essen bringen, aber bis dahin hatte sie nichts zu tun. »Musst du irgendwohin?«

Rob gab ein pfeifendes Geräusch von sich, ein schnelles Ausatmen, das Eliza signalisierte, dass seine Nerven blank lagen. Dann fing er zu reden an. Er erzählte ihr von den Veränderungen, die er rund um seinen vierzigsten Geburtstag im Frühling an sich wahrgenommen hatte … Von seinem plötzlichen Wunsch, die Familie nur mit seinem eigenen Einkommen zu versorgen … Von seiner persönlichen Unabhängigkeitserklärung an eine betrunkene Judith, damals, an dem Abend in Boston, vor der *Pippin*-Vorstellung. Er erzählte Eliza, wie Judith reagiert und was sie ihm wegen des Geldes erklärt hatte, das sie normalerweise immer Eliza und Rob überwies. Wenn er sich sicher sei, hatte Judith gesagt, wirklich, *wirklich* sicher, dann würde sie das Geld in einen Investmentfonds stecken, den ihr ihr Finanzberater Bucky dringend empfohlen hatte. Dadurch wäre das Geld bis zu Judiths Tod gebunden. »Ich hätte es dir sagen sollen, Eliza«, meinte er abschließend.

»Es mir *sagen* sollen? Was soll das heißen, du hättest es mir *sagen* sollen? Hätten wir das nicht gemeinsam entscheiden sollen?«

Rob zögerte. »Ich wollte dich überraschen. Ich weiß doch, wie sehr es dich immer gestört hat, dass wir Geld von meiner Mutter bekommen.«

Sie brauchte eine Weile, um das, was er ihr gerade mitgeteilt hatte, in der ganzen Tragweite zu verstehen. »Tja, natürlich hat es mich gestört. Aber *brauchen* wir das Geld nicht?«

»Sobald die Cabot Lodge fertig ist und ich einen neuen Auftrag habe …«

»Dann was? Was passiert dann?« Sie bekam es plötzlich mit der Angst zu tun.

»Wir schaffen das.«

»Ja?« Jetzt wurde ihr das ganze Ausmaß ihrer Ahnungslosigkeit bewusst, was ihre und Robs Finanzen betraf.

Wie viel verdiente Rob mit dem Cabot-Lodge-Projekt, und

wie viel würde er mit seinem nächsten Auftrag verdienen? Wie viel hatten sie jeden Monat von Judith bekommen, wie viel genau? Sie hatte keine Ahnung. Wie dumm sie doch war – sie hatte tatsächlich keinen blassen Schimmer.

»Unser Geld wird eine Zeit lang reichen.«

»Und was dann?«

»Dann nehme ich einen neuen Auftrag an und verdiene wieder etwas. So, wie ein … tja, so wie ein ganz normaler Mensch. Wie ein Mensch, der über kein finanzielles Sicherheitsnetz verfügt.«

Als Eliza nichts erwiderte, redete Rob schnell weiter. »Ich *werde* einen neuen Auftrag bekommen, Eliza. Mrs. Cabot hat viele Freundinnen, und die wollen alle Häuser. Und du weißt ja, wie sie sind, diese Frauen – jede will ein noch größeres Haus als die, die vor ihr gebaut hat. Verglichen mit diesen Häusern wird die Cabot Lodge wie eine Hütte aussehen. Ich muss dieses Projekt nur endlich abschließen. Sobald ich mit der Cabot Lodge fertig bin, steht mir beruflich praktisch die Welt offen.«

Zu einem anderen Zeitpunkt hätte Eliza vielleicht *Mach sie fertig, die Lodge! Zeig's ihr, Rob!* gewitzelt, aber unter den gegebenen Umständen war ihr nicht nach Scherzen zumute. »Aber Rob«, flüsterte sie, als hätte sie Angst, jemand könnte sie hören, »unser Leben ist sehr, sehr teuer.«

Kaum hatte Eliza es ausgesprochen, merke sie, wie Robs Stimmung kippte. »Weißt du was, Eliza? Du überraschst mich«, meinte er gepresst. »Ich habe geglaubt, du würdest hinter mir stehen. Ich dachte, du wärst … stolz auf mich.«

»Wenn du geglaubt hast, ich würde hinter dir stehen und stolz auf dich sein, warum hast du es mir dann verheimlicht?«

»Das habe ich dir doch erklärt! Ich wollte dich überraschen!«

Eliza spürte eine Angst in sich aufsteigen, eine lang verdrängte, aber noch sehr vertraute Angst. Wie würden sie das

Schulgeld für die Mädchen zahlen? Die Mitgliedsbeiträge für den Jachtklub, die Einstellgebühr im Winter für die Hinckley? Die Strom- und Gasrechnungen für ein Haus ihrer Größe? Die Erhaltung des Pools? Judiths Geld hatte so viele Bereiche ihres Lebens abgedeckt. »Tja, das ist dir gelungen«, sagte sie schnippischer, als es klingen sollte. »Ich bin überrascht.«

Das, wofür sich Eliza noch lange, lange Zeit schämen würde, waren nicht ihre Bemerkungen in diesem Gespräch, sondern die Gefühle, die dahintersteckten: dass ihr, obwohl sich der Tumor ihres Vaters gerade durch sein Gehirn fraß, davor graute, wieder in eine Situation zu geraten, in der Geld ständig ein Problem darstellte. Die Vorstellung, arm zu sein, war entsetzlich.

»Du hast doch immer behauptet, dir sei Geld nicht wichtig, Eliza«, entgegnete Rob. »Aber an deiner Reaktion merke ich gerade, dass es dir sehr wohl wichtig ist.«

»Nicht in der Form, wie du glaubst.«

»Aber in gewisser Weise doch.«

»Ja«, gab sie schließlich zu, »in gewisser Weise doch.« Rob hatte recht. Sie hatte es weit gebracht für ein Mädchen in einem Mehrbettzimmer auf dem College, das gezählt hatte, wie viele Tüten Ramen-Nudeln es noch vorrätig hatte; für ein Mädchen, das damals so getan hatte, als hätte es ihre Jeans im Secondhandladen in Federal Hill gekauft, weil das gerade angesagt war, und nicht, weil es sich nichts anderes hatte leisten können; für ein Mädchen, das abends nicht mit den anderen ausgegangen war, weil es nicht einmal Geld für ein Bier vom Fass für einen Dollar gehabt hatte; ein Mädchen, das nicht einmal daran denken durfte, wie hoch der Studienkredit war, den es aufgenommen hatte.

Sie wollte nicht dorthin zurück – sie wollte nie mehr dieses Mädchen sein. »Tja, tut mir leid, dich zu enttäuschen.«

Und dann tat Rob zum zweiten Mal in diesem Sommer etwas, das Eliza in den vielen Jahren, die sie ihn kannte, noch nie erlebt hatte: Er legte einfach auf.

Eliza suhlte sich ein paar Minuten – fast genüsslich – in selbstgerechter Empörung. Rob hätte es ihr sagen müssen, sie hätten darüber reden müssen, bevor er damit zu Judith gegangen war. Es war nicht in Ordnung, was er getan hatte. Es war nicht fair!

Sie versuchte, das Mädchen mit den Ramen-Nudeln aus ihren Gedanken zu verbannen – das mutterlose Kind mit den zerzausten Locken, mit den Hummerfallen und den Hühnerschnitzeln, die damals in der herabgesetzten Zwölferpackung in *Dave's Shop'n Save* gekauft wurden. Jenes Mädchen, das an der Brown die anderen genau beobachtet hatte, um sich ihr Verhalten abzuschauen, und das stets bedacht darauf gewesen war, bloß nie aufzufallen, damit niemand merkte: Sie gehörte eigentlich nicht hierher.

Aber dieses Mädchen wollte einfach nicht verschwinden. Egal, was Eliza tat oder aus wie vielen Blickwinkeln sie die Vergangenheit betrachtete – das Mädchen wollte einfach nicht verschwinden.

Zweiundzwanzig Minuten später – nicht, dass Eliza auf die Uhr geschaut hätte – rief Rob wieder an. »Leg nicht einfach auf, wenn du mit mir telefonierst.« Sie merkte selbst, wie hoch und schrill ihre Stimme sich anhörte, gar nicht wie sie selbst. »Nie mehr. So etwas tun wir nicht, so gehen wir nicht miteinander um.«

»Es tut mir leid, Eliza. Du hast ja recht, ich hätte diese Entscheidung nie ohne dich treffen dürfen. Wir hätten gemeinsam mit meiner Mutter reden sollen.«

Eliza schluckte schwer. »Ich wünschte, das hätten wir.«

Nach der Zeit an der Brown hatte dieses Mädchen – mittlerweile zur Frau herangewachsen – immer noch zuerst die anderen beobachtet und erst dann gehandelt – nur, damit ihr kein peinlicher Fehler unterlief, an dem die Leute merkten, dass sie in Wahrheit nicht dazugehörte. Allein der Kredit, den sie für das Studium aufgenommen hatte, war eine furchtbare Belastung gewesen, die sie fast in die Knie gezwungen hätte, und dazu waren dann noch zusätzlich zwei Jahre Medizinstudium gekommen. Als sie und Rob dann die monatlichen Überweisungen von Judith erhalten hatten, hatte Eliza das Gefühl gehabt, als würde ihr jemand einen Rucksack mit tausend Backsteinen abnehmen. Eliza gefiel es, wenn sie jemandem Geld anbieten konnte – ihrem Dad oder, wie neulich, Russell. Sie liebte das Gefühl, jemandem sagen zu können: »Hier, nimm, lass dich behandeln, reparier dieses Boot, kauf dir diesen Drink, dieses Essen, kauf dir, was immer du willst – ich kann es bezahlen.«

Das alles konnte sie Rob nicht erklären, zumindest nicht jetzt, nicht am Telefon. Sie war sich nicht einmal sicher, ob sie es sich selbst ganz erklären konnte.

Dann sprach Rob etwas an, das sie überraschte. »Eliza«, sagte er, »wir reden ständig darüber, wie schwer es für dich war, ohne Mutter aufzuwachsen.«

Eliza stutzte. Natürlich redete sie darüber! Der Tod ihrer Mutter stellte ein prägendes Ereignis in ihrem Leben dar. Dadurch war sie zu dem Menschen geworden, der sie war, und auch zu dem Menschen, der sie nicht war. »Aber …«

»Nein, sag jetzt nichts, Eliza. Unterbrich mich nicht, hör einfach zu. Hör mir zu.«

»Gut, ich höre zu«, meinte sie kleinlaut.

»Wir reden ständig darüber, wie schwer es für dich war, ohne Mutter aufzuwachsen«, wiederholte er, und jetzt ließ Eliza ihn ausreden, »aber wir reden kaum darüber, wie es für mich war, ohne Vater aufzuwachsen.«

Er machte eine Pause, und Eliza empfand das Gewicht dessen, was er gerade gesagt hatte, wie eine Bleiweste, die sich ihr schwer um den Brustkorb legte. »Niemand«, fuhr Rob fort, »hat mir gezeigt, wie man hart arbeitet, wie man ein Mann wird, der für seine Familie finanziell sorgt. Das Einzige, was ich von meinen Eltern über Geld gelernt habe, ist, dass man sich darum streitet. Geld war ein Druckmittel in einem beschissenen Scheidungskrieg.« Rob hatte recht, er redete nie über seinen Dad – *sie* redeten nie über seinen Dad. Eliza hatte immer gedacht, sie habe es schwerer gehabt als Rob. Schließlich war ihre Mutter ein herzensguter Mensch gewesen, der so gerne leben wollte und doch sterben musste. Robs Vater hingegen war ein Mistkerl gewesen, der seine Familie aus freien Stücken verlassen hatte. Robert Barnes I hatte mit einer anderen Frau am anderen Ende der Welt ein neues Leben begonnen. Jetzt allerdings wurde Eliza bewusst, wie egoistisch ihr Denken gewesen war. Robert Barnes I hatte sich für Thailand und Malai entschieden, aber damit gleichzeitig *gegen* seinen Sohn und *gegen* seine erste Frau. Eliza tat Rob plötzlich unendlich leid. »Du hast recht, wir reden nie darüber. Das ist nicht fair, entschuldige bitte.«

Schweigen. »Danke, Eliza«, sagte Rob schließlich. Seine Stimme zitterte, als er ihren Namen aussprach. »Und übrigens«, fügte er dann mit dem unerschütterlichen Optimismus hinzu, den Eliza so an ihm liebte, »zumindest den Auftrag von *einer* von Mrs. Cabots Freundinnen habe ich schon so gut wie in der Tasche. Sie heißt Nadine Edwards, und sie hat mich praktisch schon engagiert.«

Eliza merkte, dass Robs Stimme immer noch ein wenig bebte, und sie konnte ihm plötzlich nicht mehr böse sein. Ihr Ehemann war jemand, der sich bemühte, der versuchte, sein Bestes zu geben wie alle anderen auch. Sie blinzelte eine Träne weg und guckte zur Küchenwand. Die Striche, mit der ihre Mutter – bis zu ihrem Tod – das Wachstum ihrer Tochter dokumentiert hatte, waren verblasst, aber immer noch zu erkennen.

Es läutete an der Tür, doch Eliza wollte nicht riskieren, den Handyempfang zu verlieren – in der Küche war das Signal viel stärker –, also ignorierte sie es. Wahrscheinlich war es Val. Eliza würde sie später anrufen, oder Val konnte, wenn sie wollte, ja auch ohne Einladung hereinkommen. »*Natürlich*«, erwiderte Eliza, »natürlich bekommst du neue Aufträge. Natürlich wird es klappen, du bist schließlich ein talentierter Architekt.«

»Obwohl ich nur Häuser auf dem Papier zeichne?«

Sie atmete tief durch und machte sich bewusst, wie sehr sie ihn mit ihrer Bemerkung verletzt hatte. Sie hatte genau gewusst, wie grausam ihre Worte waren, sie aber trotzdem ausgesprochen. »Eben *weil* du sie zeichnest, Rob. Ganz besonders deshalb. Ohne Entwürfe gäbe es nichts, was man bauen könnte, richtig?«

Sie hörte Rob erleichtert aufatmen und spürte zum ersten Mal seit Langem wieder, wie sehr sie und Rob zusammengehörten. Wegen Charlies Krankheit und wegen Elizas langer Abwesenheit von zu Hause – und weil das Leben hart und eine Ehe nun mal eine komplizierte Angelegenheit war – war ihre Beziehung zueinander in letzter Zeit nie richtig unbeschwert gewesen.

»Rob?«

»Ja?« Seine Stimme war belegt.

»Ich glaube, es ist eine tatsächlich gute Idee. Wir sollten wirklich finanziell unabhängig werden, das sehe ich wie du. Es ist die richtige Entscheidung.«

»Danke Eliza, danke, ich werde dich nicht enttäuschen.«

»Und falls irgendetwas Schlimmes passiert«, sagte sie, »und die Cabot Lodge den Bach runtergeht …«

»Sag so was nicht.«

»Ich habe es doch nicht wörtlich gemeint, ich wollte damit nicht sagen, dass Mrs. Cabots Haus weggeschwemmt wird.«

»Trotzdem.«

»Ich meine nur, dass wir ja immer noch die Hinckley verkaufen können, falls – und das ist höchst unwahrscheinlich – es nicht so läuft, wie wir es uns vorstellen.«

»Das darfst du auch nicht sagen. Nimm es zurück.«

»Es war doch nur ein Witz, Rob.«

»Trotzdem«, beharrte er ernst. Rob war furchtbar abergläubisch. Er hob immer jeden Penny auf, den er am Boden entdeckte, ging nie unter einer Leiter durch und duldete keine aufgespannten Regenschirme im Haus. Das war eines der ersten Dinge an ihm gewesen, die sie liebenswert gefunden hatte. Moment, sie hatte die schwarze Katze vergessen: Rob wich großräumig aus, wenn er eine die Straße überqueren sah. Und dann war da natürlich noch seine unersetzliche Zehn-Baht-Münze.

»Nimm es zurück«, wiederholte er, und dann sanfter: »Bitte.«

»Gut, ich nehme es zurück.«

»Eliza …«, sagte er, doch ehe er weiterreden konnte, läutete es wieder an der Tür. Eliza hörte, wie die Tür aufging und jemand »Hallo? Jemand zu Hause?«, rief Russell.

Und genau im gleichen Moment hörte man von oben ein schreckliches Geräusch, einen dumpfen Aufschlag, und dann eine Art Herumrollen, was nur eines bedeuten konnte: Charlie Sargent war gestürzt.

35. KAPITEL

Little Harbor, Maine

Mary

»Mary! Mary, hier drüben!« Eine vertraute Stimme, eine von diesen Stimmen, die man – in anderer Umgebung als sonst – erst nach ein paar Sekunden erkannte. Mary hatte die Hand schon auf der Türklinke des *A Cut Above* gelegt, doch als sie ihre Mathelehrerin aus der zwölften Klasse ihren Namen rufen hörte, drehte sie sich um. Ms. Berry kam mit einem Deutschen Schäferhund an der Leine auf sie zu. Das musste der berühmte William sein. »Mary!«, rief Ms. Berry wieder. Sie und William waren beide leicht außer Atem, als sie Mary erreichten.

Mary begrüßte Ms. Berry und beugte sich dann zu William hinunter, um ihn zu streicheln. Sie hätte immer gern einen Hund gehabt, aber Vivienne war dagegen; sie war allergisch – beziehungsweise tat so.

»Ich bin froh, dass ich dich zufällig hier treffe, Mary. Ich habe in letzter Zeit oft an dich gedacht.«

»Wirklich?«

»Ja, ich habe mich gefragt, was du wohl jetzt machst …« Mary wartete. Sie nahm an, dass Ms. Berry fortfahren würde. Sie tat es. »Du bist so ein großes Mathetalent. Ich war enttäuscht zu hören, dass du dich nicht in Orono beworben hast.«

»Oh«, sagte Mary. Die University of Maine in Orono. »Tja, es ist alles ein bisschen kompliziert.«

Ms. Berry hatte ein breites Gesicht, das jetzt braun gebrannter war als während des Schuljahres. Wenn sie lächelte, konnte man sehen, dass einer ihrer unteren Schneidezähne ein bisschen über den anderen ragte. Ihre Haare waren kraus, noch krauser als sonst, wahrscheinlich wegen der hohen Luftfeuchtigkeit. Sie hatte freundliche blaue Augen und eine sanfte Stimme. Als William neben ihr jetzt leise zu winseln anfing, zeigte sie mit zwei Fingern auf ihn, und er hörte sofort auf.

»Natürlich ist es okay, sich eine Auszeit zu nehmen. Das liegt, glaube ich, derzeit sogar ziemlich im Trend – aber wenn die Auszeit zu lang dauert, verlernt man das Denken.« Sie schaute Mary so wissend an, dass Mary es so vorkam, als könnte Ms. Berry ihr bis in die Seele schauen – bis hinunter in die Mitte ihrer Gebärmutter.

»Stimmt.« Mary nickte.

»Mein Rat ist, sich trotzdem weiterzubilden, selbst wenn man an keiner Uni eingeschrieben ist. Es gibt jede Menge Mathematik-Portale im Internet, wo man sich weiterbilden kann. Schreib mir doch eine E-Mail, dann schicke ich dir eine Liste.«

»Okay.« Mary streichelte William ein letztes Mal. »Okay, mach ich.«

Mathematik. Auf diesem Gebiet hatte Mary sich in letzter Zeit mit Folgendem auseinandergesetzt: Ein Kind von der Geburt bis zum achtzehnten Lebensjahr großzuziehen kostete laut Google 245 340 Dollar. Mary verdiente netto zwölf Dollar pro Stunde im *Cup,* was ein sehr großzügiger Stundenlohn war, wenn man bedachte, dass der Mindestlohn sieben Dollar fünfzig betrug. Trotzdem müsste sie in den nächsten achtzehn Jahren zwanzigtausendvierhundertvierundfünfzig Stunden arbeiten, um diese Summe zu verdienen. Das waren tausendeinhundertfünfunddreißig Stunden im Jahr beziehungsweise einundzwanzig Komma acht Stunden pro Woche. Und das, um lediglich die Kosten für das Kind abzudecken – nicht die für Marys eigenen Lebensunterhalt oder die Kosten für einen Babysitter, den sie brauchen würde, um das Geld für ihr Kind zu verdienen. Wenn sie jemals woanders als im Haus ihrer Mutter wohnen wollte (und natürlich wollte sie), musste sie auch dafür zahlen. Dann hatte Mary noch die Ausgaben für Kinderbetreuung gegoogelt, die für ein Kleinkind zwischen acht und zwanzig Dollar pro Stunde kostete.

Fast zwölf Wochen. Mit zwölf Wochen hatte das Baby in ihrem Bauch die Größe einer Limette. Bald würde sie es spüren. Als Mary die Tür des *A Cut Above* aufschob, war Vivienne nirgends zu sehen. Megan und Chelsea, zwei von Viviennes Kolleginnen, beugten sich gerade über den Computer. Ein Mädchen, das Mary nicht kannte, wischte den Boden. In einem Stuhl, der zu Viviennes Bereich gehörte, saß eine Frau mit Strähnchenfolien auf dem Kopf und las ein Promi-Magazin.

»Hiii!«, rief Chelsea. »Deine Mom hat gar nicht erzählt, dass du kommst.«

Mary zuckte mit den Schultern. »Ich habe es ihr nicht gesagt.«

Megan rutschte von ihrem Stuhl hinter der Empfangstheke und umarmte Mary. Dann nahm sie eine Strähne von Marys Haaren in die Hand und sagte: »Ich *wusste* es! Du bist hier, um eine Balayage auszuprobieren.« Eine Balayage war irgendeine neue Technik zum Strähnchenfärben, von der Vivienne ständig erzählte. »Endlich. Ich warte schon ewig, dass du dich dazu entschließt. Lass es mich machen, okay? Du musst es mich machen lassen.«

Chelsea betrachtete Mary mit zugekniffenen Augen. »Du solltest es unbedingt probieren, Mary. Du wirst begeistert sein.«

»Unbedingt«, meinte Megan. »*Unbedingt.* Da und dort ein bisschen Goldbraun rein …« Sie strich Mary über die Haare. »Du denkst bestimmt, es wirkt dann dunkler, aber ich schwöre, es sieht insgesamt heller aus und …«

»Ich bin nicht hier, um mir die Haare machen zu lassen«, unterbrach Mary sie so freundlich, wie sie konnte.

»Oh«, sagte Chelsea.

»*Oh*«, sagte auch Megan. Beide wirkten ungeheuer enttäuscht, widmeten sich dann aber sofort wieder dem Computer, auf dem sie die Termine für den morgigen Tag durchgingen. In diesem Moment drehte sich die Frau mit den Foliensträhnchen um, und Mary sah, dass es Viviennes Freundin Sam war.

»Mary!«, rief Sam sichtlich erfreut. Sie war die Einzige von Viviennes Freundinnen, mit der Mary sich gern unterhielt. Sam und Vivienne waren seit der Highschool unzertrennlich, wobei Sams Leben danach in geordneten Bahnen verlaufen war. Sie hatte mit dem Heiraten gewartet, bis sie siebenundzwanzig gewesen war, war danach schwanger geworden und hatte nun einen entzückenden fünf Jahre alten Sohn namens Stephen und eine zweijährige Tochter, die Penelope, genannt Penny, hieß. Sam arbeitete als Krankenschwester für Intensivpflege im Maine Coast Memorial und nebenbei als mobile Palliativpflegerin. Bevor Mary im *Cup* angefangen hatte, hatte sie manchmal auf Stephen und Penny aufgepasst.

»Deine Mom ist hinten«, sagte Sam. »Sie sortiert eine Lieferung oder so.« Mary nickte. Haarpflegeprodukte zu bestellen und Buch über deren Verkauf zu führen war ein Teil von Viviennes Job, und zwar der, den sie am wenigsten mochte. »Sie hat schon ewig auf mich eingeredet, dass ich etwas mit meinen Haaren machen soll, und hier bin ich also.«

»Auf dich auch?«

»Mhm.« Sam schaute in den Spiegel und runzelte die Stirn. »Ich habe ihr extra gesagt, dass ich keine Zeit habe, meine Haare jeden Tag zu stylen, insofern bin ich gerade etwas verunsichert.«

Sam deutete auf den Stuhl neben ihr, damit Mary sich setzte. Dann klappte sie ihre Zeitschrift zu und warf sie auf das Wägelchen, auf dem Viviennes Kämme und Scheren, der Haarglätter, der Lockenstab und die vielen geheimnisvollen Fläschchen und Tuben, mit denen Vivienne ihre Wunder wirkte, lagen. Als Mary klein gewesen war, hatte sie es geliebt, sich auf den Stühlen im Salon zu drehen und so zu tun, als würde sie alle Produkte ausprobieren.

»Wie geht es Penny?«, erkundigte sich Mary, nachdem sie sich gesetzt hatte. »Und Stephen?«

Sam hatte Mary Anfang Sommer zweimal gebeten, auf ihre Kinder aufzupassen, doch das eine Mal hatte Mary arbeiten müssen, und das andere Mal hatte sie mit Josh etwas vorgehabt. Das Babysitten war, ehrlich gesagt, nicht immer ein Vergnügen gewesen. Einmal hatte Penny, die eigentlich ihr Schläfchen machen sollte, in ihrem Bett volle fünfundzwanzig Minuten durchgebrüllt. Stephen hatte währenddessen mit einem roten Stift ein Tic-Tac-Toe-Feld auf den Boden gemalt, und Mary war zwischen den beiden hin und her gerannt und hatte nicht gewusst, um wen sie sich zuerst kümmern sollte. Sam hatte ihr zwar vorher gesagt, dass sie sich keine Sorgen machen sollte, falls Penny beim Einschlafen quengelte, aber das war Mary dann doch mehr als nur ein bisschen Quengeln erschienen.

Mary war mit ihrem Latein am Ende gewesen, als Sam von der Arbeit zurückgekommen war. Sam allerdings hatte Penny einfach den Schnuller in den Mund gesteckt (Mary hatte das bereits versucht, aber Penny hatte ihn jedes Mal energisch ausgespuckt) und Stephen auf einen Küchenstuhl gesetzt, auf dem er zwei Minuten sitzen bleiben musste. Dann hatte sie ein Reinigungsmittel auf den Küchenboden gesprüht, mit dem sich die Buntstiftspuren spielend leicht wegwischen ließen. Selbst Stephen hatte seine Bestrafung ohne Murren und mit geradezu stoischer Gelassenheit hingenommen, und Sam hatte es anscheinend auch nichts ausgemacht, dass Mary die Dinge so entglitten waren.

Woher wussten Mütter bloß immer, was man tun musste? Wie schafften sie das alles? Wie sollte *Mary* das alles schaffen?

Sam setzte sich gerade ihren Zeigefinger an die Schläfe wie eine Pistole – das universelle Symbol für ultimative Überforderung. »Bei uns zu Hause herrscht der ganz normale Wahnsinn«, sagte sie. Sams Mann arbeitete in der Baubranche. Sie wohnten in einem hübschen kleinen Haus, von dem aus man zu Fuß in ein paar Minuten in der Innenstadt von Ellsworth war, und Sam fand sogar noch die Zeit, Cupcakes zu backen, die in einer Bäckerei in der Main Street verkauft wurden. Sam war praktisch in jeder Hinsicht das Gegenteil von Vivienne. Mary wunderte sich manchmal, dass die beiden immer noch befreundet waren. (»Gewohnheit«, hatte Vivienne einmal gesagt, als Mary danach gefragt hatte.)

»Wie läuft's im Krankenhaus?«

Unter dem schwarzen Umhang, den die Kundinnen im *A Cut Above* umhatten, während ihnen die Haare geschnitten und gefärbt wurden, schien Sam immer noch ihre dunkelblaue Krankenhauskleidung zu tragen. Sie hatte jedenfalls ihre Krankenhaus-Clogs an, die auch dunkelblau waren, aber ein hellblaues Blümchenmuster hatten. Sam sagte immer, Mary würde eine gute Krankenschwester abgeben. Sie bewahre, sagte Sam, in kritischen Situationen die Ruhe und habe einen gesunden Menschenverstand. Das war natürlich vor dem Tag mit den Buntstiften und dem Brüllen gewesen.

»Heute war nicht gerade der beste Tag«, antwortete Sam. »Wir haben eine Patientin verloren.« Sam hatte dunkle Ringe unter den Augen und war blass.

»Ach, das tut mir leid.« Mary konnte sich nicht vorstellen, ständig von Krankheit und Tod umgeben zu sein. Sie hatte noch nie einen Toten, geschweige denn einen Sterbenden gesehen. Sie glaubte, dass Sam sich irrte: Sie wäre eine schreckliche Krankenschwester.

»Sie war alt und schon sehr schwach und hat dann eine Lungenentzündung bekommen.« Sam zuckte mit den Schultern.

»Sie war bereit zu sterben. Erst gestern hat sie mir noch gesagt, dass sie bereit ist. Ihre Kinder wussten, dass sie bereit war. Ihr Mann ist vor dreieinhalb Jahren verstorben. Der Körper hält manchmal länger durch, als gut ist.«

Mary nickte.

»Es nimmt einen trotzdem immer mit, wenn man zusieht, wie ein Leben endet, weißt du.«

Mary schwieg. Sie wusste nicht, was sie sagen sollte, versuchte aber, mitfühlend und verständnisvoll zu wirken.

»Ich sage meinem Mann immer, dass er mir ein paar nette kleine Pillen in die Hand drücken und an meinem Bett sitzen bleiben soll, wenn meine Zeit zu gehen gekommen ist. Das ist in Maine zwar nicht legal, nicht einmal Ärzte dürfen es, aber ich könnte dir viele, viele Geschichten erzählen, wo es die bessere Lösung gewesen wäre. Oh Mann, könnte ich da Geschichten erzählen.« Sie rieb sich die Augen und betrachtete sich wieder im Spiegel. »Meine Güte, so ein deprimierendes Thema. Tut mir leid, Mary, ich reiße mich gleich zusammen.«

»Das brauchst du nicht, es macht mir nichts aus.« Mary dachte an das Gespräch mit Charlie im *Cup*, an dem Abend, als er sie vor Josh gerettet und ihr anvertraut hatte, dass der Unfall auf dem Boot gar kein Unfall gewesen war. Sie sah wieder vor sich, wie Charlie mit den Fingern auf dem Tisch getrommelt hatte, während er es erzählt hatte. Er war gar nicht aufgewühlt gewesen, im Gegenteil. Er hatte ganz gelassen gewirkt – so, als würde er etwas über jemand anderen erzählen, jemanden, den er gar nicht besonders gut kannte. Er hatte sich danach auch entschuldigt, genau wie Sam eben, und Mary hatte das Gleiche zu ihm gesagt: »Es macht mir nichts aus.« Und es war tatsächlich so, dass sie es nicht als deprimierend empfand, solche Geschichten zu hören, sondern vielmehr als eine Art Privileg.

Sie nahm die Zeitschrift, die Sam vorhin in der Hand gehabt hatte, und blätterte sie durch. Es gab einen langen Artikel mit

Lesetipps für den Sommer. Auf dem Foto waren Bücher zu sehen, deren Cover Sandstrände und Frauen, die auf das perfekte blaugrüne Meer hinausblickten, zeigten. Unrealistisch, wenn man in Maine lebte, wo das Wasser zu kalt zum Schwimmen und die Küste felsig und wenig einladend waren. Trotzdem kamen im Sommer Touristen von überall hierher. Sie konnten von den Hummern und Blaubeeren gar nicht genug kriegen und waren jedes Mal von Neuem begeistert, wenn sie das Meer zwischen den Fichten aufblitzen sahen.

»Ich frage mich«, sagte Sam. »ob ich mit diesen Strähnchen so frisch aussehe, wie nach neun Stunden durchschlafen.« Sie zog die Haut unter ihren Augen mit zwei Fingern nach unten und schnitt eine Grimasse. Dann drehte sie sich zu Mary um. »So, und jetzt zu dir. Deine Mom hat es mir gesagt.« Sie guckte vielsagend auf Marys Bauch.

Mary kochte vor Wut. Wie kam Vivienne dazu, etwas weiterzuerzählen, was niemanden etwas anging? Sie starrte geradeaus auf das Wägelchen mit den Haarbürsten und Scheren.

»Alles okay, Kleines?« Sams Stimme klang besorgt und liebevoll zugleich. Mary hatte das Gefühl, als würde Sam ihr mit ihrer Stimme über die Stirn streicheln.

»Ja«, antwortete sie, »alles okay.«

Sam beugte sich zu ihr hinüber und senkte die Stimme. »Bist du sicher, dass du alles so machst, wie du es willst? Zwingt dich irgendjemand zu einer Entscheidung, die nicht deine eigene ist?«

»Niemand zwingt mich zu etwas.«

»Und der Vater …?«

»Ist weg«, sagte Mary. »Hat die Stadt verlassen.« Mary hatte gehört, dass Josh ausgezogen war, ohne die Miete für Juli zu bezahlen, mit der er ohnehin schon zu spät dran gewesen war. Er hatte den Großteil seiner Sachen gepackt – laut seinem Vermieter auch den Flachbildfernseher – und war verschwunden.

Sein Boot lag nicht mehr im Hafen, und auch seine Bojen waren weg.

»Das dachte ich mir.« Sam nickte resolut. »So ähnlich hat Vivienne es mir auch erzählt. Und ist das jetzt … gut? Oder schlecht?«

»Gut.« Mary verriet Sam nicht, dass sie manchmal aus dem Schlaf aufschreckte, weil sie das Bild vor Augen hatte, wie Josh seine Hand auf ihre Schulter gelegt und zugedrückt hatte. Sie verriet Sam auch nicht, dass sie manchmal darüber nachdachte, was passiert wäre, wenn Charlie Sargent nicht genau im richtigen Augenblick gekommen wäre. Und sie erzählte Sam nichts von der braunen Papiertüte in ihrem Schrank, die Josh nie abgeholt hatte, oder von ihrer Angst, Josh würde irgendwann mitten in der Nacht kommen und sie, das Baby und seine Tüte suchen – und niemand wäre da, der ihr half.

Tja, sie würde tun, was nötig war. Was auch immer das sein mochte. Sie war zu Dingen fähig, die ihr niemand zutrauen würde. *Sie war zu vielem fähig*.

Sam sagte »Mary?«, und Mary beschlich eine Ahnung, dass Sam ihr jetzt gleich die Frage stellen würde, um die es in Wahrheit ging. Doch in diesem Moment kam Vivienne aus dem Hinterzimmer des Salons zurück und rief: »Na, wen haben wir denn da!« Sie trug den Kittel, den sie immer anhatte, wenn sie jemandem die Haare färbte, und lutschte ein Pfefferminzbonbon. »Hallo, Babygirl, willst du dir endlich doch eine Balayage machen lassen?«

Mary seufzte. »Ich will keine Balayage, Mom.«

»Was willst du denn?« Vivienne betrachtete prüfend Marys Gesicht. »Ein Augenbrauen-Waxing? Nur ein bisschen über der rechten …«

»Nein.«

Jetzt stiegen plötzlich ihre ganze Wut, ihr Ärger – und *ja*! – *die Angst* an die Oberfläche, und das, was Mary als Nächstes sagte, überraschte sie selbst. Gleichzeitig fühlte es sich gut an und befriedigend. Sie sagte: »Ich brauche eine Mom.«

Mary hatte das Gefühl, als wären mit einem Mal alle Dämme gebrochen, und jetzt sprudelte es nur so aus ihr heraus. »Ich bin ganz allein mit dieser Sache! Ich habe keine Unterstützung, ich habe kein Geld, und ich habe schreckliche Angst. Ich will nur, dass du mir hilfst. Ich will nicht, dass du mir die Augenbrauen wachst oder mir die Haare und die Nägel machst, ich will nur, dass du eine Mom bist. Ich will, dass jemand mir sagt, dass alles gut wird, selbst wenn es nicht stimmt. Ich muss hören, dass alles gut wird, okay? Okay? Ich brauche einfach eine *Mom*.«

»Du meine Güte, Mary, sei doch nicht so furchtbar dramatisch.« Viviennes Augen funkelten. »Du hast eine Mom – sie steht vor dir. Tut mir leid, wenn ich eine schlechte Mutter bin, aber du hast nun mal keine andere. Ich wünschte, ich könnte dir versprechen, dass alles gut wird, aber das kann ich nicht, denn ich mag ja viel sein, aber eines bin ich nicht: eine Lügnerin. Eine alleinerziehende Mutter zu sein ist kein Zuckerschlecken. Wer wüsste das besser als ich?«

Es war plötzlich so still, dass man eine Stecknadel hätte fallen hören können.

Später, als Vivienne lange nach Mary nach Hause kam, klopfte sie an Marys Schlafzimmertür. Mary reagierte nicht und stellte sich schlafend. Als Vivienne die Tür aufmachte – Mary hätte sie zugesperrt, aber das Schloss war schon seit ewigen Zeiten kaputt –, lag Mary ganz still da. Sie spürte, dass Vivienne lange in der Tür stand, und hörte sie schließlich »Entschuldige, Mary« flüstern. Sogar danach blieb Vivienne noch stehen, doch Mary zeigte keine Reaktion. Sie war immer noch wütend, sie war traurig und hatte Angst, und eine einzige dumme Entschuldigung war nicht genug.

Sie wünschte, Vivienne würde endlich gehen, doch stattdessen setzte sich Vivienne an Marys Bett und strich ihr die Haare aus der Stirn. Mary merkte sofort, dass Vivienne getrunken hatte. Sie roch es an ihrem Atem und hörte es an ihrer undeutlichen Aussprache. »Es tut mir leid, Mary«, sagte Vivienne. »Es tut mir leid, dass ich keine bessere Mutter bin. Ich wünschte, ich hätte eine sein können, aber ich wollte nie allein mit einem Kind dastehen. Es ist schwer, Kleines, sehr, sehr schwer. Ich wollte nicht, dass du auch in diese Situation kommst, das ist alles. Ich habe mir eine andere Zukunft für dich gewünscht.«

Vivienne fing leise zu weinen an. Eine Träne landete auf Marys Wange, und Mary musste sich sehr zusammennehmen, sie nicht wegzuwischen. Sie beherrschte sich, und sie beherrschte sich noch mehr, bis sie schließlich spürte, dass Vivienne aufstand, und die Tür auf- und dann wieder zugehen hörte.

Als Mary am nächsten Morgen aufwachte, legte sie sich eine Hand auf den Bauch. Wenn das Baby ein sanftes Stupsen spürte, konnte es dann nicht auch spüren, wenn … Sie durfte gar nicht daran denken. Dreizehn Wochen und sechs Tage, das war die Deadline.

Eliza hatte es schließlich auch getan, und ihr ging es jetzt gut. Sie hatte ein *tolles* Leben.

Sie rief die Nummer in Bangor an und notierte sich Datum und Uhrzeit auf ihrem Wandkalender. 3. August, zehn Uhr. An diesem Tag würde sie achtzehn sein – sie würde keine Einverständniserklärung brauchen. Aber sie brauchte jemanden, der sie mit dem Auto hinbrachte. Und sie würde sich den Tag freinehmen müssen.

36. KAPITEL

Little Harbor, Maine

Eliza

Charlie erwähnte das komische Gefühl, das er unmittelbar vor seinem Sturz aus dem Bett gehabt hatte, erst, als sie in der Notaufnahme waren. Er beschrieb es der Ärztin, einer etwas älteren Koreanerin mit langen, schmalen Fingern und einem Namensschild, auf dem *Dr. Kwang* stand, als eine Art Déjà-vu-Erlebnis – zwar irgendwie seltsam, aber nicht unangenehm.

»Eine Aura«, sagten Eliza und Dr. Kwang wie aus einem Mund. »Eine Aura geht manchmal einem epileptischen Anfall voran«, erklärte Dr. Kwang Charlie. »Solche Anfälle treten bei ungefähr sechzig Prozent der Patienten mit Glioblastom auf.« Als Charlie Dr. Kwang verständnislos ansah, sagte Eliza: »So heißt dein Tumor, Dad, weißt du noch?«

»Schicker Name für einen Tumor«, sagte Charlie.

Dr. Kwang sah sich Charlies Krankenblatt an, runzelte die Stirn, schaute Eliza an, und Eliza fragte sie, ob sie kurz mit ihr unter vier Augen reden konnte. Draußen auf dem Gang schilderte Eliza ihr in kurzen, prägnanten Worten – so, wie sie während ihres Medizinstudiums gelernt hatte – Charlies Zustand. Dr. Kwangs Miene war unergründlich; sie nickte, und sie gingen beide wieder in den Behandlungsraum.

Dr. Kwang räusperte sich und blickte Charlie in die Augen. »Wie Sie wissen, Mr. Sargent, wird sich Ihr Zustand ohne Behandlung weiter verschlechtern, höchstwahrscheinlich rapide. Ich schreibe Ihnen ein Rezept für ein Antiepileptikum, aber das hat keine Auswirkung auf das Tumorwachstum an sich.«

Charlie nickte, ohne Eliza dabei anzusehen. »Ja, verstehe.«

Eliza schaute zu, wie die Ärztin *Nur palliativmedizinische Behandlung* auf Charlies Krankenblatt schrieb, dann das Rezept für ein Antiepileptikum ausstellte und es Eliza mit mitfühlendem Blick gab. Dann drückte sie Charlie die Hand und sagte: »Alles Gute, Mr. Sargent.«

Vorhin hatte Eliza eine Krankenschwester von einem Unfall mit drei Autos reden hören, der sich auf der Straße Richtung Little Harbor ereignet hatte. Im Warteraum hatte sie ein weinendes Kind, das auf einem Felsen in der Nähe von *Otter Cliff* ausgerutscht war und sich den Knöchel verstaucht hatte, sowie einen Mann mit den klassischen Symptomen einer Lebensmittelvergiftung gesehen. Sie wusste also, dass Dr. Kwang viel zu tun hatte, aber sie wünschte trotzdem, die Ärztin hätte noch ein wenig bleiben können. Dann hätte Eliza sie noch einmal zur Seite nehmen und sagen können: *Bitte, machen Sie ihn gesund, koste es, was es wolle.*

Sie führte ihren Vater zurück ins Wartezimmer, wo Russell auf einem grauen Stuhl saß und in einem *People*-Magazin blätterte. Jetzt fiel ihr zum ersten Mal auf, dass Russell ganz anders angezogen war als sonst. Er trug ein richtiges Hemd und Jeans, die fast neu aussahen.

Nachdem Eliza Charlies Medikament in einer Apotheke besorgt hatte, machten sie sich auf den Heimweg. Eliza saß am Steuer von Robs Audi, Russell neben ihr, und Charlie lag mit geschlossenen Augen auf der Rückbank.

Sie fuhren lange schweigend dahin. »Danke, dass du mich begleitet hast, Russell«, sagte Eliza nach einer Weile, und er erwiderte: »Das war doch selbstverständlich«, und danach schwiegen sie wieder. Eliza ging durch den Kopf, dass man bei Fremden oder weniger gut Bekannten immer das Bedürfnis hatte, das Gespräch mit sinnlosem Gerede in Gang zu halten. Bei jemandem, den man sehr, sehr gut kannte, konnte man jedoch einfach schweigen, und es war okay.

Zu Hause weckte Eliza Charlie sanft auf und brachte ihn mit Russells Hilfe hinauf in sein Bett. Charlie schloss fast unmittelbar danach die Augen, und Eliza und Russell gingen auf Zehenspitzen die Treppe hinunter. Komischerweise fiel Eliza erst jetzt ein, Russell zu fragen, warum er vorhin überhaupt gekommen war. Wollte er den Streit fortsetzen, den sie letztens gehabt hatten?

»Ach, das«, meinte Russell. »Vergiss es.«

Eliza sah ihm an, dass er beunruhigt war. »Was ist los?«

»Ein paar von den Männern haben darüber geredet, dass sie Charlies Hummerfallen übernehmen wollen. Aber wir brauchen dafür die Erlaubnis der Küstenwache, also wollte ich Charlie fragen, ob es ihm recht ist.«

Vielleicht war es das, was ihr das ganze tragische Ausmaß von Charlies Zustand stärker bewusst machte als alles andere bisher, denn Eliza merkte, dass ihr jetzt vor Verzweiflung Tränen in die Augen traten. »Ich habe Angst, Russell, ich habe wirklich Angst.«

»Ich weiß.«

Eliza wollte sich nicht an ihn lehnen, aber sie musste sich an irgendetwas lehnen, und er war da. Er nahm sie in den Arm, und das Gefühl, jemand zu haben, an dessen Schulter sie sich ausweinen konnte, war wie ein Geschenk. Sie weinte und schluchzte, und sie lehnte sich länger an ihn, als – streng genommen – angemessen gewesen wäre. Es tat einfach unheimlich gut, im Arm gehalten zu werden.

»Tut mir leid«, sagte sie, als sie sich schließlich von ihm löste.

»Schon okay.«

»Du siehst nett aus – hast du ein Date?« Sie hatte es als Witz gemeint, denn sie konnte sich keine Frau in Little Harbor vorstellen, die für ein Date mit Russell infrage gekommen wäre, doch Russell nickte ernst und sagte: »Vielleicht.«

Sie schniefte und merkte, dass jetzt ein nasser Fleck auf seinem Hemd war. »Wirklich? Ein *Date*? Mit wem?«

»Mach dir keine Sorgen.« Er lächelte. »Niemand, den du kennst.«

Sie sah ihn skeptisch an. »Eine Touristin?«

Er zuckte mit den Schultern.

»Keine von hier, stimmt's?«

Er zuckte wieder mit den Schultern.

»Vergiss nicht, dein Hemd vorher zu trocknen.«

»Wird gemacht.«

»Ich hoffe, es ist eine Touristin. Hoffentlich ist sie stinkreich, und hoffentlich heiratest du sie, dann zahlt sie dir die Reparatur des Rückwärtsgangs von deinem Boot.«

Er lachte. »Mach dir keine Gedanken wegen meines Rückwärtsgangs. Überlass das mir.«

»Wenn sie wirklich stinkreich ist, brauchst du ja eigentlich gar nicht mehr fischen zu gehen.«

»Genau.« Er schnaubte, steckte die Hände in die Hosentaschen und wippte auf den Fersen vor und zurück. Dann schauten sie einander lange an, und plötzlich waren die Jahre, die vergangen waren, nicht mehr existent, und das Knistern, das sie Anfang Sommer gespürt hatten, verwandelte sich in etwas anderes, in etwas Wehmütiges. Irgendwann räusperte sich Russell und sagte: »Hör mal, ich komme morgen noch mal vorbei und rede mit deinem Vater, okay? Wegen der Hummerfallen. Falls es ihm gut genug dafür geht. Gib mir Bescheid.«

Eliza wollte so viel sagen, doch sie hatte einen Kloß im Hals. Sie sagte nicht: *Tut mir leid wegen allem, was passiert ist.* Sie sagte nicht: *Tut mir leid, was ich im Café zu dir gesagt habe.* Sie sagte nicht einmal: *Tut mir leid, dass ich in dein Hemd geheult habe.* Als jemand, der in Little Harbor aufgewachsen war, wusste sie, dass man seine Gefühle durch Taten und nicht durch Worte zeigte. Also nahm sie Russells Hand und drückte sie, und er drückte ihre Hand ebenfalls, und obwohl Eliza wusste, dass sie ihn wiedersehen würde, fühlte es sich an wie ein Abschied. Es fühlte sich gut und richtig an.

»Ich wünsche dir ein schönes Date, Russell. Das meine ich ernst. Und danke für heute.«

»Jederzeit, Liza, das weißt du.«

Sie hielt ihm die Tür auf. Als er ihr beim Hinausgehen kurz zuwinkte, sich dann umdrehte und ging, hatte sie das Gefühl, er würde einen Teil ihres Herzens mitnehmen. Aber nicht den wichtigsten Teil. Und überhaupt. Das Herz war ein Muskel, der sich regenerieren konnte. Sogar Leute, die nicht Medizin studiert hatten, wussten das.

37. KAPITEL

Naples, Maine

Rob

Zoe und Evie wollten nicht mit Rob zum Long Lake fahren, doch Christine Cabot hatte um ein persönliches Gespräch vor Ort gebeten, und daher bestand Rob darauf, dass ihn die Mädchen begleiteten.

»Wir sind doch gerade erst aus Maine zurückgekommen«, protestierten die beiden. »Wir saßen die *ganze* Zeit nur im Auto.« Sie könnten allein zu Hause bleiben, versicherten sie ihm; sie würden lieb zueinander sein, sie würden nicht ständig auf ihr Handy oder iPad gucken. Sie würden Brettspiele spielen! Damit kriegten sie Eliza normalerweise immer rum, mit diesem Versprechen, ein Brettspiel zu spielen. Eliza nahm es ihnen ab, aber Rob wollte die Mädchen lieber im Auge behalten. Das letzte Mal, als er sie den ganzen Tag allein gelassen hatte, damals, als er das neue Parkett anschauen gefahren war, hatten ihn beim Heimkommen ein Erdnussbutter-Klecks auf dem Wohnzimmerteppich und Popcorn in der Badewanne erwartet. Zoe hatte in ihrem Zimmer bei geschlossener Tür geschlafen, während sich Evie in einem Liegestuhl einen Sonnenbrand geholt und einen Young-Adult-Roman gelesen hatte, in dem höchstwahrscheinlich Teenager-Sex vorkam. Den beiden konnte man nicht vertrauen!

»Wir können bei Deirdre bleiben!«, schlug Zoe vor. »Ihr macht es bestimmt nichts aus, das weiß ich.«

»Deirdre macht es nie etwas aus«, warf Evie – wenig hilfreich – ein.

»Kommt nicht infrage.« Rob trat unbehaglich von einem

Bein aufs andere. »Mein Entschluss steht fest. Los, meine Damen, rein mit euch.« Er machte die Autotür auf. »Ich kann, falls euch das hilft, garantieren, dass es im Laufe des Tages irgendwann Eis gibt.«

Manchmal gab es auch angenehme Überraschungen: Die Mädchen benahmen sich sowohl während der Fahrt als auch beim Eintreffen bei der Cabot Lodge vorbildlich. Rob musste zugeben, dass es ihn mit einem gewissen Stolz erfüllte, den beiden zeigen zu können, woran er den ganzen Frühling und Sommer gearbeitet hatte. Falls in ihm ein Magengeschwür aufbrach, bevor das Haus fertig war, würden die beiden wenigstens wissen, wie der Grund dafür aussah.

Als Rob Zoe und Evie mit Mrs. Cabot bekannt machte, schüttelten sie ihr mit ernster Miene fest die Hand und sagten an den genau richtigen Stellen *Bitte* und *Danke.* Ihm wurde warm ums Herz: Seine Töchter bemühten sich ihm zuliebe. Und weil sie sich bemühten, meckerte er auch nicht, als sie anfingen, in den Schlammpfützen herumzuspazieren, in die der Regen den Boden rund um die Lodge verwandelt hatte.

Ruggman, der sonst nie zu spät kam, war noch nicht da, also machte Rob höflich Konversation, während sie warteten. Er erwähnte Mrs. Cabot gegenüber, dass ihre Freundin Nadine Edwards ihn angerufen hatte und er ihr in den nächsten Wochen die ersten Entwürfe schicken würde. Als sie durchs Haus gingen, stellten sie fest, dass das Verlegen des Parketts bereits Fortschritte gemacht hatte. Mrs. Cabot erzählte eine Anekdote von ihrem Sohn Jonathan junior, und obwohl Rob wusste, dass Jonathan junior ein Junkie und ein Lügner war, lachte er liebenswürdig.

»*Mir* macht es nichts aus zu warten«, sagte Christine Cabot. »Ich muss nirgendwohin. Jonathan ist den ganzen Tag mit dem Boot unterwegs. Anscheinend ist es ein herrlicher Tag zum Segeln – wobei ich, ehrlich gesagt, nie gelernt habe, den Wind so richtig einzuschätzen.«

Rob presste die Lippen zusammen. Es war tatsächlich ein perfekter Tag zum Segeln: eine leichte Südwestbrise von fünfzehn Knoten, knapp einen halben Meter hohe Wellen und angenehme fünfundzwanzig Grad. Er dachte an die *Family Affair*, und ihm tat das Herz weh.

Als die Mädchen langsam quengelig wurden, fuhr er mit ihnen in ein Restaurant am anderen Seeufer zum Mittagessen. Er hatte auch Mrs. Cabot eingeladen, doch sie hatte ein appetitlich eingepacktes Sandwich aus ihrer eleganten Handtasche geholt und gesagt, sie werde es unten auf dem Steg essen. Sie wolle einen Vorgeschmack auf einen kleinen Lunch im Freien in ihrem neuen Heim bekommen.

Im Restaurant setzten sie sich an einen Tisch auf der Terrasse, der nur unzureichend mit einem gestreiften Schirm vor der Sonne geschützt war. Rob fiel ein, dass er die Sonnencreme zu Hause vergessen hatte, was dazu führte, dass er an die vielen Male dachte, die er die Sonnencreme vergessen hatte, seit Eliza weg war. Er starrte auf den spiegelglatten See und dachte an all die Sonnenbrände, die er persönlich zu verantworten hatte.

Er schaute Zoe und Evie beim Essen zu. Zoe aß einen Caesar Salad und gebratenen Schellfisch, was Eliza, wie Rob wusste, sehr gefreut hätte. Evie hatte ein Erdnussbutter-Jelly-Sandwich bestellt, wovon ihre Mutter weniger begeistert gewesen wäre. Rob hatte einen Hummereintopf gegessen und vertiefte sich nun in die Getränkekarte. Es gab einen Cocktail namens *Sebago Perfecto*: Patrón Silver Tequila, Grand Marnier Orangenlikör und Sweet & Sour Mix sowie eine Limettenscheibe. Rob fand, dass es sich nach einem Drink anhörte, wie ihn Deirdre Palmer und die anderen Ladies im Jachtklub tranken, und er dachte wieder an Eliza. Dann musste er sofort an Charlie denken, was ihn furchtbar traurig machte. Als die Kellnerin wieder an den Tisch kam, bestellte er ein Bier.

»Die Dame ist nett«, sagte Zoe.

»Die Kellnerin?«

»Nein, die Dame beim Haus.«

»Mrs. Cabot.«

»Genau. Sie hat uns Süßigkeiten gegeben.«

»Wirklich? Wann denn?«

»Als du telefoniert hast.«

»Aha«, sagte Rob.

»Peppermint Patties«, ergänzte Evie. »Meine Lieblingskekse.«

»War sie glücklich?«, fragte er.

Evie sah ihn mit zugekniffenen Augen an und zupfte ein kleines Stück aus ihrem Erdnussbuttersandwich und drückte die Brotscheiben zusammen, bis das Jelly herausspritzte. Rob wollte sie schon zurechtweisen, verzichtete dann allerdings darauf und schaute – ebenso wie Zoe – wie hypnotisiert zu, wie Evie ihr kleines Kunststück so lange wiederholte, bis das ganze Sandwich zerrissen war. »Sie hat normal gewirkt«, meinte Evie schließlich. »Ist normal glücklich?«

»Bei Erwachsenen schon«, stellte Zoe philosophisch fest.

Sie schwiegen eine Weile. »Wann kommt Mommy nach Hause?«, fragte Zoe irgendwann.

»Bald.« Ihm war nicht entgangen, dass sie *Mommy*, nicht *Mom*, wie sonst immer, gesagt hatte. Eliza hatte ihm einmal anvertraut, dass sie am Boden zerstört gewesen war, als Zoe aufgehört hatte, sie *Mommy* zu nennen. Eliza selbst hatte ihre Mutter verloren, ehe sie zu diesem Punkt gekommen war.

»Bald?«, hakte Evie nach.

Er erinnerte sich, dass seine Kinder früher, als sie noch klein gewesen waren, keine richtige Vorstellung von Zeit gehabt hatten. Man hatte beispielsweise sagen können, etwas würde *morgen* stattfinden, und am nächsten Tag hatten sie es schon wieder vergessen. Andererseits hatten sie sich an ein Versprechen, das drei Wochen zuvor gegeben worden war, so genau erinnert, als wäre es gestern gewesen.

»Wie bald?«, fragte nun Zoe.

»Sehr bald«, antwortete Rob. »Zur Premiere deines Theaterstücks ist sie wieder da.«

»Und dann bleibt sie?«

»Ich weiß nicht genau. Vielleicht.«

Evie seufzte. »Ein Gehirntumor ist etwas Schlimmes, stimmt's?«

Rob räusperte sich und beschloss, ehrlich zu antworten. »Es ist nichts Gutes.«

»Wird er sterben?«

Rob betrachtete seine jüngere Tochter – ihre kleine Stupsnase, ihre großen braunen Augen, ihre zarte Haut. Er war immer der Überzeugung gewesen, dass die Wahrheit besser als irgendwelche Halbwahrheiten war. »Ja.« Dann fügte er hinzu: »Wir sterben alle irgendwann.«

»Aber stirbt er *bald*?«

Rob blickte auf den See hinaus. Die *Songo River Queen II* pflügte sich langsam und kraftvoll durch das Wasser. Rechts sah man ein paar Leute auf einem riesigen Wassertrampolin springen. Auf der Dammstraße fuhren ein paar Autos, und ein rotes Pontonboot glitt vorbei. »Es wäre möglich, aber wir wissen es nicht.«

Evie nippte an ihrem Shirley Temple. »Ist Mommy sehr traurig?«

Rob nickte. »Ja, ist sie.«

»Natürlich ist sie traurig, Dummerchen«, sagte Zoe. »Wärst du nicht traurig, wenn Daddy stirbt?«

Evie steckte sich eine Pommes frites in den Mund und kaute nachdenklich. »Klar, ich wäre todunglücklich, wenn Daddy stirbt.«

»Okay«, meinte Rob unbehaglich, »können wir vielleicht von etwas Erfreulicherem reden?«

»Ich wüsste nicht, warum.« Evie schirmte mit der Hand ihre Augen vor der Sonne ab und sah ebenfalls auf den See hinaus. »Wenn das, was passiert, doch traurig *ist*.«

Sie war für ihr Alter ungewöhnlich weise, seine Evie, ungewöhnlich weise.

»Bist du traurig?«, erkundigte Evie sich. »Wegen Grandpa?«

»Natürlich.« Er dachte daran, wie er mit Eliza zum ersten Mal in Little Harbor gewesen war und Charlie sie beide zum Fischen auf der *Joanie B* mitgenommen hatte. Bei seiner Reaktion auf den Geruch der Köder war er sich wie ein absolutes Weichei vorgekommen. Falls Charlie das Gleiche gedacht hatte, hatte er es sich zumindest nicht anmerken lassen.

»Ich weiß noch, wie er meiner Klasse vom Fischen erzählt hat«, sagte Zoe.

»Das hat er bei mir auch getan«, rief Evie. »Oft. Er hat immer zwei Hummerfallen in die Schule mitgebracht, eine aus Holz und eine aus Metall.«

Die Kellnerin brachte Robs Bier, als gerade sein Handy läutete.

Er schaute auf das Display. »Das ist Mrs. Cabot. Esst rasch auf, wir müssen los.« Er stürzte die Hälfte seines Biers in einem Zug hinunter.

»Ich kann sie sehen!«, stellte Zoe aufgeregt fest. »Ich sehe Mrs. Cabot am anderen Seeufer! Man kann die Cabot Lodge von hier aus sehen, stimmt's, Daddy? Zumindest den Steg.«

Rob hatte das bis jetzt gar nicht bemerkt, da er von seinem Platz am Tisch auf den westlichen Teils des Sees geschaut hatte. Zoe jedoch schaute auf den östlichen Teil. Er drehte sich um, und, ja, da drüben war die Cabot Lodge. Von Weitem sah der Steg aus wie ein Finger, der ins Wasser ragte. Am Ende des Stegs stand jemand. Rob kniff die Augen zu. Hielt sich dieser Jemand ein Handy ans Ohr?

»Das ist ja echt komisch«, sagte Zoe, »dass sie dich anruft, obwohl wir sie sehen können. Anscheinend will sie dringend mit dir reden.«

»Rob, wir haben ein Problem.«

Rob hatte kaum das Auto zum Stehen gebracht, als Ruggman schon auf ihn zustürmte.

Anfangs versuchte Rob es mit einem kleinen Witz: »Tun Sie sich keinen Zwang an, Ruggman, halten Sie sich nicht mit dem Austausch von Höflichkeiten und Small Talk auf.« Er lachte, Ruggman nicht.

»Nein, Rob, die Lage ist ernst. Wir haben ein Problem.« Ruggman räusperte sich. Ruggman räusperte sich ständig, aber seine Stimme klang nie klar.

»Und das ist genau zu dem Zeitpunkt aufgetaucht, als ich beim Essen war?«

»So ist es.«

Rob holte tief Luft und merkte, dass ihm ein Stück Hummer wieder hochzukommen drohte. »Was ist passiert?«

»Der Landschaftsarchitekt war da und hat die endgültigen Maße für die Terrasse und die Gartenwege genommen. Er sagt, dass wir eine behördliche Genehmigung brauchen, wenn Sie die Terrasse dort bauen wollen, wo sie geplant ist.«

»Wir brauchen *was*?«

»Er meint, dass man wegen des abschüssigen Geländes Erde aufschütten muss, damit der Boden eben wird. Und dafür braucht man hier eine behördliche Genehmigung.«

»Aber der Bauinspektor … Er hat das mit keinem Wort …« Rob wollte den Satz vollenden, doch er hatte das Gefühl, in seinem Hals würde ein kleines Tier stecken – irgendetwas Wildes, Zorniges, an dem seine Stimme nicht vorbeikam.

»Ich weiß, was Sie mich als Nächstes fragen werden«, sagte Ruggman. »Es dauert fünfundvierzig bis neunzig Tage, um diese Genehmigung zu bekommen. Üblicherweise eher neunzig.«

»*Neunzig* Tage! Verdammt, Ruggman, das wäre dann ja …«

»Mitte Oktober.«

»Mitte Oktober.«

Das bedeutete, dass der Rasen nicht wie geplant im September angelegt werden konnte. Der Weg zum Haus ebenfalls nicht. Die Lastwagen, die die Natursteinplatten für die Terrasse lieferten, würden alles plattmachen. Der Bau der Treppe von der Terrasse in den Garten würde ebenfalls warten müssen. Schließlich konnten sie die Stützmauer nicht bauen, bevor der Hang aufgeschüttet war. *Shit. Shit. Shit.*

»Wie kann es sein, dass wir das nicht wussten, Ruggman? Wie konnte uns das nur entgehen?«

»*Uns* ist gar nichts entgangen«, meinte Ruggman. »Es ist nicht mein Job, ein Projekt mit der nötigen Sorgfalt zu planen. Es ist Ihrer.«

38. KAPITEL

Little Harbor, Maine

Mary

Fast dreizehn Wochen. Ein Pfirsich. Stimmbänder. Das Baby konnte den Daumen in den Mund stecken.

»Hier.« Daphne gab Mary ein Päckchen aus der Bäckerei in Ellsworth. »Ich habe heute viel zu viele Hummer-Kekse bestellt, bring sie deiner Mom.« Sie sah Mary skeptisch an und legte den Kopf schief. »Alles in Ordnung, Süße?«

»Klar, warum?«

»Ich weiß nicht, du siehst irgendwie …«

Mary wartete, ohne etwas zu sagen. Im Laufe dieses Sommers hatte sie gelernt, dass es manchmal besser war, nicht zu viel von sich preiszugeben.

»Du siehst müde aus«, fuhr Daphne fort. »Aber nicht nur müde. *Anders* müde.« Sie betrachtete Mary noch genauer. »Wie soll ich sagen? Du siehst aus, als wärst du von innen heraus müde.«

Mary starrte auf den Boden. Müde von innen heraus – genauso fühlte sie sich. Daphne hatte den Nagel auf den Kopf getroffen.

Während sie darüber nachdachte, sagte Daphne sanft: »Vermisst du Josh? Ist es das?«

Jetzt lag Daphne schwer daneben.

Mary schüttelte den Kopf. »Eigentlich nicht.«

»Wann kommt er denn zurück?«

»Weiß nicht.« *Nie mehr.* »Es geht mir gut«, behauptete sie. »Ich habe heute Nacht nur schlecht geschlafen.« In Wahrheit hatte sie wunderbar geschlafen, wie ein Stein. Sie hatte geschlafen wie ein … tja, wie ein Baby. Sie nahm Daphne das Päckchen aus der Hand. »Vielen Dank, meine Mom wird sich freuen.«

Nachdem sie draußen vor dem *Cup* in ihr Auto eingestiegen war, dachte sie eine Weile über die Hummer-Kekse nach. Vivienne würde sie essen, keine Frage, aber sie würde die ganze Zeit jammern, dass sie sie eigentlich nicht essen durfte. Sie würde so ein Theater machen, dass Mary sich wünschen würde, sie hätte die Kekse nie nach Hause mitgebracht. Vivienne schaffte es manchmal, aus einer netten Geste eine Katastrophe zu machen.

Mary fuhr los und nahm dann eine andere Abzweigung als die, die zu ihr nach Hause führte. Sie kannte jemanden, der diese Kekse liebte, jemanden, der sie nicht mit einem schlechten Gewissen essen und Mary keine Schuldgefühle einflößen würde, weil sie sie mitgebracht hatte. Außerdem hoffte sie, dass Eliza da war. Sie wollte sie bitten, sie noch einmal nach Bangor zu bringen, und zwar am 3. August. Sie musste um halb neun dort sein und sich anmelden, was bedeutete, dass sie um acht losfahren mussten. Es war ein großer Gefallen, um den sie Eliza bitten wollte. Aber es gab niemand anderen, den sie hätte fragen können.

Auf den letzten Metern hätte Mary es sich fast noch anders überlegt – vielleicht war es ja unpassend, einfach so bei Charlie aufzutauchen –, aber dann beschloss sie, es doch zu tun. Der Mann hatte einen Gehirntumor. Er würde sterben. Im *Cup* hatte er ihr erzählt, dass er noch sechs Monate zu leben hatte, vielleicht ein Jahr. Und es wäre beinahe viel weniger gewesen, wenn er damals nicht die Küstenrettung angefunkt hätte. Auch das hatte er ihr anvertraut. Ihm ein paar Kekse vorbeizubringen war das wenigste, was Mary für ihn tun konnte.

Durch das Fenster hatte man einen guten Blick ins Wohnzimmer, wo Charlie in einem Lehnstuhl saß. Eine Lampe war an, direkt neben ihm, und auch das Licht auf der vorderen Veranda war eingeschaltet, als würde er Besuch erwarten. Sein Pick-up stand in der Einfahrt, doch Elizas Audi war nirgends zu sehen. Drinnen flackerte außerdem ein blaues Licht, was bedeutete, dass der Fernseher lief.

Mary klopfte leise an der Tür. Sie wollte nicht, dass ein kranker Mann ihretwegen aufstehen musste, aber sie wollte auch nicht einfach so ins Haus gehen. Nach einer Weile machte Charlie die Tür auf. Als er Mary mit den Keksen sah, lächelte er und sagte »Mary!«, ganz so, als wäre er hocherfreut, sie zu sehen. Mary war erleichtert.

»Hier, für Sie.« Sie hielt ihm die Kekse hin. »Die waren übrig. Ich dachte, Sie hätten sie vielleicht gern. Ich weiß ja, wie gern Sie Hummer-Kekse mögen.«

»Und wie«, sagte er. »Und wie ich die mag.«

Er trat zur Seite und bedeutete ihr, hereinzukommen.

Charlie Sargent sah heute nicht wie ein Ritter in schimmernder Rüstung aus, sondern bleich, schwach und dünn. Seine Haltung war gebückter als noch vor zehn Tagen, und seine Augen wirkten fast farblos – so, als wäre alles Licht aus ihnen gewichen. Er wirkte durch und durch erschöpft.

Mit einem Mal kam sich Mary fehl am Platz vor. »Wo ist, äh …« Sie schaute sich suchend um.

»Meine Tochter, die elende Nervensäge?« Er lächelte wieder. »Die habe ich nach Ellsworth geschickt. Hab ihr gesagt, sie soll ins Kino gehen. Keine Ahnung, ob sie das tut, ich habe es ihr jedenfalls gesagt. Habe Val mitgeschickt.«

Mary lachte unsicher, und Charlie sagte: »Das mit der Nervensäge war nur ein Witz.«

»Ja, ich weiß.«

»Eine Art Witz. Ich liebe sie, weißt du, aber manchmal werden einem die besorgten Blicke einfach ein bisschen zu viel.«

Mary nickte. Das konnte sie gut verstehen. Seit jener Nacht, als Vivienne an Marys Bett geweint hatte, kam es ständig vor, dass Vivienne sie so komisch *anstarrte*. Es passierte, wenn Mary irgendetwas ganz Banales tat, etwa ein Eisschälchen in den Geschirrspüler zu stellen oder sich durch das On-Demand-Angebot im Kabelfernsehen zu zappen. Manchmal merkte Mary sogar, dass Vivienne feuchte Augen bekam. In diesen Momenten hätte Mary die Wände hochgehen können. »Ich weiß, was Sie meinen«, entgegnete sie. Dann merkte sie, dass sie immer noch die Kekse in der Hand hatte und auf der Fußmatte stand. »Hier, für Sie«, sagte sie wieder. »Am besten, ich lege sie einfach in die Küche. Ich muss ohnehin gleich wieder nach Hause.« (Musste sie nicht.)

»Sicher, das kannst du gern tun, das wäre großartig. Aber wie wär's, wenn du dich dann ein wenig zu mir setzt, falls du ein paar Minuten Zeit hast.« Charlie ging langsam zurück zu seinem Lehnstuhl. »Vielleicht unterhalten wir uns, vielleicht auch nicht, mir ist beides recht. Aber ein wenig Gesellschaft zu haben wäre schön. Wäre das okay?«

Charlies Blick hatte etwas Bittendes und Gütiges an sich, als er das sagte, und seine Augen schienen für einen Moment wieder zu leuchten. Er trat einen Schritt zur Seite, damit sie an ihm vorbei in die Küche gehen konnte.

»Sicher«, antwortete Mary. Es hatte ihr ohnehin davor gegraut, in ihr eigenes leeres Zuhause zu fahren – Vivienne war mit ihren Kolleginnen nach der Arbeit ausgegangen. »Das wäre nett.«

Charlie setzte sich in seinen Lehnstuhl. »Es ist ganz seltsam – manchmal schickt man alle weg, und dann schaut man sich um und fragt sich, warum man so einsam ist. Kennst du das?«

Sie nickte. Das kannte sie nur allzu gut. Sie trug die Kekse in die Küche, die sich im hinteren Teil des Hauses befand und von der aus man auf einen kleinen, vernachlässigt aussehenden Garten blickte. Dann ging sie ins Wohnzimmer und nahm auf der Sofakante Platz. Nach ein paar Sekunden lehnte sie sich zurück und schaute sich um. Der Raum war schlicht eingerichtet und nicht mit Krimskrams und irgendwelchen kleinen Kitschfiguren, die Vivienne so gut gefielen, vollgestopft. Auf dem Tischchen neben dem Sofa stand ein gerahmtes Foto, auf dem eine schöne Frau zu sehen war, die genauso aussah wie Eliza und die die Arme um ein kleines Mädchen geschlungen hatte. Zweifellos Eliza und ihre Mutter. An der Wand hinter dem Lehnstuhl hing ein Foto, auf dem, wie Mary annahm, Eliza und ihre Familie waren. Neben Eliza standen ein Mann mit dichten, weißblonden Haaren und zwei Mädchen, vielleicht zehn und acht Jahre alt.

Charlie hatte die Augen geschlossen, und Mary vermutete, dass er eingeschlafen war. Also saß sie einfach nur da, betrachtete ihre Hände und warf ab und zu einen Blick auf den Fernseher. Es machte ihr nichts aus, hier zu sitzen. Es war friedlich in diesem Wohnzimmer – irgendwo tickte eine Uhr. Beim Fernseher war der Ton auf leise geschaltet, und es lief irgendeine Krimiserie, die Mary nicht kannte. Ein Mann und eine Frau redeten hektisch aufeinander ein, und irgendwann brach die Frau in Tränen aus. Der Fernseher war viel kleiner als Joshs Flatscreen. Nach einer Weile fing Charlie zu reden an, obwohl er die Augen immer noch geschlossen hatte.

»Erzähl mir, was es Neues gibt«, sagte er. »Wer fängt die meisten Hummer?«

»Oh«, erwiderte Mary, »oh, tut mir leid, das weiß ich nicht so genau.« Seit Josh weg war, war sie nicht mehr darüber auf dem Laufenden, was sich bei den Fischern tat. Die Leute, die ins *Cup* kamen, sprachen jedenfalls nicht über solche Dinge. Wenn sie nachdachte, würden ihr vielleicht ein paar Dinge einfallen, die man sich über den einen oder anderen Touristen erzählte, aber sie glaubte nicht, dass Charlie so etwas interessierte. »Tut mir leid«, wiederholte sie.

»Macht nichts.« Er hob eine Hand und ließ sie wieder zurück auf den Lehnstuhl fallen. Seine Augen waren immer noch geschlossen. »Es betrifft mich eigentlich gar nicht mehr.« Charlie sagte es nicht in diesem selbstmitleidigen Ton, den Vivienne gern anschlug, sondern ganz sachlich. »Wie geht es denn dem Kind in deinem Bauch. Sorgst du gut für es?«

»Ja.« Sie versuchte, nicht an den 3. August, zehn Uhr, zu denken.

»Gut«, meinte Charlie. »Sehr gut.«

Mary legte sich eine Hand auf jene Stelle ihres Bauchs, die sich seit Kurzem ein wenig nach außen wölbte. Sie war immer dünn gewesen – zu dünn –, und insofern fand sie die kleine Veränderung an ihrem Körper sehr auffällig. Also hatte sie angefangen, weite T-Shirts zu tragen und sich bei der Arbeit immer sofort ihre Schürze umzubinden. Sie dachte an das pfirsichgroße Bündel aus Nerven und Zellen, Blutgefäßen und Organen und dem großen Alien-Kopf.

Das Nächste, was sie mitbekam, war, dass sie plötzlich zu weinen anfing, als wäre *sie selbst* das Baby. Sie wischte sich energisch über die Nase, doch sie konnte einfach nicht zu schluchzen aufhören.

Charlie Sargent setzte sich ein wenig auf. »Aber Mary, wer wird denn weinen? Na, komm.« Er drehte sich auf die Seite und lehnte sich zu ihr, als wollte er aufstehen und sie trösten. Um ihm das Aufstehen zu ersparen, schüttelte sie den Kopf und versuchte, etwas zu sagen. Aber es ging nicht – das Schluchzen wollte einfach nicht aufhören.

»Ich wollte dich nicht deprimieren.« Er legte den Kopf zurück an die Lehne, als wollte er ihr einen Moment Zeit geben, sich zu fassen.

»Ich weiß«, sagte sie mit erstickter Stimme. »Ich weiß, dass das nicht Ihre Absicht war. Es tut mir leid.« Sie schniefte wenig damenhaft.

»Vor mir braucht dir nichts leidzutun oder unangenehm zu sein.«

Sie nickte dankbar.

»In der Küche sind Taschentücher«, fuhr er fort. »Hol gleich die ganze Packung, ja?«

Mary hatte die Taschentücher schon vorhin gesehen, als sie die Hummer-Kekse in die Küche getragen hatte. Charlies Küche war klein und extrem ordentlich aufgeräumt. Auf dem Abtropfgestell standen zwei Teller. Der Anblick dieser zwei einsamen Teller brach ihr fast das Herz. Sie kamen ihr so verloren und gleichzeitig so tapfer vor. Auf dem Tisch stand eine Vase mit frischen Blumen. Über dem Griff des Herds hing, Kante an Kante, ein Geschirrtuch. Als Mary zurück ins Wohnzimmer kam, hatte Charlie die Augen wieder geschlossen, und sie überlegte gerade, auf Zehenspitzen hinauszugehen, als er sagte: »Alles okay bei dir? Kann ich irgendetwas für dich tun?«

Für mich? dachte sie. Er war derjenige, der krank war. »Nein, vielen Dank.« Sie schwieg eine Weile, dann setzte ihr Verstand ein, und sie besann sich auf ihre guten Manieren. »Kann ich irgendetwas für *Sie* tun?«

Sie rechnete damit, dass er die gleiche Antwort geben würde wie sie eben, doch stattdessen sagte er: »Weißt du, was du für mich tun kannst?«

»Was denn? Ich kann alles tun, alles, was Sie möchten.« Himmel, der Mann hatte einen *Gehirntumor*. Ihm einen kleinen Gefallen zu erweisen war das wenigste, was sie tun konnte.

»Bleib … setz dich einfach noch ein wenig zu mir, genau dorthin, wo du eben gesessen hast, und unterhalte dich mit mir.«

Mary setzte sich. »Das ist es, was ich für Sie tun kann? Das ist alles?«

»Das ist alles. Mach es dir bequem.«

Mary streifte ihre Schuhe ab und zog die Beine hoch. Charlie machte ein Auge auf und lächelte. »Schon besser. Und jetzt erzähl.«

Sie zögerte. »Irgendetwas Besonderes?«

»Nein, einfach das, was dir gerade durch den Kopf geht. Mir gefällt der Klang deiner Stimme. Er entspannt mich und gibt mir ein friedliches Gefühl.«

Also fing Mary zu reden an. Sie erzählte ihm alles Mögliche – Dinge, die sie noch nie jemandem anvertraut hatte. Sie erzählte, wie sie manchmal nachts aufwachte und ihr die Zukunft wie ein großes schwarzes Loch vorkam. Sie erzählte, dass sie sich manchmal vorstellte, wie sie das Baby liebevoll umsorgte und wie das Kind ihre Liebe erwiderte – und wie ihr bei dieser Vorstellung hin und wieder plötzlich vor Angst der kalte Schweiß ausbrach. Sie erzählte, dass sie manchmal mit Schrecken daran dachte, Little Harbor könnte der einzige Ort auf der Welt sein, den sie jemals zu sehen bekäme. Sie spürte, dass sie gleich wieder weinen würde, und nahm sich vorsorglich wieder ein Taschentuch.

Sie erzählte ihm, dass sie nicht wusste, wie man eine gute Mutter war.

»Aber natürlich weißt du das«, widersprach Charlie. »Und falls du es jetzt wirklich nicht weißt, dann spätestens, wenn es so weit ist.«

»Ich weiß es *wirklich* nicht. Niemand hat es mir je gezeigt.«

Er überlegte eine Weile. »Meine Frau Joanie«, meinte er schließlich, »war die beste Mutter, die man sich vorstellen kann, und ihre Mutter hat es ihr auch nicht vorgelebt.«

»Woher hat sie dann gewusst, wie es geht?«

»Durch Learning by Doing. Mein Gott, was hat Joanie ihr Kind geliebt! Als sie gestorben ist, habe ich mich gefragt, wie ich Eliza bloß ohne sie großziehen soll.«

»Aber es ist Ihnen gelungen.«

»Es hat Zeiten gegeben, da habe ich mir überlegt, ob es nicht besser gewesen wäre, *ich* wäre gestorben.«

»Sagen Sie das nicht, bitte sagen Sie das nicht. Das kann unmöglich Ihr Ernst sein.«

»Eliza hatte es nicht verdient, ihre Mutter auf diese Weise zu verlieren. Noch dazu in einem Alter, als sie sie am meisten gebraucht hätte. Aber sie ist gut zurechtgekommen. Sie ist zäh, meine Eliza. Eine Kämpferin.«

Mary erzählte ihm nun von Viviennes Freundin Sam. »Sie ist eine gute Mutter, das habe ich schon oft beobachtet. Sie arbeitet hart – sie ist Krankenschwester –, und manchmal betreut sie zusätzlich noch todkranke Leute in deren Zuhause.«

»So jemand ist eine echte Heldin«, sagte Charlie. »Wo betreut sie derzeit diese Leute?«

»In Ellsworth.«

Er nickte und lag dann so reglos in seinem Lehnsessel, dass Mary dachte, er sei eingeschlafen.

»Die Leute, um die sie sich kümmert, sind todkrank«, sprach Mary weiter. »Und nach der Arbeit geht sie nach Hause und widmet sich ihren Kindern, und ... ich weiß nicht, ich schaue ihr gern zu, wenn sie mit ihnen zusammen ist. Dann habe ich immer das Gefühl ... ich weiß nicht, wie ich sagen soll. Ich habe dann immer das Gefühl, als wäre alles möglich.«

Sie bereute sofort, was sie gesagt hatte. *Todkranke* Leute! Wie idiotisch von ihr, so etwas in Gegenwart eines Menschen zu sagen, der selbst todkrank war. »Tut mir leid, was ich eben gesagt habe.«

»Was denn?«

»Das mit den todkranken Leuten.«

Er lachte leise. »Schon okay, du hast nichts gesagt, worüber ich mir nicht schon Gedanken gemacht habe.«

»Trotzdem.«

»Manchmal habe ich solche Angst vor dem, was kommt, dass ich im Bett zu zittern anfange.«

»Das ist furchtbar«, flüsterte sie. »Es tut mir so leid.«

»Aber noch schlimmer ist es, wenn alle so tun, als wäre nichts.«

»Das kann ich verstehen«, entgegnete sie. »Das ist noch schlimmer.«

»Der Krebs, er ist in meinem Kopf.«

»Ich weiß, das haben Sie mir erzählt. Es tut mir so leid.«

»Das Ding hat irgendeinen komplizierten Namen, an den ich mich die Hälfte der Zeit nicht erinnern kann. Irgendwas mit Glio oder so. Als man ihn entdeckt hat, war er so groß wie eine Walnuss. Und jetzt … tja, wer weiß. Wer weiß, wie groß er ist.«

Sie nickte und merkte, dass ihr wieder Tränen in die Augen traten. »Tut es weh?«

»Manchmal habe ich Kopfschmerzen, durch den Druck, aber sonst spüre ich nichts von dem Tumor. Eliza sagt, dass es im Gehirn keine Schmerzrezeptoren gibt. Ich wusste das vorher gar nicht. Du?«

»Nein, nie gehört.« Dann fügte sie hinzu: »Ich fühle mich schrecklich, weil ich so viel über mich geredet habe, wenn Sie doch …«

»Ich wollte das doch. Genau darum habe ich dich ja gebeten.«

»Okay, aber … möchten Sie jetzt nicht mal reden? Und ich höre zu.«

Charlie schwieg ein paar Minuten, und es war wieder so still, dass nur das Ticken der Uhr zu hören war. Im Fernsehen lief nun eine Nachrichtensendung. »Würde es dir etwas ausmachen«, fragte er schließlich mit geschlossenen Augen, »wenn ich über Elizas Mutter rede? Über Joanie?«

»Nein, im Gegenteil, das wäre schön.«

Er lächelte. »Als ich sie zum ersten Mal gesehen habe, bin

ich gerade vom Fischen zurückgekommen, und sie saß auf der Hafenmauer und hat die Beine baumeln lassen. Mein erster Gedanke war, dass sie wie eine Märchenprinzessin aussieht.«

»Sie war wunderschön – das sieht man auf dem Foto.«

»Innerlich auch«, sagte Charlie. »So abgedroschen das vielleicht klingt, sie war innerlich und äußerlich schön.« Er machte die Augen auf. »Ich habe sie sehr geliebt, weißt du. Sie war mein Ein und Alles. Und als Eliza dann geboren wurde, waren beide mein Ein und Alles.«

»So eine tiefe Liebe«, meinte Mary, »gibt es wahrscheinlich nicht oft. Ich wette, dass viele Leute so etwas nie erleben.« Was Charlie beschrieb, war meilenweit von der Verunsicherung – und später der Angst – entfernt, die sie in Joshs Gegenwart immer empfunden hatte. Das hatte nichts mit Liebe zu tun gehabt.

»Eliza macht mir Vorwürfe, dass ich nicht gegen dieses Ding, diesen Tumor, ankämpfe, Aber ich habe gesehen, was Joanie durchgemacht hat. Gesehen, wie verzweifelt sie sich gegen den Krebs gewehrt und den Kampf dann doch verloren hat. Oh Mann, Mary, dieses Leiden möchte ich nicht erleben.«

»Das kann ich verstehen. Man kann Ihnen keinen Vorwurf daraus machen.«

»Wirklich?«

»Ja.«

Er atmete auf. »Danke, Mary. Danke, dass du das sagst. Ich musste es einfach von jemandem hören, wenigstens von einem einzigen Menschen.«

»Gern geschehen.« Sie merkte, wie sich ihr die Last der Verantwortung schwer auf die Schultern legte, aber es fühlte sich gut und tröstlich an, wie das Gewicht einer dicken Decke.

»Es heißt, dass die Welt um einen herum immer kleiner wird, wenn man stirbt. Man sagt, dass man seine Welt auf die Leute reduziert, die einem wirklich wichtig sind, und dass das genau das ist, was man tun soll.«

Mary wusste nicht, was sie erwidern sollte. Sie wünschte, Sam wäre hier. Sam wüsste, was man jetzt sagte. Sam führte solche Gespräche wahrscheinlich die ganze Zeit.

»Dazu kommt«, fuhr Charlie nach einer Weile fort, »dass ich weiß, dass ich Joanie bald wiedersehen werde. Und wir werden beide nicht krank, sondern wieder die Menschen sein, die wir früher waren. Um Eliza mache ich mir keine Sorgen. Sie ist stark, und sie hat ihre Familie. Ich weiß, dass sie klarkommt.«

»Sie reden, als würden Sie schon morgen sterben. Ich bin sicher, dass das nicht der Fall sein wird.«

Er lachte wieder dieses leise, heisere Lachen. »Du hast recht, morgen vermutlich nicht.«

»Übermorgen wahrscheinlich auch nicht.«

»Tja, wahrscheinlich nicht.«

Charlie schloss die Augen wieder. »Alles wird gut, für dich und dein Kind, Mary. Ich weiß es.«

»Wirklich?«

»Ich spüre es in meinen alten Knochen.«

»Und liegen Sie mit dem, was Sie in Ihren Knochen spüren, meistens richtig?«

»Kann man so sagen.«

Danach schien Charlie in eine Art Halbschlaf hinüberzugleiten. Mary zog ihre Schuhe an und machte sich auf zum Gehen. Musste sie irgendetwas tun? Ihm ein Glas Wasser neben den Lehnstuhl stellen oder ihn ins Bett bringen? Wann würde Eliza zurückkommen?

Jetzt machte Charlie noch einmal kurz die Augen auf, sah sie an und sagte: »Ich weiß, dass ich Joanie wiedersehe, ich weiß es einfach.«

»Bestimmt«, antwortete sie, »bestimmt werden Sie sie wiedersehen.« Sie blieb zögernd neben seinem Lehnstuhl stehen. »Kann ich noch irgendetwas für Sie tun? Soll ich Ihnen etwas bringen?«

»Nein, ich habe alles, was ich brauche. Aber falls ich einmal etwas brauche, würdest du mir helfen, ja?«

»Sicher, ich bin ja nicht weit weg.«

Jetzt machte er beide Augen auf, sah Mary an und sagte sehr ernst: »Kannst du dich kurz zu mir herunterbeugen, bevor du gehst? Damit ich dir etwas sagen kann?«

Mary beugte sich zu ihm, sodass ihr Ohr dicht an seinem Mund war. Charlie flüsterte, und sie hörte zu. Sie brauchte einen Moment, um es zu verarbeiten, doch dann erklärte sie: »Ich muss darüber nachdenken.«

3. TEIL

AUGUST

39. KAPITEL

Barton/Boston, Massachusetts

Rob

Am ersten Tag im August traf Rob sich mit Christine Cabot im *Oak Room* im *Copley Plaza Hotel*. Das Restaurant hatte er ausgewählt, doch er wusste, dass es Christine Cabot gefallen würde. Das stilvolle, gediegene Ambiente traf bestimmt ihren Geschmack. Der Raum war ruhig und mit dunklem Holz getäfelt, und es würde schwer sein, hier eine Szene zu machen – falls man dazu neigte.

Mrs. Cabot hatte bereits Platz genommen, als Rob eintraf. Keine gute Ausgangsposition für ihn – schließlich hatte *er* den Tisch aussuchen wollen, um von Anfang an die Oberhand zu haben. *Er* wollte die Drinks auswählen. Mrs. Cabot hatte bereits zwei *Mount Gay* und zwei Tonic Water bestellt.

Sie aßen das Knabbergebäck – Salzbrezel, Nüsse und Sesamstangen –, das im *Oak Room* schon zu den Drinks serviert wurde, als Rob klein gewesen war und sich die Brezel aus der Schale herausgepickt hatte, während seine Mutter sich mit ihren Freundinnen beschickert hatte.

Nachdem Rob ein paar Schluck von seinem Drink getrunken und die Limettenscheibe energisch – und nervös – ausgedrückt hatte, sagte er: »Also, Mrs. Cabot, wegen Thanksgiving …«

Sie sagte nichts, legte jedoch den Kopf schief, um zu zeigen, dass sie ganz Ohr war.

Er schloss die Augen. »Ich glaube nicht, dass der Garten bis Thanksgiving fertig wird.« Pause, dann beherzt weiter: »Ich glaube auch nicht, dass die Terrasse von außen zugänglich sein wird.«

Rob war auf alles gefasst: auf stille Wut, mühsam beherrschte Wut, einen Wutausbruch und sogar einen regelrechten Tobsuchtsanfall. Aber darauf, was nun passierte, war er nicht gefasst – auf Mrs. Cabots eisigen Blick und die fünf Worte, die ihr unerhört leicht über die geschminkten Lippen kamen: »Damit ist die Sache erledigt.« Sie signalisierte dem Kellner – auf seinem Namensschild stand *Milton* –, dass sie zahlen wollte. Milton musste ungefähr in Christine Cabots fortgeschrittenem Alter sein – wahrscheinlich hatte er im *Oak Room* sein ganzes Leben verbracht –, aber er eilte erstaunlich agil zum Tresen und kam mit der kleinen schwarzen Mappe mit der Rechnung zurück, ehe Rob Gelegenheit gehabt hatte, sich zu sammeln und etwas zu erwidern.

»Was ist damit erledigt?«, fragte er schließlich.

»Mark und ich haben uns Anfang der Woche in dieser Angelegenheit getroffen.«

»Mark?«

»Mark Ruggman.«

»Ruggman?« An Ruggman mit Vornamen zu denken war so abwegig, wie an Jesus mit einem Nachnamen zu denken. »Sie haben sich ohne mich mit Ruggman getroffen?« Die Klimaanlage lief auf Hochtouren, aber Rob war so warm, als hätte man ihn in einen Hummer-Kochtopf geworfen.

»Ja, ich habe mich mit Mark getroffen, und er hat mir das Problem mit der Veranda erklärt und mich auch über die fehlende Baugenehmigung informiert. Und wir haben *gemeinsam* beschlossen, das Projekt fertigzustellen. Termingerecht. Ohne Genehmigung.«

»*Wir* bedeutet …«

»Wir bedeutet: Mark Ruggman und ich.«

»Ohne mich.«

»Ohne Sie.«

»Aber Ruggman hat zu mir gesagt, dass er nicht ohne diese …«

Mrs. Cabot legte eine *MasterCard Platinum* auf die Rechnung, und Milton entfernte sich wieder.

»Wir haben die Angelegenheit besprochen, und Mark hat sich meiner Meinung angeschlossen. Er hat diesbezüglich sehr vernünftige Ansichten. Ich miete mir da oben ein Häuschen, eine entzückende kleine Ferienhütte, und bleibe den ganzen Herbst dort, damit ich auf der Baustelle den Überblick behalten kann.«

Ohne Mrs. Cabot war Rob erledigt. Er brauchte nicht nur das noch ausstehende Honorar, er brauchte Mrs. Cabot, damit sie ihn ihren Freundinnen empfahl.

»*Ich* kann auf die Baustelle fahren, Mrs. Cabot. Wir wohnen doch ganz in der Nähe. Die Innenwände sind grundiert. In den Badezimmern sind die Handtuchhalter montiert. In der oberen Etage sind die Teppiche verlegt. *Ich* kann eine Hütte mieten!« Er spürte einen Schmerz in der Brust, den er bis jetzt nicht gekannt hatte. Herzstillstand?

»Ach, Rob.« Mrs. Cabot schüttelte den Kopf. »Sie können keine Hütte mieten.«

»Natürlich kann ich.« Er griff nach seinem Handy. »Ich miete sofort eine Hütte. Ich miete zwei Hütten!«

»Das ist keine Lösung, Rob, das wissen Sie doch selbst. Sie waren seit Baubeginn … wie soll ich mich ausdrücken … nicht bei der Sache. Zerstreut. Ich bin sicher, Sie wissen selbst, dass Ihre Arbeit darunter gelitten hat. Aber das ist hier nicht das eigentliche Problem.«

»Nein?« Zu seinem Entsetzen bekam Rob jetzt Schluckauf. Milton, der an einem anderen Tisch servierte und wahrscheinlich so gut hörte wie ein alter Spaniel, drehte sich um und starrte ihn und Mrs. Cabot an.

»Nein, das größere Problem ist … Nun ja, ich bin nicht sicher, dass Sie überhaupt der Richtige für diesen Auftrag waren. Mark und ich haben darüber geredet, und wir vermuten, dass einige Probleme einfach auf mangelnde Erfahrung zurückzuführen sind.«

Ruggman hatte ihn ausgebremst. Ruggman hatte ihn ganz bewusst ausgebremst.

»Rob«, sagte Mrs. Cabot nun fast weinerlich, »die Lodge ist schon seit zwei Jahren mein Traum. Mein Projekt. Das, worauf sich mein ganzes Leben konzentriert hat. Jetzt wäre endlich der Teil gekommen, der mir Spaß gemacht hätte. Handtücher aussuchen, Bettwäsche kaufen und alles für das schönste Thanksgiving vorbereiten, das meine Familie je erlebt hat. Mit alldem wollte ich *gerade* anfangen, und dann höre ich, dass die Lodge nicht rechtzeitig fertig wird. Ich habe davon geträumt, dass meine Enkel im Garten herumtollen – und dann sagt man mir, dass es vielleicht gar keinen Garten geben wird!« Die Tränen in ihren Augen waren echt. »Es war der Wunsch einer Großmutter, dieses perfekte Thanksgiving mit der ganzen Familie. Ich bin sicher, Sie verstehen, wie enttäuscht ich war zu erfahren, dass nichts daraus wird.«

»Mrs. Cabot …« Rob versagte die Stimme.

Mrs. Cabot unterschrieb die Rechnung und gab sie Milton. »Es tut mir leid, aber mein Entschluss steht fest.«

»Was werden Sie den Leuten sagen? Denen, die nach mir fragen?«

»Die Wahrheit.«

»Was ist die Wahrheit?«

»Dass wir begeistert von Ihrem Entwurf waren, es aber Probleme bei der Umsetzung gegeben hat.«

Sie machte eine Pause und zog ihre Weste aus, sodass man ihre braun gebrannten Oberarme sah, die für eine Frau ihres Alters erstaunlich straff waren. »Danke für den Drink, Robbie.«

»Ich habe Ihren Drink nicht bezahlt.«

»Danke trotzdem.«

Rob hätte am liebsten die Schüssel mit dem Knabberzeug vom Tisch gefegt und mit dem Fuß aufgestampft wie als kleines Kind. Ihm fiel ein Wutanfall ein, den er einmal vor ewigen Zeiten in seinem Zimmer gehabt hatte. Seine Mutter hatte ihn beruhigt und ihm tröstend eine Hand auf die Schulter gelegt. Er erinnerte sich an den Duft ihres Parfums. Am liebsten hätte er sich jetzt an Miltons Schulter ausgeweint. Und wäre dann an die Bar gegangen, um sich sechs Cocktails nacheinander hinter die Binde zu kippen.

Doch seine guten Manieren, die er schon als kleiner Knirps in Schwimmwindeln gehabt hatte, ließen das nicht zu. Ein Gentleman stand auf, wenn eine Frau sich von ihrem Stuhl erhob, also stand er auf und ließ sich von Mrs. Cabot einen trockenen Kuss auf die Wange geben. Er versuchte, sich nicht anmerken zu lassen, dass er zitterte wie ein Hund bei einem Gewitter, und bemühte sich, nicht enttäuscht, bedauernd oder verzweifelt zu klingen, als er sagte: »Falls Sie Ihre Meinung ändern, Mrs. Cabot, wissen Sie ja, wo Sie mich finden.«

40. KAPITEL

Little Harbor, Maine

Eliza

»Evie hat für uns einen Plott Hound namens Jelly Roll gefunden«, sagte Eliza. Sie und Val gingen mit Sternman im Hafen spazieren. Die Fischerboote waren immer noch draußen auf dem Meer. Ab und zu reckte Sternman sein Gesicht in den Wind, als würde er darin eine Botschaft lesen können.

»Was ist ein Plott Hound?«, erkundigte sich Val.

»Das habe ich mich auch gefragt.« Eliza las die SMS vor: *Ein großer Laufhund, der für die Wildschweinjagd gezüchtet wird.*

»Du lieber Himmel, Eliza, deine Kinder sind immer für eine Überraschung gut, was?«

»Ich bin mir ziemlich sicher, dass die Wildschweinpopulation in Barton unter Kontrolle ist. Also werde ich Nein sagen.«

Als sie zur Main Street kamen, drehten sie um und gingen in Richtung Vals Haus weiter. Sternman sah müde, aber entschlossen aus. Er hechelte, und er wedelte gelegentlich mit dem Schwanz.

»Darf ich dich etwas fragen, Eliza?«

»Sicher, alles.«

»Hast du alles klären können, mit Russell?«

Eliza senkte den Kopf, damit Val nicht sah, dass sie errötete. »Mhm.«

»Sehr gut.« Sternman blieb stehen, um sein Geschäft zu verrichten, und Val zog schnell eine Plastiktüte aus ihrer Tasche. »Mit deinen Töchtern und deinem Mann hast du das größte Glück, das man haben kann, weißt du.«

»Ja, dessen bin ich mir bewusst, aber mein Verhalten ihnen

gegenüber war in diesem Sommer alles andere als eine Meisterleistung.« Eliza beobachtete, wie Val die Plastiktüte zuknotete und sich dann stöhnend wieder aufrichtete, und ihr wurde bewusst, dass auch Val langsam alt wurde. Wenn Joanie noch gelebt hätte, wäre sie jetzt fast sechzig gewesen, genau wie Val.

»Das stimmt doch nicht, Liebes. Die Situation mit Charlie ist eine große Belastung für dich, und du hast die ganze Zeit versucht, dein Bestes zu geben. Kaum jemand hätte alles so gut gemeistert wie du.«

Eliza schüttelte störrisch wie ein unbelehrbares Kind den Kopf. »Val«, sagte sie dann, »du erinnerst dich doch an Moms Brief, den du mir gegeben hast, als ich sechzehn war, nicht wahr?«

»Mhm.« Val hatte plötzlich einen ganz merkwürdigen, schwer zu deutenden Gesichtsausdruck.

»Ich wünschte, ich hätte die restlichen Lektionen, alle zehn. Ich brauche sie.«

»Ach, Eliza, du brauchst keine Lektionen mehr. Sieh dich an, du kriegst alles wunderbar auf die Reihe, und zwar ohne gute Ratschläge.«

»Das stimmt nicht«, entgegnete Eliza. »Ich kriege gar nichts auf die Reihe. Ich war so lange weg von zu Hause, ich habe furchtbare Dinge zu Rob gesagt …« Sie brach ab. Es war in Wahrheit nicht nur das, was sie zu ihm gesagt hatte. Dinge, die man im Streit sagte, konnten einem verziehen werden. Sie versuchte, zum Kern der Sache zu kommen: »Es ist nicht nur das. Ich habe mich irgendwie von ihm distanziert, so, als wäre ich nicht zu hundert Prozent in unser gemeinsames Leben involviert.« Sie erwähnte Phineas Tarbox nicht, aber er war präsent, samt Pfefferminzatem und faltenloser Stirn.

Val gab einen komischen Laut von sich. Es klang, als würde eine Ziege husten. »Aber.«

»Wie bitte?«

»Nichts. Ich habe nichts gesagt.« Val beugte sich zu Sternman hinunter und fummelte an seinem Halsband herum, das völlig korrekt saß.

»Doch, hast du. Du hast *Aber* gesagt.«

Langes Schweigen. Schließlich richtete Val sich wieder auf und sah Eliza an. »Es gibt keine Lektionen mehr, aber es gibt noch einen Teil des Briefs.«

Das war seltsam. Hatte Eliza sich gerade verhört? »Für einen Moment dachte ich, du hättest gerade gesagt, es gibt noch einen Teil des Briefs.«

»Das hab ich gesagt.« Val schaute geradeaus, und ihr Blick war so würdevoll und ernst, dass er etwas fast Präsidiales an sich hatte. »Da ist noch etwas.«

41. KAPITEL

Barton, Massachusetts

Deirdre

Mrs. Palmer sagte, sie wolle selbst gehen und die Blumen kaufen.

Natürlich nicht wirklich. Aber während ihres vorletzten Treffens mit Bree Dawson, der Eventmanagerin im Klub, hatte Deirdre unwillkürlich an Virginia Woolfs Roman *Mrs. Dalloway* denken müssen. An der *Penn* war dieser Roman im Seminar *Zeitgenössische Englische Literatur* ihr Lieblingsbuch gewesen.

»Fast geschafft!«, rief Bree. Sie war jung, wahrscheinlich Ende zwanzig, hatte einen von diesen zerzausten, stumpf geschnittenen Kurzhaarschnitten, die nur jenen Frauen standen, die mit perfekten Wangenknochen gesegnet waren. Bree sah von Kopf bis Fuß umwerfend aus. Deirdre versuchte zuzuhören, statt Brees Frisur zu bewundern; sie versuchte, nicht neidisch zu sein und sich vielmehr auf die Kinder von *Ostafrika braucht dich* zu konzentrieren, die manchmal gar keine Haare hatten. »Sie freuen sich bestimmt schon *total*«, fügte Bree hinzu. Bis zur Gala war es nicht einmal mehr ein Monat, und langsam nahm die ganze Sache Form an.

»Ich freue mich«, sagte Deirdre, »keine Frage.«

In Wahrheit würde Deirdre die Blumen *nicht* selbst kaufen. (Sie war ja nicht verrückt. Sie konnte diese vielen Blumen nicht besorgen – wie sollte sie sie denn transportieren und frisch halten?) Nein, die Blumen würden von *Lotus Design* in Boston geliefert werden, und das manchmal überambitionierte Deko-Team würde sowohl den Tischschmuck als auch ein paar größere Blumenarrangements, die an strategisch wichtigen Stellen im Festsaal aufgestellt würden, selbst zusammenstellen. Deirdre würde das Team daran erinnern müssen, sich bei den Arrangements dezent zurückzuhalten. Sie wollte, dass der Blumenschmuck auf den Tischen geschmackvoll und nicht überladen oder verschwenderisch aussah – Verschwendung war das genaue Gegenteil des *Ostafrika braucht dich*-Gedankens.

Zur Sicherheit sollte sie vielleicht doch besser selbst ein Auge auf das Zusammenstellen des Tischschmucks haben. Sie machte sich eine Notiz.

»Okay.« Bree guckte auf ihr Klemmbrett. »Gehen wir noch einmal alles durch.« Sie setzen sich an den kleinen Tisch neben dem Tresen und fingen mit den verschiedenen Gängen des Dinners an: die Appetizer, die beim Eintreffen der Gäste gereicht wurden, das Buffet mit den kalten Vorspeisen, der Hauptgang, der Cocktail, der speziell für die Gala kreiert wurde, Wein und Bier sowie die anderen alkoholischen Getränke. Dann gingen sie durch das Foyer zwischen dem großen Festsaal und der Terrasse, auf der die langen Tische mit den Auktionsgegenständen stehen würden. Deirdre nahm ihre Liste mit den Objekten zur Hand, die versteigert werden sollten, und sie und Bree besprachen sie Punkt für Punkt. Dann nahmen sie sich die Sitzordnung der Gäste vor.

Deirdres Handy vibrierte. Kristi war heute mit Sofia nach Boston gefahren. Die beiden wollten im Stadtpark mit den Schwanenbooten fahren, Eis essen und vielleicht in der Newbury Street ein bisschen shoppen. Es war jene Art Tagesausflug, den Deirdre eigentlich gern selbst mit ihrer Tochter unternommen hätte, aber Judith hatte ihr empfohlen, besser hierzubleiben. Die letzten Wochen vor einer Gala, hatte Judith erklärt, seien die, in denen die sprichwörtliche *Piep* am Dampfen war. (Sie hatte es tatsächlich genau so gesagt: *Piep*.) »Bleib unbedingt dran!«, hatte Judith hinzugefügt. »Ich bin da, wenn du mich brauchst.« Deirdre wusste nicht, was sie ohne Judith getan hätte. Sie wünschte, es wäre möglich, die Schwiegermutter einer anderen Frau zu adoptieren. Vielleicht konnte Eliza Judith ja dauerhaft ausleihen?

»Entschuldigen Sie mich bitte«, meinte sie zu Bree, die sich gerade mit einer Hand durch ihre tollen Haare fuhr und mit der anderen etwas auf ihrem Klemmbrett notierte. Deirdre holte ihr Handy aus der Handtasche. Sheila Rackley: *Lust auf Lunch im Klub?*

Sie verdrehte die Augen, zögerte und schrieb *Bin schon da und besorge uns einen Tisch* zurück.

Als sie und Bree fertig waren, ließ sie einen Tisch auf der Terrasse reservieren. Der Tag war prachtvoll, keine Spur von Schwüle, und die Sonne schien, als würde sie dafür pro Stunde bezahlt.

Während sie auf Sheila wartete, checkte sie wieder ihr Handy, um zu sehen, ob Kristi Fotos von ihr und Sofia in der Newbury Street geschickt hatte. Nein, hatte Kristi nicht. Also sah Deirdre auf Sofias Instagram-Account nach. Nichts. Dann auf Sofias gefaktem Instagram-Account. Immer noch nichts. Tja, dann war Deirdre eben auf ihre gute alte Fantasie angewiesen.

Als Sheila kam, bestellte sie sich einen Burger – Low Carb, ohne Brötchen –, und Deirdre bestellte einen gemischten Salat. Dann bestellte Sheila eine Flasche Piper-Heidsieck. Champagner. *Erstklassiger* Champagner!

»Ich dachte, du trinkst derzeit keinen Alkohol.« Deirdre hoffte, dass dieser Lunch von Sheilas Klubkarte und nicht von ihrer eigenen abgebucht wurde.

»Ich mache eine Ausnahme.«

»Was ist denn der Anlass?«

»Dass heute ein wunderbarer Sommertag ist und ich mit meiner Freundin beim Lunch sitze.«

Das klang verdächtig. Irgendetwas war hier im Busch – Deirdre wusste nur nicht, was.

Nachdem der Champagner serviert worden war, der adrette junge Kellner ihn entkorkt und in zwei Sektflöten eingeschenkt hatte und Deirdre und Sheila ein paar Schlucke getrunken hatten, beugte Sheila sich vor und sagte: »So, ich komme jetzt meiner Informationspflicht nach: Wenn ich du wäre, würde ich mal nachsehen, was Sofia so treibt.«

»Warum?«

»Die Kids schicken so Zeug rum. Körperteile.«

Der Champagner war Deirdre sofort zu Kopf gestiegen; sie sah abgetrennte Gliedmaßen in Pappkartons vor sich. »Du meinst, echte Körperteile?«

»*Quatsch*. Auf ihren Handys. *Fotos*.« Sie deutete auf ihren Busen und dann dezent unter den Tisch. »Ich würde mir mal Sofias Handy vornehmen.«

»Wirklich?« *Um Gottes willen*. »Nun ja, ich mache mir keine Sorgen, dass Sofia so etwas tut.«

»Das sagen alle Eltern«, erwiderte Sheila. »Bis sie dann feststellen, dass ihr Kind es doch tut, und zwar schon eine ganze Weile.«

Deirdre dachte gerade über die Gefahren von Social Media und darüber nach, was bloß aus der Welt geworden war, als sie ein bekanntes Gesicht auf der Terrasse entdeckte. »Rob!« Sie winkte ihm – dank des Champagners – übermäßig fröhlich zu. Rob kam auf sie zu, sah Sheila und blieb stehen. Dann wurde ihm anscheinend bewusst, wie verdächtig das wirkte, und er ging weiter.

»Na, ihr zwei«, sagte er, und Deirdre merkte, wie sein Blick sofort auf den Champagner und die Gläser fiel. »Habt ihr etwas zu feiern?«

»Eigentlich nicht.« Deirdre versuchte, seinem Blick auszuweichen.

»Einfach nur das Leben«, antwortete Sheila.

»Verstehe.« Rob nickte und trat sichtlich nervös von einem Fuß auf den anderen. War alles okay mit ihm? »Großartig. Das Leben feiern. Keine Sofia? Keine Jackie?«

»Sofia ist in Boston«, entgegnete Deirdre, »mit Kristi. Und Sheilas Kinder sind … Wo sind eigentlich deine Kinder, Sheila?«

»Im Sommercamp, den ganzen Tag. Danke, lieber Gott, für die kleinen Matrosen.«

Rob nickte wieder. »Ich habe zufällig auch vor, segeln zu gehen.«

»Allein?«, fragte Deirdre.

»Nein, ich stelle eine Crew zusammen.« Er ließ den Blick über die Terrasse schweifen.

Sheilas Handy summte. Sie schaute kurz auf das Display. »Entschuldigt, ihr zwei, ich muss rangehen. Dauert aber nicht lang.« Da im Klub Handys sowohl auf der Terrasse als auch im Speisesaal nicht gern gesehen waren – man konnte unter Umständen eine schnelle Handtaschen-SMS schreiben, aber richtig telefonieren ging nicht –, lief Sheila eilig auf die Toilette und ließ Deirdre und Rob allein.

»Alles okay?«, erkundigte sich Deirdre. »Du siehst … deprimiert aus.«

Rob presste die Lippen zusammen. »Ich möchte nicht darüber reden.«

»Okay. Möchtest du dich setzen?« Sie deutete auf Sheilas Stuhl. »Ich kann noch ein Glas bringen lassen.«

»Nein, danke, ich fahre gleich mit dem Boot hinaus.«

»Warte noch kurz«, bat Deirdre. »Wenn du nach Hause kommst, solltest du dir mal Zoes Handy angucken. Ich habe gehört, dass ein paar Fotos in Umlauf sind. Fotos von …« Sie schaute sich kurz um und senkte die Stimme. *»Körperteilen.«*

»Ich habe keine Ahnung, was du meinst.« Rob wirkte ehrlich verblüfft: besorgt und gleichzeitig zutraulich wie ein Shar-Pei-Welpe. »Was für Körperteile?«

»Nun ja, ich glaube nicht, dass Füße und Ellbogen gemeint sind, wenn dir das weiterhilft.«

Jetzt ging Rob ein Licht auf. »*Was?*«

»Ich weiß. Sie sind dreizehn, sie treffen nicht immer die besten Entscheidungen. Das Gehirn ist in diesem Alter eine Großbaustelle. Einzelne Partien sind im Umbau begriffen.«

»Im Ernst?«

»*Ja*, es dauert Jahre, bevor diese Umgestaltung abgeschlossen ist.«

»Eine furchtbare Vorstellung.«

»Na komm, wir reden hier von *Zoe und Sofia* – die beiden sind noch ziemlich unschuldig. Ich ertappe Sofia manchmal immer noch dabei, wenn sie mit ihrer American-Girl-Puppe spielt. Aber trotzdem, es kann nicht schaden, die Handys zu checken.« Sie senkte wieder die Stimme. »Wahrscheinlich hat alles mit Jackie Rackley angefangen.«

Sie rechnete damit, dass Rob lachen und »Wahrscheinlich« sagen würde, aber er tat es nicht. Er trat lediglich wieder von einem Bein aufs andere und sagte: »Weiß Eliza Bescheid?«

»Ich glaube nicht, ich habe es ja selbst erst erfahren.«

»Okay«, sagte Rob. »Mir gefällt die ganze Sache nicht. Ich fahre sofort nach Hause und schaue mir ihr Handy an.«

»Schau dir ihre SMS an«, meinte Deirdre. »Und ihr Instagram. Und ihr Finsta. Für alle Fälle.«

»Ihr was? Was war das Letzte, was du gesagt hast?«

»Ihr Finsta, ihre Fake-Instagram.«

»Ich habe den Eindruck, du sprichst eine andere Sprache.« Er sah *unglaublich* verwirrt aus.

»Frag einfach Zoe, die erklärt es dir.«

»Okay, okay, das mache ich. War nett, dich zu sehen. Genießt euren Lunch, ihr zwei.«

»Danke. Aber eines noch, Rob …«

Er drehte sich um. »Ja?«

»Glaubst du, wir könnten darüber reden, was … Ich meine, hast du kurz Zeit, damit …«

Jetzt kam Sheila zurück, und Rob schüttelte nur kurz den Kopf, winkte den beiden zu und ging.

»Er wirkt gestresst.« Sheila schüttelte ihre Serviette aus und breitete sie wieder über ihre Oberschenkel.

»Kein Wunder«, sagte Deirdre. »Er hat derzeit viel um die Ohren.«

»Das habe ich schon gehört.« Sheila beugte sich vor.

»Was meinst du damit? Was hast du gehört?« Deirdres Herz fing heftig zu klopfen an. Hatte jemand Rob und sie in der *Hafenratte* gesehen?

»Eliza ist wohl immer noch in Maine, was?«

Warum war Sheila Rackley so versessen darauf, aus allem immer ein Drama zu machen? Es war aufreibend.

»Eher *schon wieder*«, antwortete Deirdre.

»Was heißt das?«

»Sie war zwischendurch einmal hier und kommt auch zu Evies Theateraufführung wieder nach Barton.«

»Kommt sie zur Gala?«

»Selbstverständlich.« Deirdre wusste nicht genau, ob Eliza kommen würde, aber sie hoffte es mit einer fast kindlichen Intensität.

»Hm, meinst du nicht, dass das eine ziemlich lange Zeit ist, wenn man Familie hat?« Sheila schenkte erst sich und dann Deirdre Champagner nach. »Ich habe gehört, dass sie angeblich dort bleibt. *Für immer.*«

Deirdre fand, dass sie ihre Verschwiegenheitspflicht Eliza gegenüber in diesem Fall brechen durfte. Und zwar nicht nur, um Sheila Rackleys lächerliches Gerücht im Keim zu ersticken, sondern auch, um Elizas völlig nachvollziehbare Abwesenheit von zu Hause zu verteidigen. »Ihr Vater ist todkrank, Sheila. Er hat einen Gehirntumor. Außer Eliza hat er niemanden. Er braucht sie.«

Jedem anderen Menschen wäre es peinlich gewesen, eine

Situation dermaßen falsch interpretiert zu haben, aber Sheila ließ sich nicht beirren. Sie preschte zielstrebig voran.

»Das ist schrecklich, aber warum ist Rob dann nicht bei ihr?«

»Weil er hierbleiben muss. Wegen seiner Arbeit.«

»Mir kommt das alles komisch vor, mehr sage ich ja gar nicht. Ich meine, hat sie nicht mal fast einen Hummerfischer geheiratet?« Ihre Augen funkelten sensationslüstern.

Jetzt reichte es Deirdre. Ihre Zuneigung zu Eliza und ihr Bedürfnis, sie zu beschützen, waren stärker als alles andere. Stärker als der Neid, den sie auf Eliza und Rob als Paar verspürte, und stärker als ihr Frust wegen Brock. Sogar ihr eigener Fehltritt wirkte plötzlich klein und unbedeutend. Sie trank ihr Champagnerglas in einem Zug aus.

»Jetzt pass mal auf, Sheila. Rob und Eliza führen eine gute Ehe. Eine bessere, als Brock und ich je haben werden. Eine bessere, als du und Mike *irgendwann* haben werdet.«

Sheila zog die Augenbrauen hoch und lehnte sich zurück. »Wow, Deirdre, harte Worte.«

»Tja ...« Deirdre hob entschuldigend die Hände, als wollte sie sagen, dass diese Härte außerhalb ihrer Kontrolle lag.

»Und das, nachdem ich den ganzen Sommer für *deine* Gala gearbeitet habe.«

Deirdre verschlug es den Atem. Sie traute ihren Ohren nicht. »*Ich* habe den ganzen Sommer für *meine* Gala gearbeitet! Du warst bei drei Besprechungen, maximal. Zwei hast du versäumt.«

Sheila stellte ihre Sektflöte unsanft auf den Tisch. »Da hatte ich keinen Babysitter.«

Deirdre sah Sheila direkt in die Augen. »Deine Kinder sind dreizehn und elf. Du brauchst keinen Babysitter, wenn du zu einem Treffen gehst, das neunzig Minuten dauert.«

»Das sagst ausgerechnet du? Wie viele Stunden hat Kristi Osgood denn in diesem Sommer für dich gearbeitet?«

Was *erlaubte* sich Sheila eigentlich? Wie konnte sie es wagen! »Das ist etwas anderes!«, protestierte Deirdre empört. »Die Gala hat in diesem Sommer meine ganze Zeit in Anspruch genommen. Ich sitze nicht nur in einem Komitee, ich sitze in allen. Ich bin das Komitee. Und Sofia ist ein *Einzelkind*. Ich kann sie nicht den ganzen Sommer sich selbst überlassen. Das ist doch nicht das Gleiche wie bei dir!« Gut, wenn Deirdre ehrlich war, musste sie zugeben, dass es *ein bisschen* das Gleiche war. Aber das hätte sie vor Sheila niemals zugegeben.

Sheila schenkte Champagner nach.

An dem Tisch in der Ecke stieß jemand versehentlich ein Glas Wasser um. Deirdre musste an ihr erstes Date mit Brock denken, bei dem er ebenfalls sein Wasser verschüttet und deshalb dann ein besonders großzügiges Trinkgeld gegeben hatte. Sie spürte, wie sich ihr Herz zusammenzog, ein Mal, zwei Mal. Ihr fiel ein, dass Brock direkt vom Friseur zu diesem ersten Date gekommen war. Die Haare waren oben zu kurz geschnitten gewesen, und Deirdre hatte seine Kopfhaut sehen können, die rosa und verletzlich gewirkt und sie an ein zur Hälfte geschorenes Schaf erinnert hatte. Vielleicht lag es an dem Champagner, aber sie wurde plötzlich von einer Welle der Zärtlichkeit für Brock, für sie beide als junges Paar, erfasst.

»Sollen wir über den Blumenschmuck für die Tische reden?«, fragte Sheila.

Es war schwer zu sagen, ob sie die Situation entschärfen wollte, wieder etwas im Schilde führte oder schlicht und einfach betrunken war. »Ich mache den Tischschmuck«, erklärte Deirdre. »Allein, wie bisher das Meiste für die Gala.«

»Aber …«

Deirdre winkte den Kellner an den Tisch. »Ich glaube, wir sind hier fertig, vielen Dank. Sie können unseren Lunch den Rackleys auf die Rechnung setzen.«

42. KAPITEL

Little Harbor, Maine

Eliza

Der nächste Teil ist überhaupt keine Lektion. Das Sterben bringt es mit sich, dass man sein Gewissen um alles, wofür man sich schämt, erleichtern möchte. Und ich schäme mich für das hier.

Ach, Eliza, es ist in jenem Winter nachmittags so früh finster geworden. Ein Tag war wie der andere. Dein Dad ist vor Sonnenaufgang aufgestanden und hat uns allein gelassen. Manchmal habe ich im Bett gelegen und auf die Uhr geschaut, wenn ich seinen Pick-up wegfahren gehört habe. Es war immer halb fünf, und ich habe an die vielen Stunden gedacht, die vor mir lagen und aus denen Tage, Monate und mit der Zeit ein Jahr werden würden.

Als du zweieinhalb warst, dachte ich, ich hätte nicht das Zeug zu einer guten Mutter. Ich hatte immer das Gefühl, ich könnte mich nicht so um dich kümmern, wie du es verdienst. Also habe ich dich eines Nachmittags zu Val gebracht, als sie von der Arbeit nach Hause gekommen ist, und ihr gesagt, ich würde nach Ellsworth einkaufen fahren. Aber als ich nach Ellsworth gekommen bin, hat diese Stadt plötzlich furchtbar klein auf mich gewirkt, und diese Erkenntnis hat mich getroffen wie ein Keulenschlag. Das war's. Das war alles, was es gab. Das war also die im Vergleich zu unserem winzigen Städtchen große Stadt. Ich dachte, ich würde dir einen Gefallen tun, indem ich dich bei jemandem lasse, der für dieses Leben mehr geschaffen ist als ich. Ich dachte, ich würde dich nicht verdienen.

Würde deinen Dad nicht verdienen. Er hat mich so sehr geliebt, und ich wusste, dass ich kein Recht darauf hatte, so geliebt zu werden.

Also bin ich weitergefahren. Im Zweifelsfall soll man sich, habe ich dir geschrieben, immer dafür entscheiden, mutig zu sein. An diesem Tag war ich nicht mutig. Ich bin den ganzen weiten Weg nach Boston gefahren und habe meine ganzen Ersparnisse für ein Hotelzimmer ausgegeben. Glücklich war ich dort allerdings nicht, ganz im Gegenteil. Jeder Tag war eine Qual. Jede Nacht habe ich von dir geträumt, von dir und dem Hafen, den Booten, dem Geruch der Abendluft und den Nebelschwaden. Jeden Morgen bin ich aufgewacht und habe mir gesagt: Heute fahre ich zurück. Getan habe ich es dann doch nicht.

Sechs Tage sind auf diese Weise vergangen, und am siebten Tag bin ich zu einer Telefonzelle gegangen, habe alle Münzen hineingeworfen, die ich noch hatte, und Val angerufen. Ich dachte nicht, dass ich auch nur ein einziges Wort herausbringen würde – ich wollte nur mal sehen, ob ich dich vielleicht im Hintergrund höre. Dein Plappern, die kurzen Sätze, die du versucht hast zu bilden. Dann wollte ich auflegen.

Ich wusste, dass du bei Val zu Hause sein würdest, weil dein Dad um diese Zeit immer fischen war. Doch als Val abgehoben hat, habe ich dich im Hintergrund schreien gehört, nicht plappern. Also habe ich sofort »Ich bin's, Val, ich bin's« gesagt. Sie hat Charlie ans Telefon geholt. Er war nicht fischen, sondern ist mit dem Boot früher zurückgekommen, weil du aus heiterem Himmel plötzlich Fieber bekommen hast. Man hatte ihn per Funk verständigt. Val und er waren beide außer sich vor Sorge und haben versucht, dich zu beruhigen, bis das Fieber wieder sank.

Ich habe mich in mein Auto gesetzt und bin so schnell ich konnte nach Hause gefahren. Als ich ankam, war das Fieber weg, und du hast auf Vals Couch geschlafen. Val und dein Dad haben neben dir gesessen, nebeneinander, zwar ohne einander zu berühren, aber wie ein Paar, das über seinem Kind wacht.

Sie haben ausgesehen wie ein Ehepaar.

Kein Mensch, den ich kenne, hat so ein großes Herz wie dein Vater, Eliza. Sein Herz ist größer als das Universum. Ich war seiner Liebe nie würdig, nicht wirklich. Wir haben nie mehr darüber geredet, kein einziges Mal. Er hat mich weiterhin geliebt, und ich habe mein Bestes gegeben, ihn zu lieben. Ich habe mich wahnsinnig bemüht, seiner und deiner Liebe gerecht zu werden. Es tut mir furchtbar leid, dass ich dich allein gelassen habe, Eliza. Aber es tut mir nicht leid, dass ich zurückgekommen bin.

Als ich mich in deinen Dad verliebt habe, bin ich mir wie eine Märchenprinzessin vorgekommen, die im Hafen darauf wartet, dass die Männer in ihren Booten aus dem Nebel auftauchen. Dann habe ich gemerkt, dass es keine Märchen gibt. Das wäre jetzt Lektion Nummer fünf, wenn man so will. Ich liebe dich, Eliza, ich habe dich immer geliebt. Ich weiß, dass dich in deinem Leben noch viele Menschen lieben werden, aber niemand wird dich so lieben, wie ich es getan habe.

Als Eliza von dem Brief aufschaute, war sie allein in Vals Wohnzimmer. Nur Sternman lag ausgestreckt auf dem Boden. Eine seiner Vorderpfoten zitterte, und seine große Oberlippe hob und senkte sich bei jedem Atemzug.

»Val?«, rief sie. »Val?« Eliza hatte weder die Eingangstür ins Schloss fallen hören noch mitbekommen, dass Val etwas zu ihr gesagt hatte, bevor sie gegangen war. Sie schaute in die Küche und ins Esszimmer mit dem runden Ahorntisch und den kupferroten Gardinen, die schon dort hingen, seit Eliza denken konnte.

Natürlich wusste sie, wo Val sein würde. Es war später Nachmittag, und die Boote würden hereinkommen. Val würde im Hafen sein.

»Komm, Sternman«, sagte sie. »Los, mein Junge, steh auf, wir machen einen Spaziergang.«

Sie sollte recht behalten. Da drüben im Hafen saß Val auf dem Steg, kerzengerade, den Blick aufs Meer gerichtet. Alle Boote bis auf die *Joanie B* waren draußen. Der Anblick des verlassen im Wasser liegenden Bootes ließ viel Raum für Interpretation, wenn man die Hintergrundgeschichte kannte. Das Boot konnte als Symbol für Einsamkeit oder zufriedenes Alleinsein gesehen werden. Man konnte denken, der Kapitän dieses Boots wäre auf Urlaub oder könnte sich den Treibstoff nicht leisten. Vielleicht war er auch früher in den Hafen zurückgekommen, weil er zum Zahnarzt musste. Oder vielleicht hatte er in den letzten drei Wochen den Fang seines Lebens gemacht und ganz einfach beschlossen, auszuschlafen und sich den Tag freizunehmen. Aber im Leben kam es bei allem darauf an, die Hintergrundgeschichte zu kennen.

Eliza blieb stehen und betrachtete Val eine Weile. Sternman wedelte mit dem Schwanz, winselte leise und lang und zog ein wenig an der Leine. Schließlich ging Eliza zu Val und sagte: »Warum hast du mir nicht den ganzen Brief auf einmal gegeben, Val?«

Val schaute auf, und Eliza sah, dass sie Tränen in den Augen hatte.

»Setz dich, komm, setz dich zu mir.« Val deutete auf den freien Platz neben ihr, wandte den Blick von der *Joanie B* ab und schaute nach hinten in den Hafen zu dem Kieferwäldchen.

»Nein.« Elizas Ton war so scharf, dass sie damit ein Stück Holz hätte spalten können.

»Doch, Eliza Barnes, du setzt dich jetzt zu mir, das ist ein Befehl.«

Eliza setzte sich seufzend. Sternman streckte sich neben ihr aus, legte den Kopf auf die Vorderpfoten und schaute gemeinsam mit Eliza und Val aufs Meer hinaus. »Das ist also die letzte Lektion? Dass es keine Märchen gibt?«, fragte Eliza. »Ich kann nicht fassen, dass das Moms letzter Rat gewesen sein soll.«

»Ich weiß, man will nicht wahrhaben, dass Menschen, die nicht mehr da sind, nicht perfekt waren, aber ...«

»Sag es nicht«, zischte Eliza. Sie hatte noch nie in ihrem Leben so mit Val geredet, nicht einmal in den Momenten als Teenager, als sie wütend auf die ganze Welt gewesen war.

»Nein, lass mich ausreden. Natürlich war Joanie nicht perfekt, sie war ein Mensch wie wir alle. Sie hat Fehler gemacht, sie war manchmal egoistisch und hat manchmal etwas getan, ohne vorher nachzudenken, genau wie du und ich.«

Eliza presste die Lippen zusammen. »Ich will das nicht hören.«

»Es stimmt, ob du es nun hören willst oder nicht. Deine Mom wollte, dass ich dir den ganzen Brief gebe, wenn du sechzehn bist. Weißt du noch, was gerade los war, als du sechzehn warst?«

»Nein.« Ja.

»Du warst so sehr in Russell verliebt, dass du total den Bezug zur Realität verloren hast.«

»Trotzdem.«

»Du hast deinem Daddy das Herz gebrochen.«

Eliza stutzte. »Wirklich?«

»Selbstverständlich.«

Eliza legte eine Hand auf Sternmans riesigen, kantigen Kopf, und als der Hund die Augen schloss, kraulte sie ihn hinter dem linken Ohr, genau so, wie er es gern hatte. Ein Teil von ihr versuchte, die Erinnerungen zurückzudrängen, aber es ging nicht. Plötzlich war alles wieder da.

Sie war sechzehn, und Russell wartete vor dem Haus in seinem Pick-up auf sie. Er hupte kurz, und Eliza, die sich schon vierzehnmal die Haare gebürstet hatte, bürstete sie noch einmal.

»Ich gehe aus«, rief sie ihrem Vater zu, der sich nach einem langen Tag auf dem Meer in seinem Lehnstuhl ausruhte.

Er fragte: »Wohin?« Es war eine ganz normale Frage, doch Eliza wollte mit niemandem außer Russell reden, also sagte sie: »Einfach *aus*!« Der Ton, den sie anschlug, war ein ganz neuer, ein grausamer. Und als sie an der Wohnzimmertür vorbeiging, sah sie, wie sich das Gesicht ihres Dads vor Kränkung und Entsetzen regelrecht zusammenzog – nur für einen Moment, ehe er seine Fassung wiedererlangte und ihr zuwinkte, als wäre nichts geschehen. Möglich, dass er ihr sogar *Bye* nachgerufen hatte, obwohl sie es wahrlich nicht verdient hatte. Möglich, dass er auch noch *Schönen Abend* oder *Pass auf dich auf* oder etwas ähnlich Banales, Väterliches gesagt hatte. Sie jedenfalls war einfach gegangen.

Sie hätte stehen bleiben können, hätte versuchen können, es wiedergutzumachen. Aber sie war sechzehn und verliebt gewesen, und Russell hatte draußen gewartet, und da war diese ganz frische, gerade erst entdeckte Leidenschaft zwischen ihnen gewesen. Sie war die Mary für den Springsteen in ihm gewesen. Sie hatte die Fliegengittertür hinter sich zugeknallt und sich kein einziges Mal mehr umgedreht. Und sie wusste, dass sie sich nicht nur einmal so verhalten hatte, sondern oft.

So war das, wenn man Kinder hatte, und genau das erwartete auch sie einmal mit ihren Töchtern. Man liebte sie und tat alles für sie, und sie liebten einen auch, und zwar bedingungslos, absolut und mit so einer Intensität, dass man glaubte, man würde darin ertrinken. Bis sie dann eines Tages die Fliegengittertür zuknallten, ins Auto von jemand anderem einstiegen und davonfuhren. Gab es etwas Traurigeres auf der Welt?

»Ach, Val«, sagte sie seufzend.

»Oder achtzehn. Weißt du, was du mit achtzehn getan hast?«

Eliza atmete tief und bebend ein. Sie wusste es. »Ich bin von hier fortgegangen.«

»Genau. Wir sind gemeinsam nach Bangor gefahren …«

Eliza zuckte innerlich zusammen, als ihr Vals damals ganz neuer Honda Civic wieder einfiel … und der Krankenhausgeruch, der deprimierende graue Parkplatz, das gütige Gesicht des Arztes …

»… und dann«, fuhr Val fort, »hast du deine Sachen fürs College gepackt und wolltest nichts wie weg.«

»Stimmt.«

»Ich wollte es weder dir noch Charlie zusätzlich schwerer machen, indem ich dir den letzten Teil von Joanies Brief gebe. Den Teil, in dem sie schreibt, dass auch sie einmal mehr vom Leben wollte. Also habe ich diesen Teil behalten. Und ich würde mich immer wieder so entscheiden.«

Eliza guckte Val, über deren Gesicht ein schwer zu deutender Ausdruck huschte, von der Seite an.

»Charlie hat deine Mutter angebetet, Eliza. Ich habe so etwas weder vorher noch nachher wieder gesehen. Nie.« Ihre Stimme brach, und sie presste sich den Handrücken auf den Mund.

Eliza dachte daran, wie sich Val an jenem Tag, als Eliza Anfang Sommer nach Little Harbor gekommen war, über Charlie gebeugt hatte. Sie dachte daran, dass Val Charlies medizinische Befunde versteckt hatte, weil er es so wollte; wie sie ihm das Wasserglas gereicht, ihm zu essen gegeben, sich um ihn gekümmert, ihn zum Arzt gefahren und ihn schlafen lassen hatte. Sie stellte sich vor, wie Val und Charlie sich damals gemeinsam um die kranke kleine Eliza gekümmert hatten.

Natürlich.

Natürlich! Wieso wurde ihr das alles erst jetzt klar? Sie holte tief Luft und hatte das Gefühl, als würde sie gerade ein Geheimnis lüften, das es schon ewig gab: »Du liebst meinen Dad. Du liebst Charlie.«

»Natürlich liebe ich ihn. Ich liebe auch dich.«

»Nein, ich meine, du *liebst* ihn.«

»Eliza ...«

»Ich weiß es. Ich weiß, dass du ihn immer geliebt hast.«

Val schwieg. Drei Seemöwen zogen über ihnen ihre Kreise. Draußen ließ sich ein Kormoran auf einer Boje nieder und spreizte seine Flügel zum Trocknen. Zu jedem anderen Zeitpunkt hätte Eliza Val auf den Kormoran aufmerksam gemacht, aber jetzt hielt sie gespannt die Luft an und wartete.

Eliza hatte die Geschichte Dutzende Male gehört, aber jetzt sah sie sie in einem anderen Licht. »Als du damals am Hafen meine Mom getroffen hast, hast du nicht nur gewartet, dass die Boote hereinkommen. Du hast auf *ihn* gewartet, aber er hat sich in Joanie verliebt, in meine Mom.«

Wieder Schweigen. »Ein Teil von mir«, sagte Val schließlich, »wollte nicht, dass sie aus Ellsworth zurückkommt. Sie war meine beste Freundin, Eliza, aber als sie weggegangen ist, dachte ich: Gut so, jetzt habe ich endlich alles, was von Anfang an mir gehören sollte. Ich hätte dich genauso sehr geliebt, wie sie es getan hat. Ich hätte mich um dich und Charlie gekümmert. Ich war da. Ich war bereit dafür. Es tut mir leid, wenn sich das jetzt furchtbar anhört, Eliza, aber es stimmt. So war es nun mal.«

Eliza rutschte näher zu Val hinüber und lehnte ihren Kopf an ihre Schulter. Sternman seufzte gekränkt und rollte sich auf die Seite. »Es ist nicht furchtbar.«

»Doch.«

»Nein, ist es nicht, denn genau das hast du ja getan. Du *hast* dich um mich gekümmert, als sie gestorben ist.«

Am Horizont schwebte ein Nebelstreifen über dem Meer. Eliza betrachtete ihn, wartete einen Moment und sagte dann: »Ich muss wegen Evies Theateraufführung nach Hause fahren. Das habe ich ihr fest versprochen. Ich muss morgen aufbrechen, aber danach komme ich gleich zurück. Kümmerst du dich um ihn, während ich weg bin?«

»Sicher.«

Sie starrten beide aufs Meer hinaus. »Das ist eine lange Zeit«, meinte Eliza irgendwann.

»Was denn?«

»Jemanden zu lieben, der diese Liebe nicht auf die gleiche Art und Weise erwidert.«

Val seufzte, und ihr Seufzer war so tief, als würde er Jahrzehnte eines Lebens umfassen. »Es gibt viele verschiedene Arten von Liebe, Eliza. Das müsstest doch du mittlerweile wissen.«

43. KAPITEL

Barton, Massachusetts

Rob

Zoe, die gerade von ihrem Naturwissenschaft-Camp zurückgekommen war – Hannah Coogans Mutter hatte sie nach Hause gebracht –, lag mit geschlossenen Augen auf ihrem Bett.

»Zoe?« Rob wartete, bis sie die Augen aufschlug und ihn ansah. »Zoe, zeig mir dein Handy.«

»Warum?«

»Weil ich es sage.« Als Zoe auf die Welt gekommen war und zwei schreckliche Tage lang mit Schläuchen durch die Nase beatmet werden musste, hatte Rob sich geschworen, diesen Satz nie zu sagen. Aber jetzt wusste er sich nicht anders zu helfen.

Die Familienregel lautete, dass alle Handys und iPads von den Erwachsenen kontrolliert wurden. Zoe gab ihm widerspruchslos ihr Handy, und Rob bedankte sich so höflich, dass er sich fast dabei verbeugte. Draußen im Flur fiel ihm ein, dass er Zoes Passwörter nicht kannte. Also ging er wieder in ihr Zimmer, hielt Zoe das Handy hin und sagte: »Würdest du bitte deine Instagram-Seite aufrufen?«

Sie tat es und gab ihm das Handy zurück. Seine Tochter hatte zweihunderteinundneunzig Follower auf Instagram. Zoe postete nicht allzu oft etwas, und wenn, dann beispielsweise die Nahaufnahme einer Hortensie, einen Sonnenuntergang oder ein Foto von sich und Sofia Palmer, auf dem sie die Arme umeinanderlegten. Zoe hatte alle Fotos sorgfältig bearbeitet und ihnen mit diversen Instagram-Filtern den jeweils perfekten Touch gegeben. Ein fantastisches Foto von der *Family Affair*, wie sie gerade vom Stapel gelassen wurde … Eins von den Fischerbooten in Little Harbor … Wow, dachte Rob, Zoe hatte *wirklich* Talent. Jedes Foto hatte ungefähr neunzig Likes und einige positive Kommentare. Kein einziges Foto war irgendwie anstößig.

Rob holte tief Luft und sagte: »Okay, was hat es mit dieser Sache auf sich, die Deirdre erwähnt hat?«

»Deirdre?«

»Ich habe sie im Klub getroffen. Es gibt irgendwelche geheimen Instagram-Accounts? Mit geheimen Fotos?«

Zoe grinste und sah plötzlich viel jünger aus. »Ach so, das ist nicht mein Instagram-Account, sondern mein Finsta.«

»Genau.« Rob nickte. »Davon hat sie erzählt.«

»Es ist nicht wirklich ein Geheim-Account.«

»Was dann?«

»Ein Fake.«

»Wie bitte?«

»Finsta. Fake Insta, Finsta.«

Rob spürte einen komischen Druck hinter seiner Stirn. »Kannst du mir das bitte in einer Sprache erklären, die ich verstehe?« (Er hätte nie gedacht, dass er mit vierzig einmal so etwas sagen würde. Wie deprimierend.)

»Fake Instagram. *Finsta*.«

»Okay, schauen wir uns das mal an. Komm, zeig's mir.« Er gab ihr das Handy zurück.

Zoe tippte etwas ein, wischte ein paarmal über den Bildschirm und gab ihm das Handy zurück. »Hier ist sie.« Sie wirkte ein bisschen verlegen. »Finsta-Zoe.«

Rob scrollte durch die Fotos. Finsta-Zoe war ganz anders als Instagram-Zoe. Finsta-Zoe postete mehrmals täglich und hatte nur zweiundzwanzig Follower.

Finsta-Zoe war unbeschwert und albern. Finsta-Zoe fotografierte Käsetoast, einen Kakaobecher mit Sahnehäubchen und den Border Collie einer Freundin, der gerade mit einem Tennisball kämpfte. Finsta-Zoe verwendete keine Filter –

Finsta-Zoe postete Selfies. Rob sah sich die Selfies genauer an. Sie waren alle normal und in keiner Weise unangemessen, eher witzig. Bei einem Foto hielt er inne und drehte das Handy zu Zoe. »Auf diesem Foto guckst du ganz schüchtern drein. Schüchtern, aber irgendwie süß.«

Sie zuckte mit den Schultern und senkte den Blick. »Und?«

»Ich meine es nicht negativ. Du siehst so aus, wie du als Sechsjährige ausgesehen hast. Gleichzeitig siehst du wie du selbst aus.«

»Tja, das ist der Sinn eines Finstas.«

»Darf ich mich setzen?« Er deutete mit dem Kopf auf Zoes Bett.

»Klar.«

Er setzte sich, atmete wieder tief durch und reichte ihr das Handy. »Lass mich noch ein letztes Mal rekapitulieren – nur, damit ich dich richtig verstehe. Dein echter Account ist dein Fake-Ich, und dein Fake-Account ist dein echtes Ich?«

»So ungefähr, ja.«

»Ich glaube, jetzt verstehe ich's.« Das Ganze war zwar seltsam, aber er begriff es langsam. »Haben alle so etwas? Alle deine Freundinnen?«

»Mhm.«

»Haben Erwachsene auch Finstas?«

Zoe schnaubte. »*Nein*, natürlich nicht.«

Rob massierte sich die Schläfen. »Ich finde, es ist höchste Zeit, dass deine Mutter nach Hause kommt.«

»Ich auch.«

»Zoe?«

»Ja?«

»Es ist okay zu weinen, weißt du«, sagte er. »Wegen Grandpa. Es ist okay, traurig zu sein, es ist okay zu weinen.«

Sie sah ihn erstaunt an, legte das Handy weg, verschränkte die Hände und ließ ihre Fingerknöchel knacken. Rob versuchte, nicht das Gesicht zu verziehen. Das Geräusch von knackenden Gelenken hielt er kaum aus. Zoe sagte: »Hashtag: *Ich weiß.*«

»Wirklich?«

Sie nickte. »Klar weiß ich das.« Sie blinzelte zu ihm hinauf, doch ihre Augen waren klar und trocken. »Ich will nur nicht.«

»Na dann«, sagte er.

»Na dann.«

Das Gespräch hätte an dieser Stelle zu Ende sein können, aber Rob hatte das Bedürfnis, noch etwas zu bleiben. Er empfand es als etwas sehr Wertvolles – weil schnell Vergängliches –, auf diese Weise Zeit mit seiner ältesten Tochter zu verbringen. Er schaute sich in Zoes Zimmer um und bemerkte ein Kästchen aus Metall auf ihrem Nachttisch. Er zeigte darauf und fragte: »Was ist das?«

»Ach, ein Diagnose-Set zur Bestimmung von Blutgruppen. Fürs Naturwissenschaft-Camp.« Ihre Stimmung hellte sich sichtlich auf. »Soll ich dich testen? Ich habe noch ein Feld frei, auf das ich dein Blut träufeln kann. Evies Blut habe ich auch getestet.«

»Du hast Evies Blutgruppe bestimmt?«

»Ja, sie hat Null negativ. Ich habe B negativ. Moms Blut habe ich in Little Harbor auch bestimmt. Sie hat auch B negativ. Also müsstest du …«, sie nahm ihr Handy und tippte darauf herum, »A, B oder Null haben.«

»Wow.« Rob war beeindruckt. »Woher weißt du das?«

Sie zuckte wieder mit den Schultern. »Es sind einfach Formeln. Wenn die Mutter eine Blutgruppe hat und der Vater eine andere, kann die Blutgruppe des Kindes nur ganz bestimmte Merkmale haben. Das ist einfach so. Geh dir die Hände waschen, trockne sie dir mit einem sauberen Handtuch ab und komm dann wieder.«

Rob ging ins Badezimmer der Mädchen und hielt sich streng

an Zoes Instruktionen; er nahm sogar ein frisches Handtuch aus dem Schrank, sicherheitshalber.

»Jetzt reib dir die Hände«, sagte Zoe, als er wieder zurück war, »bis sie richtig warm sind.«

Rob rieb sich folgsam die Hände, bis sie *richtig warm* waren. »Moment noch«, meinte Zoe und band sich schnell die Haare zusammen, was sie aussehen ließ wie eine kleine Ärztin. Sie klappte das Diagnose-Set auf, nahm eine weiße Karte mit vier Kreisen darauf heraus und legte sie auf ihren Nachttisch. »Das ist eine sogenannte Eldon-Karte«, erklärte sie. »Und das hier …«, sie zeigte ihm ein kleines, zylindrisches Plastikteil, »heißt Lanzette. Du wirst nur einen kleinen Pikser spüren.«

Zoe drückte die Lanzette auf die Kuppe seines Mittelfingers, zog sie weg und drückte seine Fingerspitze zusammen, bis ein großer Blutstropfen herauskam.

Rob schaute schnell weg. »Das hast du bei Evie gemacht?«

»Es hat ihr nichts ausgemacht. Es war ja im Namen der Wissenschaft.« Zoe guckte ihn von der Seite an. Ihre zusammengepressten Lippen und ihre Miene zeigten, dass hier ein Profi am Werk war. »Alles okay bei dir?«

»Alles bestens. Ich kann nur kein Blut sehen, das ist alles.«

»Deines nicht oder nur das von anderen Leuten nicht?«

»Gar keines.« Als Eliza nach ihrer ersten Leichensektion nach Hause gekommen war, hatte er sich allein bei ihrer Erzählung sofort übergeben müssen. Er schaute zur Zimmerdecke und schloss dann die Augen.

»Aber Blut ist total *interessant.* Man kann so viel daraus schließen. Es ist wie … wie das Geheimnis hinter allem.« Sie zeigte ihm ein dünnes weißes Stäbchen. »Das ist ein sogenannter Eldon-Stick. Jetzt gebe ich ein bisschen Blut auf jeden dieser Sticks und vermische es mit den Wassertropfen auf der Karte, siehst du?«

Rob machte die Augen auf und blickte auf das verschmierte Blut auf der Karte. Ihm war leicht übel, aber gleichzeitig war er schwer beeindruckt von seiner Tochter. Er hatte sie früher auf seinen Schultern getragen! Er hatte sie mit Kartoffelbrei und zerdrückten Bananen gefüttert, mit einem winzigen Löffel! Er hatte sie in einer Babyschaukel hin und her gewiegt! Und jetzt konnte sie einfach so seine Blutgruppe feststellen. Das Leben war schon verrückt. Verrückt, überraschend und wundersam.

Zoe neigte die Karte erst in eine Richtung, dann in die andere. Sie zählte leise, wobei sich nur ihre Lippen bewegten, und sagte schließlich: »Okay, fertig. Jetzt müsste es trocken sein.« Sie schaute mit zugekniffenen Augen auf die Karte und dann auf das Beiblatt mit den Instruktionen. »Du bist Null negativ, genau wie Evie.«

»Gut zu wissen«, sagte Rob. »Sehr gut zu wissen.« Er schwieg kurz. »Weißt du was, Zoe?«

»Was denn?« Sie sammelte die gebrauchten Teile des Diagnose-Sets ein und warf sie in den Papierkorb.

»Du wirst einmal eine sehr gute Ärztin – falls das der Beruf ist, für den du dich irgendwann entscheiden solltest.«

»Danke, Dad.« Sie lächelte. »Ich hoffe es.«

»Und nur, damit eines klar ist«, fuhr er fort. »Ich werde Follower von deinem … deinem Finsta-Account. Deine Mutter auch. Und wenn du uns nicht akzeptierst oder uns nicht gefällt, was wir sehen, kommt es weg. Und zwar dieser eine Account, dein *echtes* Instagram, und dann …«

»Rinsta, *Real Insta*.«

Rob seufzte. »Ist das dein Ernst? Heißt es wirklich so?«

Zoe nickte.

»Okay, dein Finsta, dein Rinsta, dein Zinsta, dein Handy, alles. Alles kommt weg. Habe ich mich deutlich genug ausgedrückt?«

Zoe nickte und hielt ihm die Karte hin. »Schau, alles trocken!« Sie legte eine dünne Plastikfolie über die Karte und drückte sie Rob in die Hand. »Du kannst es behalten, als Andenken.«

44. KAPITEL

Little Harbor, Maine

Mary

»Ich, äh …«, sagte Mary am Telefon, »ich möchte meinen Termin absagen.«

Beim ersten Mal hörte es sich zu sehr nach Flüstern oder einer Frage an, also sagte sie es noch einmal, diesmal lauter, energischer: »Ich möchte meinen Termin absagen.«

Die Frau ließ sich Marys Namen und ihre Telefonnummer geben und sagte: »Gut, ist erledigt.«

Ist erledigt? So einfach war das? *Verstehen Sie nicht?* hätte Mary am liebsten gerufen. *Verstehen Sie nicht, was das bedeutet? Damit ändert sich alles, mein ganzes Leben ändert sich jetzt.* Aber die Frau würde es nicht verstehen – und warum sollte sie auch? Für sie war Mary nur eine Stimme am Telefon. Sie bekam solche Anrufe täglich, wahrscheinlich stündlich. Das war ihr Job.

Mary legte sich aufs Bett und versuchte, sich über ihre Gefühle klar zu werden. Sie hatte sich einen freien Tag genommen, und jetzt brauchte sie ihn gar nicht. Sie brauchte das Geld dringender. Sie könnte Daphne und Andi anrufen und fragen, ob sie nicht doch arbeiten kommen konnte. Vielleicht wollte sich ja einer der beiden den Nachmittag freinehmen. Vielleicht wollten sie es sogar beide, vielleicht wollten sie abends ausgehen, dann könnte Mary das Café schließen.

Mary stand schwungvoll auf und machte den Kleiderschrank auf. In diesem Moment klopfte es an ihrer Schlafzimmertür, und Mary erschrak dermaßen, dass ihr fast das Herz stehen geblieben wäre und sie die Schranktür schnell wieder zuschlug.

»Klopf, klopf.« Vivienne kam herein. Sie hatte ein Geburtstagshütchen auf, gestreift und mit einem albernen violetten Pom-Pom obendrauf. In einer Hand hatte sie ein Hütchen für Mary, in der anderen eine Torte aus dem Supermarkt mit zwei Kerzen, eine in Form einer Eins, die andere in der einer Acht. Glücklicherweise waren die Kerzen nicht angezündet, denn Viviennes Haare baumelten direkt über ihnen und berührten fast die Glasur.

»Happy Birthday, Babe.« Vivienne sah Mary erwartungsvoll an. »Happy, happy Birthday.«

45. KAPITEL

Barton, Massachusetts

Rob

»Wollen Sie wirklich segeln gehen?«, fragte der Marshall-Zwilling. »Das Wetter soll heute sehr wechselhaft sein, heißt es.«

Eliza würde heute wegen Evies Theateraufführung nach Hause kommen; Evie war bei der Probe und Zoe im Naturwissenschaft-Camp, und Rob hatte den Vormittag für sich allein. Ohne den Cabot-Lodge-Auftrag und ohne Aussicht auf Aufträge für die Häuser von Mrs. Cabots Freundinnen war genau das eingetreten, was Eliza prophezeit hatte: Er würde die Hinckley verkaufen müssen. Und zwar bald, bevor er es sich anders überlegte. Er würde es heimlich über die Bühne bringen müssen, damit seine Mutter nicht davon erfuhr. Bis sie es herausfand, war die Sache längst erledigt.

Er musste sich von der Hinckley verabschieden.

»Das Wetter ist immer wechselhaft«, erklärte Rob zu dem Marshall-Zwilling. »Und ja, ich will wirklich segeln gehen.«

Der Junge fuhr mit dem Ruderboot, mit dem er Rob zur Hinckley brachte, seitlich an die Segeljacht heran und stieß einen seiner legendären Pfiffe aus: »Tut mir leid«, sagte er, »aber diese Jacht haut mich jedes Mal von Neuem um.«

»Ich weiß, mich auch.« Rob spürte förmlich, wie gerade ein Teil seiner Seele starb. Das hatte er nun davon, dass er sein Herz so sehr an etwas Materielles gehängt hatte. Es geschah ihm ganz recht, dass er sie verkaufen musste.

»Sie wollen sie also wirklich verkaufen?«

Rob hatte Eliza versprochen, dass er die Hinckley nie allein segeln würde.

»Ja, wirklich«, sagte er.

Rob sperrte die Luke zum Motorraum auf und legte die Batterienschalter um. Er ließ den Dieselmotor warm laufen und nahm die Abdeckung vom Segelbaum. Dann machte er die Ankerleine los und warf sie über Bord. Jeden dieser Handgriffe hatte er schon hundertmal, sogar tausendmal auf den unzähligen Booten gemacht, die er im Laufe seines Lebens gesegelt hatte. Allerdings hatte er die Dinge noch nie so bewusst wahrgenommen wie heute. Das Gefühl der Ankerleine in seiner Hand … Das Brummen des warm laufenden Motors … Eine einsame Möwe, die laut und unheilvoll kreischend über ihm kreiste … Das Geräusch seiner Schuhsohlen, als er zum Steuerrad lief, um das Boot auf Kurs zu bringen.

Rob schaltete die Jacht auf Selbststeuerung, stellte die Geschwindigkeit ein und schaute prüfend zum Himmel hinauf. Als Erstes würde er das Großsegel setzen. Er befestigte das Großfall an der oberen Spitze des Segels und ging zurück zum Steuerstand, um das Segel hochzukurbeln. Die Kurbel knirschte zwei- oder dreimal, dann fing das Segel an, sich auszurollen.

Gut, dieser Teil gestaltete sich etwas schwieriger, wenn man allein war, das musste Rob zugeben. Er wäre gern am Steuerstand geblieben, und insofern wäre es hilfreich gewesen, jemanden zu haben, der sich um das Großsegel kümmerte. Aber es war nichts, was er nicht allein schaffen konnte. Er würde das Großsegel selbst trimmen.

Das gehisste Segel war ein Anblick, der ihn jedes Mal überwältigte. Jetzt war der Wind stark genug, um den Motor abzuschalten. Rob trimmte das Großsegel.

»Ideales Segelwetter«, sagte er laut, obwohl natürlich niemand da war, der ihn hören konnte. Sogar die einsame Möwe war weggeflogen. Vier Knoten.

Würde das seine letzte Ausfahrt mit dem Boot sein, bevor er

es zum Verkauf anbot? Gut möglich. Doch sogar hier, auf dem Meer, fand Rob den Frieden nicht, nach dem er sich so sehnte. Es war sein Handy, das ihn nicht zur Ruhe kommen ließ; dieses Handy wollte unbedingt, dass er seine Mails und SMS checkte.

Rob schaltete das Ding aus und schubste es über die Kajütenleiter hinunter in die Kabine, wo es auf der marineblauen Polsterbank landete und von dort auf den Boden rutschte.

Jetzt wollte er die Fock setzen. Er entrollte sie, spannte die Schot in die Winde und hisste das Segel. Jetzt glitt die Hinckley mit sechs Knoten dahin, und der Anblick der Jacht, deren zwei Segel sich jetzt im Südostwind blähten, war jetzt noch überwältigender. Es ging flott dahin. Rob war in seinem Leben schon mit vielen Booten gesegelt, aber nichts war mit dieser Art Segeln vergleichbar, dem Segeln mit einer Hinckley, wo jedes Teil der Takelung genau dort war, wo man es haben wollte. Traumhaft. Ein Genuss, unbeschreiblich.

Irgendetwas ließ ihm trotzdem keine Ruhe. Da war irgendetwas, das er zu erledigen vergessen hatte.

Da er nun die Fock einholen wollte, um das Boot auf Kurs zu halten, musste er rasch von Backbord nach Steuerbord laufen. Wahrscheinlich wäre auch das *eine Spur* leichter gegangen, wenn eine zweite Person an Bord gewesen wäre.

Beim Einholen der Fock fiel ihm plötzlich ein, was er vergessen hatte. Er hatte den Funk nicht eingeschaltet, über den die Küstenwache die Wetterprognose durchgab – genau wie für die Fischer in Little Harbor. Denn egal, wer man war oder was für ein Boot man besaß, auf dem Meer war ausnahmslos jeder den Naturgewalten ausgeliefert. Auf dem Ozean waren alle Menschen gleich. Ein Unglück konnte einen überall ereilen – ob an Bord der Titanic oder eines Fischerbootes.

Er schaltete das Funkgerät ein.

Am Horizont konnte er jetzt erste Sturmwolken erkennen. Er hätte früher auf das Wetter achten sollen, er hätte die ganze

Zeit darauf achten sollen, aber stattdessen hatte er in Gedanken versunken vor sich hin gestarrt. Er hatte an Eliza gedacht, an Charlie, an Mrs. Cabot, an seine nicht vorhandenen neuen Aufträge und ans Geld.

Ihm fiel John F. Kennedy junior und dessen verhängnisvoller Flug von New Jersey nach Martha's Vineyard ein. Das Unglück hatte damals viel Aufsehen erregt, aber besonders betroffen hatten Piloten und Seeleute reagiert. Unter ihnen war, im Gegensatz zur breiten Öffentlichkeit, weniger das Warum die große Frage gewesen als vielmehr das Wie. Ein erfahrener Pilot, ein kurzer Flug, eine bekannte Strecke: *Wie konnte so etwas passieren?*

Die Wolken waren noch relativ weit entfernt. Rob nahm an, dass er ihnen davonfahren konnte, Richtung Hafen, zu seinem Ankerplatz.

Er könnte natürlich die Segel einholen und den Motor einschalten. An einem anderen Tag, in einem anderen Sommer hätte er vermutlich genau das getan. Es wäre die sicherste Variante gewesen, und Rob war als Segler erfahren genug, zu wissen, wann Vorsicht geboten war. Aber heute, in diesem Sommer, an diesem einen Tag, den er erstmals seit Wochen auf dem Boot hatte, entschied Rob sich nicht für die sichere Variante.

Er war vier gewesen, als ihn sein Vater zum ersten Mal zum Segeln mitgenommen hatte. Der Entschluss seines Vaters, Judith zu verlassen und mit Malai nach Thailand zu gehen, und die chaotischen Folgen dieses Entschlusses lagen noch vier Jahre in der Zukunft. Rob war damals zu jung, zu vertrauensvoll und zu naiv gewesen, um auch nur auf die Idee zu kommen, dass sein Vater ihn irgendwann verlassen könnte. Er hatte nicht gewusst, dass Väter einen überhaupt verlassen *konnten.* Wer dachte denn an so etwas? Ein Vater war immer da, man schaute zu ihm auf – er war wie ein Gott. Ein Vater war so jemand wie Charlie.

Eliza! Er hatte ihr versprochen, nicht allein mit dem Boot hinauszufahren. Aber er hatte auch Mrs. Cabot versprochen, dass ihr Haus zu Thanksgiving bezugsfertig war. Er hatte sich selbst versprochen, dass er ohne das Geld seiner Mutter zurechtkommen würde. Als er und Eliza sich in der Trinity Church in Boston vor zweihundertfünfzig Leuten das Jawort gegeben hatten, hatte er vor Gott und allen Anwesenden ewige Treue geschworen – und dann hatte er sich neulich von Deirdre Palmer küssen lassen.

Zum Teufel mit der Sicherheit. Er würde die Segel *nicht* einholen.

Er erinnerte sich, dass er auf den Knien seines Vaters gesessen und gelernt hatte, wie man die Segel zum Wind stellte. Er erinnerte sich an den ersten längeren Segeltörn nach Rockport, Maine, wo sie auf dem Boot übernachtet hatten, nur sie beide. Er erinnerte sich an den Geruch des Frühstücks in der Kombüse: Es waren die besten Ham and Eggs seines Lebens gewesen.

Rob nahm seine Schwimmweste aus dem Spind neben dem Steuer und zog sie an. Während er sie zuband, musste er wieder an JFK junior und die Frage nach dem *Wie*, nicht dem *Warum*, denken.

Die Erklärung hatte natürlich mit der Vorgeschichte zu tun. Alles hatte mit einer Vorgeschichte zu tun. Die Schwägerin war später als geplant von der Arbeit weggekommen, und der Abflug hatte sich immer weiter verzögert, sodass sie schließlich in der Dunkelheit statt bei Tageslicht losgeflogen waren. Man hatte das Meer nicht mehr vom Himmel unterscheiden können.

Der Wind wurde stärker, die Sturmwolken kamen schneller auf ihn zu. Jetzt, da sie fast direkt über ihm waren, wurde Rob sein Fehler bewusst. Er hätte das Großsegel einholen sollen, als er dazu noch die Gelegenheit gehabt hatte. Rob kämpfte mit dem Segel, aber allein hatte er gegen den Wind keine Chance.

Und überhaupt, er sollte am Steuer stehen. Er hätte eine Person gebraucht, vielleicht sogar zwei, um das Segel einzuholen.

Rob keuchte vor Anstrengung.

In diesem Augenblick gab der Kompass der Selbststeuerung seinen Geist auf. Rob, der noch immer mit dem Segel kämpfte, hatte keinen Einfluss darauf, in welche Richtung das Boot fuhr. Es wechselte ständig den Kurs. Rob hatte das Gefühl, als säße der Teufel höchstpersönlich am Steuer. Und vielleicht war es ja tatsächlich so.

Jetzt war die Frage, ob Rob die Schot des Großsegels loslassen und nach Backbord laufen sollte, um das Steuer zu übernehmen. Die Wahl, vor die er gestellt war, war eine zwischen schlecht und noch schlechter.

Der brutzelnde Speck an diesem Morgen vor ewigen Zeiten in Rockport, die Hand seines Vaters auf seiner Schulter, das Gefühl absoluter Geborgenheit. Die Gewissheit, dass alles so war, wie es sein sollte, die Gewissheit, dass die Welt in Ordnung war.

Das war es, was er für seine Kinder wollte, für Eliza und für ihr gemeinsames Leben. Er wollte seiner Familie dieses Gefühl geben, dass alles in Ordnung war und sie bedingungslos geliebt wurden, seine drei Liebsten, mit all ihren Fehlern und Schwächen, ihren tollen Haaren, ihren komischen Macken und seltsamen Social-Media-Gepflogenheiten. Er wollte sich ihrer Liebe würdig erweisen. In der Vergangenheit mochte er sie manchmal enttäuscht haben, aber ab jetzt würde das nicht mehr passieren.

Das alles ging ihm durch den Kopf, als er plötzlich mit einer solchen Wucht auf den Boden geschleudert wurde, dass er für einen Moment glaubte, ihn hätte eine Kugel getroffen. Dann wurde alles um ihn herum schwarz.

46. KAPITEL

Little Harbor, Maine

Eliza

Eliza ließ ihren Vater nur ungern allein, doch sie hatte Evie ihr Indianerehrenwort gegeben, zur Premiere von *Wilbur und Charlotte* wieder zu Hause zu sein, und sie würde dieses Versprechen halten. Außerdem war ja Val da. Sie würde über Nacht bei Charlie bleiben, wenn er sie ließ. Eliza hatte für alle Fälle ihr Bett frisch bezogen.

Als sie Little Harbor und dann Ellsworth hinter sich gelassen hatte und an den Seen und Teichen entlang der Route One vorbeifuhr, fiel ihr der Brief ihrer Mutter wieder ein: *Es tut mir leid, dass ich dich allein gelassen habe, Eliza. Aber es tut mir nicht leid, dass ich zurückgekommen bin.*

Und nicht nur das, sondern auch: *Dann habe ich gemerkt, dass es keine Märchen gibt. Das wäre jetzt Lektion Nummer fünf, wenn man so will.*

Und zu guter Letzt: *Ich weiß, dass dich in deinem Leben noch viele Menschen lieben werden, aber niemand wird dich so lieben, wie ich es getan habe.*

Ihre Mom, die Eliza immer für perfekt gehalten hatte, war nicht perfekt gewesen. Das Glück ihrer Mutter, an dem Eliza früher nie gezweifelt hatte, war zerbrechlich gewesen. Ihre Mutter hatte sie verlassen, als Eliza zwei Jahre alt gewesen war, und war erst nach einiger Zeit zurückgekehrt. Eliza wusste nicht, was sie mit diesem neuen Wissen anfangen sollte, aber sie konnte nicht aufhören, ständig darüber nachzudenken. Es war, als würde sie die Information in ihre Einzelteile zerlegen und sie dann wieder wie ein Puzzle zusammensetzen.

Sie war bereits mehr als zwei Stunden unterwegs und fuhr gerade über die Wiscasset-Brücke, als ihr Handy läutete. Auf dem Display war die Nummer ihres Vaters zu sehen. Eliza war ohnehin schon nervös – sie hasste es, über Brücken zu fahren –, aber jetzt spürte sie, wie die altbekannte Angst ihr die Kehle zuschnürte. Jetzt war es so weit. Charlie hatte wieder einen epileptischen Anfall oder etwas noch Schlimmeres. Statt einer Begrüßung brachte sie nur ein gepresstes »Was ist passiert, Dad?« heraus.

»Nichts. Darf ein Vater denn nicht seine Tochter anrufen?«

»Musst du zum Arzt? Hast du Schmerzen?« Sie schaute starr geradeaus und nahm das stahlgraue Wasser links und rechts der Straße, das hier und da azurblau und türkis schimmerte, nur aus den Augenwinkeln wahr. »Hast du dein Antiepileptikum genommen?«

»Mein was?«

»Dein Medikament, Dad. Gegen die epileptischen Anfälle.« Einmal noch tief durchatmen, dann hatte sie es über die Brücke geschafft.

»Ich habe die Tablette genommen, genau nach Vorschrift. Meinem Kopf geht es gut. Außerdem, warum sollte ich jetzt zum Arzt gehen wollen, nachdem ich die ganze Zeit nie bei einem war?«

»Vielleicht hast du deine Meinung ja geändert.«

»Nein.«

»Tut dir sonst irgendetwas weh?«

»Überhaupt nichts.«

»Warum rufst du dann an?«

»Ich wollte einfach nur deine Stimme hören, Eliza. Ist das denn so abwegig?«

»Natürlich nicht.« Außer, dass es total ungewöhnlich war.

»Deine Stimme klingt genau wie die deiner Mutter, weißt du das?«

»Dad, du machst mir Angst. Möchtest du eine Weile zu uns nach Barton kommen? Ich drehe sofort um und komme dich holen. Ich bin nur zwei Stunden entfernt, ich habe Zeit genug. Ich kann dir das Gästezimmer herrichten – du wirst dich wohlfühlen, versprochen. Du kannst Zeit mit den Mädchen verbringen, dir morgen das Theaterstück ansehen …« Sie hielt auf dem ersten Parkplatz, den sie sah, um auf der Stelle umzudrehen und zurückzufahren. *Sprague's Lobster*, die Imbissbude mit den Biergartentischen, die Schilder mit Hummer-Burgern und frittierten Muscheln, die Touristen.

»Die Mädchen habe ich doch gerade gesehen. Ich wollte mich nur verabschieden, das ist alles. Als du weggefahren bist, habe ich ja geschlafen. Ich werde langsam faul, schätze ich.« Er zwang sich zu einem kleinen Lachen, das so angestrengt klang, dass Eliza fast losgeheult hätte.

»Dad, du bist nicht *faul,* du bist krank. Dein Körper bekämpft sich selbst, du musst viel schlafen. Lass mich dich abholen.«

»Nein, ich hatte nur keine Gelegenheit, mich zu verabschieden, also wollte ich es nachholen.«

Eliza fädelte sich wieder in den Verkehr ein. »Du hast dich verabschiedet, gestern Abend, erinnerst du dich? Als ich gepackt habe. Ich habe gesagt, dass ich ganz früh losfahre. Ich wollte, dass du länger schläfst.«

»Stimmt. Hm, das muss ich vergessen haben.«

Eliza blinzelte, um nicht zu weinen anzufangen, und konzentrierte sich auf die Straße und das Auto vor ihr. Der Wagen hatte ein Maryland-Kennzeichen, und sie konnte gerade noch den kleinen Schriftzug über der Autonummer darauf erkennen – *Treasure the Chesapeake* –, als ihr Tränen in die Augen traten und sie nur mehr verschwommen sehen konnte. *Reiß dich zusammen, Eliza, keine Tränen.* Sie musste sich nur an die Tatsache gewöhnen, einen kranken Vater zu haben, mehr nicht. Dads Krankheit konnte sich Monate, ein Jahr oder länger hinziehen. Sie durfte nicht bei jedem kurzen Anruf in Panik geraten oder in jedes von Charlies Worten eine Katastrophe hineininterpretieren. Das würde Charlie verrückt machen. Was sie jetzt brauchte, war ein Plan, um die nächste Zeit zu überstehen, einen Tag nach dem anderen. Ihr heutiger Plan war, nach Hause zu fahren, sich Evies Aufführung anzusehen und gleich am nächsten Tag wieder zu Charlie zurückzufahren. Sie würde die beste Krankenbetreuerin sein, die es je gegeben hatte, sie würde weiterhin versuchen, ihren Dad zu Zachary Curry zu bringen, und sie würde nicht von Charlies Seite weichen, egal, was kommen mochte.

»Entschuldige«, meinte er jetzt. »Ich wollte dich nicht beunruhigen.«

»Schon okay, Dad.«

Sie dachte daran, was Val ihr gesagt hatte: dass sie als Sechzehnjährige aus dem Haus zu Russells Pick-up gelaufen war, und ihren Vater im Wohnzimmer keines Blickes gewürdigt hatte. Und dass sie mit achtzehn ihre Sachen fürs College gepackt hatte und gar nicht schnell genug von zu Hause wegkommen konnte. Dass sie sich mit fünfundzwanzig, dreißig, zweiunddreißig und vierunddreißig ein ganz neues, ein ganz anderes Leben aufgebaut hatte, während Charlie seines weitergelebt hatte wie eh und je: jeden Morgen aufstehen, mit dem Boot hinausfahren, Tag für Tag, genau so, wie ihre Mutter es in dem Brief beschrieben hatte. Sie dachte daran, dass Charlie diese Last ständig mit sich getragen hatte – das Wissen, dass er in seinem Leben einmal sowohl seiner Frau als auch seiner Tochter nicht genügt hatte.

»Daddy?«, sagte sie nach einer Weile, bemüht, ruhig zu klingen. »Entschuldige bitte.«

»Wofür?« Charlies Stimme klang rau und gleichzeitig so verletzlich, dass es Eliza das Herz zusammenzog.

Langsam, schnell, langsam, schnell – das Auto mit dem Maryland-Kennzeichen konnte sich nicht entscheiden.

»Dafür, dass ich so eine Zumutung war«, antwortete sie. »Mit sechzehn. Dass ich nur Russell Perkins im Kopf hatte und so egoistisch war. Dass ich dich damals die ganze Zeit allein gelassen habe.«

»Eliza, du warst mit sechzehn ein Engel. Die beste Tochter, die man sich wünschen kann.«

»Das stimmt nicht.«

»Aber so habe ich es in Erinnerung, und daran wird sich auch nichts ändern.«

»Es tut mir trotzdem leid.«

»Dir braucht nichts leidzutun, überhaupt nichts. Nie. Und jetzt tschüss, Eliza.«

Sie wollte noch etwas sagen. Aber was? *Es tut mir leid, dass ich dich im Stich gelassen habe? Es tut mir leid, dass ich dir das Gefühl gegeben habe, du würdest auch mir nicht genügen? Es tut mir leid, dass du dir nicht von mir helfen lässt, jetzt, da ich es könnte?*

Nein, es ging nicht. Es war alles unaussprechbar. »Bis bald, Daddy, ich hab dich lieb. Wir sehen uns in ein paar Tagen.«

Außerhalb von Wiscasset wurde der Verkehr plötzlich weniger, und Eliza hatte das befreiende Gefühl, wieder ungehindert voranzukommen. Es war, als würde man aus einem stickigen Raum hinaus ins Freie kommen und endlich wieder durchatmen können.

47. KAPITEL

Little Harbor, Maine

Mary

Am Nachmittag des 3. August, dem Tag, an dem sie achtzehn wurde, klopfte Mary Brown an die Tür von Charlie Sargents Haus. Als niemand reagierte, war ihr erster Gedanke: Okay, vielleicht ist es schon vorbei. Also machte sie die Tür auf und ging hinein. Dann hörte sie seine Stimme.

»Bist du das, Mary?«

»Mhm.« Sie hörte sich verzagt an.

»Komm rauf, falls es dir nichts ausmacht. Geh direkt rauf ins Schlafzimmer.« Er klang erstaunlich munter.

Mary ging die Treppe hinauf. In der oberen Etage befanden sich links und rechts des Flurs zwei Schlafzimmer, und Mary folgte Charlies Stimme in das rechte. Er saß, gestützt von Kissen, aufrecht im Bett. Seine Haare waren nass, akkurat gescheitelt und auf die Seite gekämmt, und er hatte Bluejeans und ein langärmeliges kariertes Hemd, das neu oder zumindest frisch gebügelt aussah, an. Mary brauchte eine Weile, um herauszufinden, warum er so anders aussah also sonst. Dann merkte sie, dass er heute keine Baseballkappe aufhatte. Fast alle Hummerfischer trugen Baseballkappen, und zwar fast immer.

Sie hatte sich auf eine ernste, traurige Situation eingestellt, aber Charlie lächelte sie herzlich an, und sie merkte, dass sie sein Lächeln erwiderte.

»Du hast also das, was ich haben will, Mary Brown?«

»Ja.« Sie zog den kleinen Plastikbeutel aus ihrer Hosentasche.«

»Orange!«, sagte er. »Die Pillen sehen ja richtig fröhlich aus.«

»Äh, ja, also, ich habe ein bisschen recherchiert. Sechzig Milligramm pro Tablette. Das heißt, man braucht zwischen drei und vier, um auf zweihundert zu kommen, was ja die Menge ist, die Sie wollen. Also vier, nehme ich an?« Sie bemühte sich, ruhig zu klingen, konnte aber nicht verhindern, dass ihre Stimme bebte. *Entscheide dich im Zweifelsfall immer dafür, mutig zu sein.*

»Klingt plausibel.« Er nickte. »Ich hoffe, es hat keine Umstände gemacht, sie mir zu bringen. Ich wollte nie jemandem zur Last fallen.«

»Das weiß ich. Machen Sie sich keine Sorgen.«

Jetzt sah Mary, dass auf dem Bett neben Charlie die Fotos lagen, die sie neulich im Wohnzimmer gesehen hatte: Eliza mit ihrer Mutter und Eliza mit ihrer eigenen Familie. Es war der Anblick der Fotos, der die Situation plötzlich real machte, und Mary bekam mit einem Mal feuchte Hände. Ihr Gesicht fühlte sich ganz heiß an, und ihr traten Tränen in die Augen.

»Haben Sie Angst?«, flüsterte sie.

»Nein, jetzt nicht mehr. Nicht so wie letztens, als wir darüber geredet haben. Ich hatte diese Woche ziemlich starke Kopfschmerzen, aber jetzt tut auf einmal nichts mehr weh.«

»Okay«, sagte sie. »Das ist gut. Ich hätte Angst.«

»Ich wette, das hättest du nicht.«

»Doch, bestimmt.«

Entscheide dich im Zweifelsfall immer dafür, mutig zu sein.

»So, Mary, jetzt möchte ich, dass du Folgendes tust. Ich möchte, dass du mir die Tabletten nicht gibst, sondern sie nur auf den Nachttisch legst. Und dann möchte ich, dass du gehst. Nach einer Weile, vielleicht einer Stunde, möchte ich, dass du Val anrufst und sie bittest, herzukommen. Sag nur, dass ich dich darum gebeten habe, sonst nichts. In der Küche ist ein Zettel, auf dem ihr Name steht. Ich war nie besonders gut mit Worten, aber ich habe mich bemüht. Sie wird ihn finden, mach dir darüber keine Gedanken. Es gibt auch einen Brief für Eliza. Val wird Eliza verständigen, also brauchst du dir auch darüber keine Sorgen zu machen. Ich kenne Eliza, sie wird sich furchtbar aufregen, aber in meinem Brief steht, dass ich es genau so wollte, und du hast nichts zu befürchten.«

»Alles klar.« Mary wusste nicht, womit sie gerechnet hatte, aber sicher nicht damit, dass alles so … *sachlich* ablaufen würde. So organisiert. Auf dem Nachttisch stand ein Glas Wasser mit zwei Eiswürfeln. Sie legte die Tabletten daneben, wie Charlie es gesagt hatte.

»Das Wichtigste ist, dass du sofort gehst, okay? Es gibt keinen Grund, dass du irgendetwas mitbekommst.«

»Aber dann … aber dann sind Sie ganz allein.«

»Ich werde überhaupt nicht allein sein. Ich werde Joanie wiedersehen. Bald bin ich weniger allein, als ich es die letzten fünfundzwanzig Jahren war.«

So, das war zu viel für sie. Jetzt konnte sie sich nicht länger beherrschen und brach in Tränen aus.

»Wein doch nicht, Mary. Schau, ich weine *nicht*.«

»Okay.« Sie nickte und wischte sich über die Wangen. »Kann ich … darf ich mich verabschieden?«

»Aber sicher, Mary. Komm, umarme mich.«

»Ist es okay, dass ich das mache?«

»So zerbrechlich bin ich nun auch wieder nicht. Noch nicht. In den Arm genommen zu werden könnte ich gut vertragen.«

Als die Umarmung vorbei war, wurde Charlies Stimme ganz sanft, und er sagte: »Du bist mein Engel, Mary, und ich danke dir für das, was du für mich getan hast.«

»Schon in Ordnung«, flüsterte sie, denn *Gern geschehen* erschien ihr zu floskelhaft – und auch zu unbekümmert.

»Jetzt ist es Zeit, dass du gehst.«

»Ja.« Sie nickte. »Stimmt, ich gehe jetzt besser.«

Unten öffnete sie die Haustür und schloss sie wieder, damit Charlie das Geräusch hörte, falls er darauf gewartet hatte. Aber sie ging nicht.

48. KAPITEL

Barton, Massachusetts

Eliza

Evies Aufführung fand in der Aula der Highschool statt, zu der auch die Privatschule gehörte, die die Mädchen besuchten. Eliza fuhr mit Rob und Zoe hin, und sie saß am Steuer. Rob konnte nämlich nicht Auto fahren. Er trug den Arm in einer Schlinge und war vollgepumpt mit Schmerzmitteln – ein, wie er sagte, angenehm benommenes Gefühl, das allerdings ins Gegenteil umschlug, wenn die Wirkung der Tabletten nachließ. Im Moment sah er gar nicht gut aus. Ihm tat der Arm weh, und er war in seinem Stolz gekränkt, aber was ihm noch mehr zu schaffen machte als Arm und Stolz, war sein Herz. Sein Herz tat am meisten weh.

Judith würden sie in der Aula treffen. Sie hatte mit Evie den ganzen Sommer Text gelernt und war gespannt, ob die ganze Sache gut ausging.

(»Die Spinne stirbt«, hatte Zoe ihr darauf geantwortet. »So geht es aus.«)

Als Eliza sich in der Aula umsah, musste sie unwillkürlich daran denken, wie um alles in der Welt sie sich die Privatschule für die Mädchen künftig leisten sollten – ohne Cabot Lodge, ohne Judiths Geld, ohne weitere Aufträge für Rob. Vielleicht sollte sie sich eine Arbeit suchen, aber sie hatte im Grunde nur ihr abgebrochenes Medizinstudium und eine gewisse Erfahrung im Aufgeben, als Mutter und beim Fischen, vorzuweisen. Die Hummerpopulation in den Gewässern rund um Barton war minimal, jedenfalls nicht ausreichend, um eine vierköpfige Familie zu erhalten, die einen gewissen Lebensstandard gewöhnt war.

Eliza saß zwischen Zoe und Rob, und Judith saß auf Robs anderer Seite. Rob wurde sofort von einem anderen Dad in ein Gespräch verwickelt, der sich darüber aufregte, dass er sich für ein Laientheater extra freinehmen musste. Der Mann guckte ständig auf sein Handy. Judith schaute sich suchend in der Aula um – wahrscheinlich fragte sie sich, ob es hier im Foyer Cocktails zu kaufen gab wie im *Ethel Barrymore Theatre* am Broadway. Zoe tippte auf ihrem iPhone herum. Eliza nahm es ihr sanft aus der Hand und verstaute es in ihrer Handtasche.

»Hey!«, rief Zoe empört.

Eliza zuckte mit den Schultern und sah zur Bühne. Der Vorhang war noch geschlossen, aber er konnte natürlich jeden Moment aufgehen. Zoe starrte ihre Mutter mit zugekniffenen Augen beleidigt an. Eliza erwiderte ihren Blick und erinnerte sich an die Zeit, also Zoe ein pummeliger, kahlköpfiger Wonneproppen gewesen war. Einer, der jedes Mal begeistert gestrahlt hatte, wenn Eliza sich über sein Bettchen gebeugt hatte. Lange her.

Zoe musste ihre Gedanken gelesen haben, denn jetzt lächelte sie Eliza an. Ihr Lächeln war so breit, so strahlend und sonnig, dass sie plötzlich wieder aussah wie mit sechs, als ihr die ersten Milchzähne ausgefallen waren. Merkwürdigerweise sah sie auch aus wie Mary, als Eliza sie zu dem Termin in Ellsworth gebracht und Mary sie beim Aussteigen angelächelt hatte. Das war doch merkwürdig, oder? Aber vielleicht auch nicht. Mary war in Wahrheit nicht viel älter als Zoe. Und vielleicht waren ja alle jungen Mädchen dieser Welt einander irgendwie ähnlich – mit ihren universellen Problemen, Herausforderungen und Triumphen und ihrer spezifisch weiblichen Sicht der Welt. Die große, universelle Schwesternschaft.

Eliza richtete ihren Blick wieder auf den Vorhang, dessen sattes, dunkles Rot sie an den Lippenstift erinnerte, den ihre Mutter immer aufgelegt hatte, wenn sie sich hübsch gemacht hatte. Eliza versuchte, die Tränen, die ihr plötzlich in den Augen brannten, wegzublinzeln – es war weder der richtige Zeitpunkt noch der richtige Ort, sich in wehmütigen Erinnerungen zu ergehen. Ihr fiel die große Spendenaktion ein, die vor zwei Jahren für die Renovierung der Aula veranstaltet worden war, und sie nahm sich einen Moment Zeit, um das goldene Bühnenportal, die Bestuhlung (schöner als in Theatern am Broadway), den eleganten Teppich und die unzähligen tropfenförmigen Leuchten, die von der Decke hingen, zu bewundern.

Dann ging der Vorhang auf und gab den Blick frei auf einen weißen Lattenzaun und ein windschiefes Farmhaus, und Eliza vergaß alles andere um sich herum. Als Evie ihren ersten Satz aus dem Off sagte – *Wohin geht Papa mit der Axt?* –, stieß Zoe Eliza mit dem Ellbogen in die Seite, und Rob nahm mit seiner unverletzten Hand ihre und drückte sie, und Eliza sah, dass Judith strahlte.

Das Stück ging weiter, erster Akt, zweiter Akt, die Farm, das Schwein, die Spinne, der Jahrmarkt.

Normalerweise hätte Eliza, die ebenfalls mit Evie Text gelernt hatte, alle Dialoge mitsprechen können. Wegen der Krankheit ihres Dads waren allerdings viele *normale* Dinge an ihr vorbeigegangen, und sie konnte sich, wie sie gerade merkte, an die Handlung des Stücks nur mehr vage erinnern. In jeder Szene gab es eine erfreuliche Offenbarung. Sie guckte Judith von der Seite an und sah, dass sie die Lippen bewegte, wenn Evie etwas sagte. Eliza spürte einen Anflug von Neid, aber gleichzeitig war es auch irgendwie nett, Judith so zu sehen. Gönn es ihr, dachte Eliza. *Sie hat es sich verdient.*

Dann passierte etwas höchst Seltsames. Evie sagte auf der Bühne gerade *Schrubb Wilbur ordentlich ab, Tante Edith, er muss morgen den Wettbewerb gewinnen* und sah dabei von ihrer Mimik und Gestik her Charlie dermaßen ähnlich, dass es Eliza wieder die Tränen in die Augen trieb. Sie hatte das Gefühl, als wäre die momentane Ähnlichkeit nicht zufällig, sondern eine echte Hommage an Charlie.

Eliza schaute zur golden glitzernden, prachtvollen Decke hinauf und fühlte sich mit einem Mal wie der glücklichste Mensch der Welt. Ihr wurde fast schwindlig vor Glück, und gleichzeitig war ihr bewusst, dass das, was sie spürte, mehr als Glück war. Es war ein Gefühl, als wären die Seelen all ihrer Lieben miteinander zu einem großen Ganzen verwoben, das *mehr* war als seine Einzelteile: sie, Rob und die Mädchen, Judith und Charlie, und, ja, Mary gehörte auch dazu, ebenso Val. (Christine Cabot allerdings nicht, die war nicht eingeladen.) Eliza fragte sich, wie sie jemals auch nur für eine Sekunde hatte glauben können, sie würde nicht hierhergehören. *Genau hier* war ihr Platz.

Charlotte schrieb auf dem Jahrmarkt das Wort *bescheiden* ins Spinnennetz, Wilbur gewann die Bronzemedaille, Fern fuhr gemeinsam mit Henry Fussy Riesenrad, und Charlottes Leben ging in einer herzzerreißenden Szene zu Ende.

Einer der Erzähler hatte die traurigste Textzeile: *Niemand von all den Leuten, die den Jahrmarkt besucht hatten, wusste, dass eine graue Spinne die wichtigste Rolle dort gespielt hatte. Niemand war bei ihr, als sie starb.*

Jetzt war es um Eliza geschehen. Die Tränen liefen ihr in Strömen über die Wangen. Sie holte so unauffällig wie möglich ein Taschentuch aus ihrer Tasche, doch Zoe waren ihre Tränen nicht entgangen. »Was hast du, Mom?«, flüsterte sie besorgt.

»Nichts«, antwortete Eliza leise. »Wunderbares Stück, mehr nicht. Sehr *berührend.*« Sie wischte sich mit dem Taschentuch die Tränen weg. *Niemand war bei ihr, als sie starb.*

Sie rechnete damit, dass Zoe die Augen verdrehen und ein Stückchen von ihr wegrutschen würde – *Tränen* plus das Wort *berührend* ausgerechnet aus dem Mund ihrer *Mutter*, noch dazu in der *Öffentlichkeit* –, doch zu ihrer Überraschung ergriff Zoe ihre Hand. Eliza fiel auf, dass Zoes Finger schon fast so lang wie ihre eigenen waren.

Das ganze Ensemble kam nun auf die Bühne und verbeugte sich. Eliza wusste, dass Evie ihre Familie nicht erkennen konnte – für die leistungsstarken Scheinwerfer hatte es während der Renovierung der Aula noch mal eine eigene Spendenaktion gegeben –, aber sie winkte ihr trotzdem begeistert zu. Und sie sah Evies Blick, freudestrahlend und stolz, durch den dunklen Zuschauerraum schweifen … suchend, suchend.

49. KAPITEL

Little Harbor, Maine

Mary

Mary wartete zehn Minuten unten im Wohnzimmer. Dann wartete sie weitere zehn Minuten. Schließlich ging sie auf Zehenspitzen die Treppe hinauf und öffnete mit klopfendem Herzen die Schlafzimmertür. Sie hatte Angst davor, was sie erwartete.

Doch alles, was sie sah, war Charlie, der schlafend auf seinem Bett lag. Er hatte sich Joanies Foto auf die Brust gelegt und hielt es fest.

Nach einer Weile fing er unregelmäßiger zu atmen an. Es gab lange Pausen, in denen er gar nicht atmete, und bei jedem Mal dachte Mary: Jetzt ist es so weit. Doch dann holte Charlie wieder tief Luft. Das Gleiche wiederholte sich viele Male hintereinander. Charlies Mund war nun offen, aber seine Augen blieben geschlossen. Irgendwann zog Mary leise einen Stuhl an sein Bett, setzte sich zu ihm und nahm seine Hand. Einmal gab es eine so lange Pause zwischen den Atemzügen, dass Mary dachte: Jetzt ist es wirklich so weit. Wieder ein Atemzug. Und irgendwann kam ein Atemzug, dem nichts mehr folgte. Mary wartete. Dann stand sie auf, stellte den Stuhl zurück in die Ecke, presste sich eine Hand auf den Mund und schluchzte laut auf. Ein einziges Mal.

Das Merkwürdigste, das, worauf Mary am allerwenigsten gefasst war, war, wie schnell sich Charlie Sargents Körper danach veränderte. Seine Hautfarbe war rosig, ganz normal, und keine fünf Minuten später war alles Rosige verschwunden, und seine Haut hatte eine wächserne, gelbe Farbe angenommen. Und daran erkannte Mary, dass es vorbei war.

Sie legte sich eine Hand auf den Bauch und fragte sich, ob das Baby irgendwie wusste, was gerade passiert war.

Als sie Charlies Haus verließ, achtete sie nicht darauf, ob jemand sie dabei beobachtete. Sie achtete auch nicht darauf, was auf der schmalen Straße vor sich ging. Sie bemerkte weder die vorüberziehenden Wolken am Himmel noch den Wind, der die Richtung wechselte und den Geruch des Hafens direkt durch Charlie Sargents Fenster in sein Schlafzimmer wehte. Sie stieg einfach in ihr Auto ein, sammelte sich und legte sich einen Moment beide Hände auf den Bauch, ehe sie sie auf das Lenkrad legte. Und als sie bereit war, fuhr sie los.

50. KAPITEL

Little Harbor, Maine

Eliza

Rob, Eliza und die Mädchen nahmen sich für Charlies Begräbnis ein Zimmer im einzigen Bed and Breakfast von Little Harbor. Die Frühstückspension befand sich auf der Landzunge und war im Sommer immer ausgebucht, doch die Besitzer hatten extra für die Familie Barnes ein Zimmer, das normalerweise nicht an Gäste vermietet wurde, freigemacht.

Nachdem Charlies Leiche vom Bestattungsunternehmen nach Ellsworth gebracht worden war, hatte Val das ganze Haus geputzt und die Betten frisch bezogen. Eliza hatte ihr am Telefon erklärt, dass sie das nicht zu tun brauchte. Sie würde, hatte Eliza gesagt, eine Reinigungsfirma beauftragen, die sie auf der Fahrt nach Little Harbor anrufen wollte.

»Nein«, hatte Val energisch widersprochen. »Nein, Eliza, ich möchte es tun. Lass mich bitte.«

In der Nacht vor dem Begräbnis hatte Eliza nicht schlafen können. Sie war aufgestanden, leise die Treppe der Frühstückspension hinuntergeschlichen und zum Haus ihres Vaters gefahren, vorbei an den prachtvollen Villen, die dunkel und still in den Nachthimmel ragten.

Als sie Charlies Haus von außen betrachtete, fiel ihr auf, wie klein es war, wie schlicht. Nichts, was im Vorbeifahren irgendjemandem auffallen würde. Doch wie erfüllt war das Leben derer gewesen, die hier gewohnt hatten. Das kleine Haus selbst schien das irgendwie zu wissen – im fahlen Mondlicht sah es fast so aus, als würde es selbst in seinem eigenen Rhythmus ruhig ein- und ausatmen.

Eliza holte selbst bebend Luft und ging hinein.

Sie schaltete das Vorzimmerlicht ein und schaute ins Wohnzimmer. Der Anblick des leeren Lehnstuhls, in dem ihr Vater immer gesessen hatte, war wie ein Stich ins Herz. Sie schnupperte. Der Geruch von *Pine Sol* erinnerte sie an ihre Highschool-Cafeteria.

Ihr Fuß glitt über irgendetwas. Es war ein Briefumschlag, auf dem ihr Name stand.

Liebe Eliza,

Also …

Du weißt ja, wie schnell sich Gerüchte in dieser Stadt verbreiten, egal, ob sie stimmen oder nicht. Ich weiß, dass die Leute hier gern reden, und ich weiß, was sie jetzt reden. Sie reden über ein paar Tabletten, die auf dem Nachttisch deines Vaters gelegen haben, als er gestorben ist. Ich weiß, dass die Leute tuscheln, woher er sie wohl hatte und ob er wirklich so viele nehmen wollte.

Ich weiß, woher er die Tabletten hatte, weil ich sie ihm gegeben habe. Und ich habe gewusst, dass er sie nehmen wollte, weil er mich um sie gebeten hat.

Dein Dad hat mir in diesem Sommer einmal sehr geholfen. Es ist eine lange Geschichte, aber im Grunde ging es darum, dass ich in großen Schwierigkeiten war und Angst hatte und dein Vater dafür gesorgt hat, dass mir nichts passiert. Er hat mich gerettet.

Das Wichtigste, was ich dir sagen möchte, Eliza, ist, dass ich bei ihm war, als er gestorben ist. Er hat mich nicht darum gebeten, aber es ist mir nicht richtig erschienen, ihn allein zu lassen. Also bin ich geblieben, und ich bin froh, dass ich es getan habe. Ich wusste nicht, was mich erwartet. Ich habe noch nie jemanden sterben sehen. Aber als dein Dad gestorben ist, hatte er keine Angst und war weder traurig noch unsicher. Ihm war friedlich zumute. Er war überzeugt, dass er deine Mom wiedersehen wird, und das hat ihn glücklich gemacht. Ich würde sagen, er war fast freudig erregt, in jedem Fall aber erleichtert. Er hatte Fotos von dir und deiner Familie überall auf seinem Bett neben sich liegen. Er hat die Tabletten genommen, ist eingeschlafen und nicht mehr aufgewacht. So war es. Und er war nicht allein, das schwöre ich dir. Ich bin erst gegangen, als es vorbei war.

Dein Dad hat dich sehr geliebt. Ich schreibe dir das, weil ich glaube, dass er zu jenen Männern gehört hat, die das nur schwer aussprechen können. Aber er hat dich geliebt. Seine Augen haben jedes Mal geleuchtet, wenn er über dich geredet hat. Mein Dad war jemand, der nie da war, und ich kenne den Unterschied zwischen glücklicher und unglücklicher Kindheit. Ich weiß, dass du mit deinem Dad großes Glück hattest, und ich hoffe, du weißt es auch.

Mir ist bewusst, dass das, was ich getan habe, in Maine illegal ist. Ich weiß, dass ich große Probleme bekommen könnte, wenn jemand außer dir diesen Brief liest. Ich weiß, dass ich dafür ins Gefängnis kommen kann. Ich glaube nicht, dass du es jemandem erzählst, aber wissen kann ich es nicht. Also vertraue ich dir einfach. Ich schreibe nicht, dass es mir leidtut, denn das stimmt nicht. Ich würde es wieder tun. Ich weiß, wie krank er war, und ich weiß, dass er nicht dahinsiechen wollte. Für mich war dein Dad ein Held. Er hat mir zu einem Zeitpunkt Hoffnung gegeben, als ich selbst keine mehr hatte. Er war ein Engel. Er ist jetzt noch mehr ein Engel, dessen bin ich mir sicher.

Eliza las den Brief dreimal hintereinander, bis sie ihn auswendig kannte. Dann zerriss sie ihn in winzige Stücke, steckte die Papierfetzen in ihre Hosentasche, stieg in ihr Auto und fuhr zurück zu ihrer Familie. Ihre Traurigkeit war unerträglich – wie eine schwere Last, die sich von weit oben auf sie senkte und auf ihre Schultern und ihr Herz drückte. Doch Eliza wusste, dass sie diesen Schmerz aushalten *musste*. Und weil sie das wusste, würde sie ihn aushalten.

51. KAPITEL

Little Harbor, Maine

Eliza

»Los, Mommy, lass uns ein paar Hummerfallen auswerfen«, bettelte Evie.

»Das geht nicht, mein Schatz, es ist Sonntag.«

Sie hatten Charlie zu Grabe getragen – die ganze Stadt hatte Charlie zu Grabe getragen, und es war das größte Begräbnis gewesen, das es in Little Harbor seit … tja, seit ewigen Zeiten gegeben hatte. Anschließend hatten sie am späteren Nachmittag in der *Hummerfalle* zu Abend gegessen, und dann waren sie alle unruhig geworden, sodass Eliza vorgeschlagen hatte, mit Charlies Boot hinauszufahren. Rob blieb notgedrungen – die Schlinge – und Judith freiwillig zurück, aber die Mädchen waren von der Idee begeistert gewesen.

»Aha!« Evie wirkte interessiert. »Das habe ich ganz vergessen. Was würde passieren, wenn du trotzdem mit uns fischen gehst?«

»Nun ja, wenn man mich erwischt, würde ich meine Lizenz verlieren.«

»Du hast ja gar keine Lizenz.«

»Umso schlimmer.«

»Wer würde dich erwischen?«

»Die Hafenpolizei.«

»Was wird aus Grandpas Fallen?«, fragte Zoe.

»Die holen wir aus dem Wasser«, antwortete Eliza.

»Wer?«

»Ich.«

»Wann?«

»Bald.«

»Und wer hilft dir? Dad?«

Eliza musste lächeln. »Nein, Süße, mit seinem verletzten Arm kann er das nicht.«

»Vielleicht Grandma?«

Eliza lachte. »Vielleicht. Aber eher nicht.«

»Brauchst du jemand Starken?«

»Ja.«

»Wie wär's mit Deirdre?«, schlug Zoe vor. »Die ist stark.«

»Stimmt.«

»Aber ich weiß nicht, ob sie die Richtige für diese Arbeit ist. Kann *ich* dir helfen?«, schaltete Evie sich jetzt ein. »Ich bin auch stark.«

»Nein, bist du nicht«, widersprach Zoe.

»Ich glaube, ihr seid beide stark genug fürs Hummerfischen«, sagte Eliza.

»Darf ich auch helfen?«, erkundigte sich Zoe.

»Klar.«

»Weinst du, Mommy?«, fragte Zoe.

»Nein.«

»Warum nicht? Bist du nicht furchtbar traurig?«

»Doch, aber manchmal sind die Menschen so traurig, dass sie nicht einmal weinen können.«

»Ist das bei dir so?«

»Ich glaube, ja.«

»Bist du *untröstlich*?«

»Das ist eine gute Beschreibung.«

Evie lehnte sich an sie. »Ich auch.« Dann fügte sie hinzu: »Können wir nicht wenigstens *eine* Falle aus dem Wasser holen? Keiner wird uns sehen, das verspreche ich dir. Nur *eine*. Nur, um zu schauen, was drin ist. Wir können sie sofort wieder ins Wasser lassen, ich möchte nur mal kurz gucken.«

Eliza erwog es für den Bruchteil einer Sekunde. Die Vorschriften hatten sich ihr allerdings so eingebrannt, dass ein Verstoß letztlich einfach nicht infrage kam.

»Ich kann nicht«, erklärte sie Evie. »Es wäre gegen das Gesetz. Und die Gesetze sind hier heilig.«

»Heilig«, wiederholte Zoe. »Ehrfurcht einflößend. Unantastbar.«

»Wow.« Evie war beeindruckt.

Zoe zuckte bescheiden mit den Schultern. »War letztes Schuljahr ein neues Wort, dessen Definition wir lernen mussten.«

»Außerdem«, fuhr Eliza fort, »ist es zu gefährlich, allein mit euch aufs offene Meer hinauszufahren. Ihr könntet euch verletzen oder euch im schlimmsten Fall in den Leinen verheddern, dann mitsamt den Fallen ins Wasser gezogen werden und ertrinken. Das Risiko ist zu groß.«

»Wie willst du die Fallen dann aus dem Wasser holen, ohne Daddy?«

»Ich habe einen Freund, der mir helfen kann.«

»Grandpa hat mir einmal erzählt«, sagte Zoe, »dass man die Fallen von jemand anderem nicht anfassen darf. Ist es in deinem Fall okay, weil er dein Dad war?«

»So ungefähr«, entgegnete Eliza. »Ich könnte mir auch eine Ausnahmegenehmigung besorgen. Aber das brauche ich nicht, weil Grandpa mir eine Nachricht hinterlassen hat, in der er mir seine Erlaubnis gegeben hat.«

»Echt?«

»Mhm.«

»War das das Allerletzte, was er geschrieben hat?«

»Ich glaube, ja.« Es hatte eine Nachricht für Val und eine für Eliza gegeben. Eliza wusste nicht, was in Vals Brief stand. In dem, der an sie gerichtet war, hatte in der unverwechselbar schlampigen Handschrift ihres Vaters gestanden: *Du und deine Mom, ihr seid alles für mich gewesen. Ich war mit so viel Glück gesegnet wie kein anderer Mensch auf dieser Welt. Ich wollte es so.*

Man mochte einen Menschen noch so gut kennen – hineinschauen konnte man nicht in ihn. Oft hatte man von der Weite und Tiefe seiner Seele keine Ahnung. Und oft ahnte man nichts von der Poesie in seinem Herzen.

Sie dachte daran, wie ihre Mutter Charlie und Val in ihrem Brief beschrieben hatte, als sie neben der kranken kleinen Eliza gesessen hatten. *Wie ein Paar, das über seinem Kind wacht. Sie haben ausgesehen wie ein Ehepaar.*

Und dann hatte Eliza zu Val gesagt: *»Das ist eine lange Zeit.«*

»Was denn?«

»Jemanden zu lieben, der diese Liebe nicht auf die gleiche Art und Weise erwidert.«

Aber wer konnte schon wissen, ob ihr Vater Vals Liebe tatsächlich nicht erwidert hatte? Nachdem Eliza weggezogen war, war Charlie viele, viele Jahre allein gewesen. Und Val war ebenfalls allein gewesen. Außer, die beiden waren *doch* nicht allein gewesen. Das Herz mit seinen Vorhöfen und Kammern und seinen unzähligen verborgenen Unterkammern … Wer konnte schon wissen, wozu es fähig war?

Ihr Vater hatte sie lange in dem Glauben gelassen, ihre Mutter wäre perfekt gewesen: Das war sein Geschenk an sie gewesen, als sie es am meisten gebraucht hatte. Dadurch, dass Charlie Sargent so gewesen war, wie er war – und auch nicht war –, hatte er sie gehen lassen. Er hatte sie fliegen lassen, sich in die Lüfte erheben lassen, sodass sie dahingleiten konnte wie ein Kormoran. Und sieh an, wo Eliza, die in ihrem Leben so großes Glück gehabt hatte, Eliza, Ehefrau, Mutter, Tochter und Freundin, gelandet war.

Ihre Mutter hatte in vielem recht gehabt, aber in einer Sache nicht: Es gab Märchen sehr wohl, wenn man die Geschichte aus dem richtigen Blickwinkel betrachtete.

Eliza dachte daran, wie ihr Vater in seinem Sarg ausgesehen hatte. Wie er selbst und doch wie ein Fremder, vertraut und *anders* zugleich. Sie dachte daran, wie Zoe und Evie noch Babys gewesen waren – mit dieser unglaublich zarten Haut, den leuchtenden Augen und diesen wunderbaren, perfekten kleinen Speckfalten. Von da nach dort, von der Geburt bis zum Tod … Es war schwer, sich nicht zu fragen, was der Sinn dahinter war.

Eliza fuhr bis zu den ersten Bojen ihres Vaters hinaus und betrachtete sie nachdenklich. Vielleicht hatten die Fischer diesen Sinn ja gefunden, indem sie morgens auf das weite Meer hinausfuhren und abends wieder nach Hause zurückkehrten, Tag für Tag, wie Reisende. Vielleicht war die Reise ja der Sinn des Ganzen.

Tja, es hatte jedenfalls *keinen* Sinn, jetzt die Fassung zu verlieren – es war schwierig, ein Boot zu steuern, wenn man weinte. Das Meer war spiegelglatt und ruhig. Friedlich. Morgen oder übermorgen würde sie Russell bitten, mit ihr hinauszufahren und ihr zu helfen. Sie würde alle Hummerfallen hergeben, wie Charlie es gewollt hatte. Eine allerdings würde sie behalten und mit nach Barton nehmen. Sie würde sie in den Garten stellen und darin – und drum herum – Blumen setzen. Sie überlegte, ob der Jachtklub ihr vielleicht erlauben würde, die *Joanie B* am Anlegeplatz der *Family Affair* unterzubringen, nur fürs Erste. Nur bis zum Winter.

Wahrscheinlich nicht.

Sicher nicht.

Die Sonne würde bald untergehen, und in das Blau des Himmels mischten sich erste Spuren von Gelb und Orange. Bald würde der ganze Himmel glühen.

»Ich glaube, ich sehe Grandpa da oben«, sagte Evie. »Er schaut auf uns herunter.«

»Nein, tust du nicht«, widersprach Zoe. »Das ist nicht möglich.«

Evie legte einen Arm um Elizas Taille und lehnte sich an sie, was weder überraschend noch ungewöhnlich war. Doch dann tat Zoe das Gleiche, und *das* war sehr wohl überraschend und ungewöhnlich. Eliza schaltete den Motor aus und rührte sich nicht von der Stelle, um den kostbaren Moment nicht zu zerstören. Dann hörte man ein Schluchzen, und noch eines, und Zoe fing zu weinen an … Sie versuchte nicht einmal, es zu verbergen oder es zu überspielen, sie weinte einfach nur … weinte und weinte und schluchzte … laut vor sich hin. Eliza ließ Evie kurz los, legte beide Arme um Zoe und drückte sie so fest an sich, wie sie es mit ihr als Baby und kleines Mädchen getan hatte, und sie dachte: endlich.

Als Zoe sich beruhigt hatte, fuhr Eliza zurück zum Ankerplatz, wo sie alle in Charlies altes Ruderboot umstiegen. Eliza ließ die Mädchen abwechselnd rudern, dann übernahm sie und ruderte zurück zum Hafen, wo sie bereits die Umrisse von zwei Menschen auf dem Steg erkennen konnte. Rob und Judith, beide noch in Trauerkleidung. Der Anblick war ebenso überraschend wie ungewöhnlich – Judith! Im *Hafen*! Auf ein Boot *wartend*! –, aber er machte Eliza auch Mut. Hier prallten gerade zwei Welten aufeinander, aber die Chancen standen gut, dass keine von beiden zerbrach.

»Da sind sie ja«, rief Rob, als das Boot das Ufer erreichte, »die Kapitänstochter und die Töchter der Kapitänstochter. Was für ein Anblick, ihr drei.«

52. KAPITEL

Barton, Massachusetts

Rob

»Rob …« Deirdre kam auf ihn zu, »Rob, Rob, Rob.« Sie legte ihm eine Hand auf den Unterarm.

»Deirdre!« Ihm kam es so vor, als würde heute ein Strahlen von ihr ausgehen. Aber das lag bestimmt an den Petroleumfackeln auf der Terrasse. Das Licht der Fackeln ließ jeden strahlend aussehen. Rob ging kurz in sich und stellte erleichtert fest, dass er Deirdre lediglich aus einer innerlich distanzierten Position heraus schön fand – wie jemand, dem zufällig eine attraktive Frau auffiel. Mehr nicht. Er betrachtete sie so, wie man ein Kunstwerk bewunderte, etwas, das interessant anzusehen war, zu dem man jedoch keinen Bezug hatte. Er wies mit seinem unverletzten Arm auf die Terrasse, die wunderschön gedeckten Tische, die Auktionsobjekte und die gut gelaunten, schönen, reichen Galagäste, die alle bereits ein paar Drinks intus hatten. »Es ist perfekt. Genau so, wie du es dir gewünscht hast. Bist du glücklich?«

Deirdre war beschwipst – alles noch im Rahmen, aber definitiv ein bisschen beschwipst. Sie seufzte. »Das bin ich. Noch glücklicher geht gar nicht.« Sie runzelte die Stirn. »Was macht dein Boot? Gibt es etwas Neues?«

»Ach *das*.« Rob winkte mit seiner gesunden Hand ab und verschüttete dabei fast seinen Cocktail. »Immer noch in Reparatur.« Seine Stimme war immer noch belegt, wenn er darüber redete. »Egal, es ist nur ein Ding, stimmt's? Es ist nur ein Ding.«

»Schiffe in der Ferne haben jedermanns Wunsch an Bord«, sagte Deirdre.

»Wie bitte?« Rob fragte sich, ob sie nicht viel betrunkener war, als sie wirkte.

»Zora Neale Hurston. *Vor ihren Augen sahen sie Gott.*«

»Verstehe.« Rob hatte keine Ahnung, wovon die Rede war.

»Hast du schon ein Gebot abgegeben?«

Rob wollte nicht »Meine finanzielle Situation ist im Moment prekär« sagen, also erwiderte er bloß: »Nein, noch nicht.« Dabei machte er ein Gesicht, von dem er hoffte, es würde zu verstehen geben, dass er einfach noch keine Gelegenheit dazu gehabt hatte. Eliza und Judith saßen schon eine geraume Weile zusammen an einem kleinen Bartisch und schienen in ein Gespräch vertieft zu sein. Was um alles in der Welt hatten die beiden so lang miteinander zu besprechen?

»Du kannst per Handy bieten, weißt du. Falls du das nicht ohnehin schon getan hast. Es gibt auf dem Tisch da drüben eine Anleitung dazu, auf diesen schmalen weißen Kärtchen. Auf diese Weise erfährst du immer gleich, wenn dich jemand überbietet, und dann kannst du ein neues Gebot abgeben.«

»Cool«, meinte Rob unverbindlich. Das hatte ihm gerade noch gefehlt – eine Gelegenheit, Geld auszugeben, das er nicht hatte.

»Deine Mutter bietet für die Afrika-Safari mit.«

»Wow.«

»Sie hat es wirklich, wirklich darauf abgesehen.«

»Ich weiß nicht, ob ich mir meine Mutter auf einer Safari vorstellen kann.«

»Oh, ich schon«, sagte Deirdre. »Sehr gut sogar.«

Sie schauten beide zu Judith und Eliza hinüber. Tatsächlich, Judith hatte gerade ihr Handy aus ihrem Abendtäschchen genommen und starrte gebannt auf das Display. Eliza hatte eine zerknüllte Cocktailserviette in der Hand. Sie sah so aus, als hätte sie gerade geweint oder würde gleich zu weinen anfangen. Rob wäre am liebsten sofort zu ihr gegangen und hätte sie getröstet.

Aber natürlich konnte man niemanden vor seiner Traurigkeit retten, man konnte nur für ihn da sein.

Deirdre räusperte sich und packte Rob noch fester am Arm. »Da ist etwas, über das ich gern mit dir reden würde.«

»Ist es, äh, wegen …« Er senkte die Stimme und blickte sich besorgt um, ob jemand sie beide beobachtete oder, noch schlimmer, ihnen zuhörte. Brock war nirgendwo zu sehen. Ein paar Frauen und Männer aus Barton standen in Grüppchen auf der Terrasse herum und unterhielten sich, und Rob sah auch ein paar Leute, die er nicht kannte. Das mussten Leute aus Boston, Nantucket oder Martha's Vineyard sein, wahrscheinlich Firmensponsoren und gute Bekannte von Judith. Rob entdeckte seinen Zahnarzt Dr. Choo und Zoes Kieferorthopäden, das Ehepaar Smith. Niemand schien Deirdre und ihn zu beachten. »Geht es um diesen Abend damals?«

Deirdre nickte.

»Na gut, schieß los.« Der *African Sunrise* trank sich wie von selbst. Sein Arm, der abends immer schmerzhaft zu pochen anfing, pulsierte im Moment nur ein wenig. Gar nicht unangenehm. »Sag schon.«

»Okay.« Deirdre holte tief Luft, senkte den Kopf und starrte auf die Terrassenfliesen. »Ich würde ja gern sagen, dass ich es bereue«, begann sie und redete dann so schnell weiter, dass sich die Wörter förmlich überschlugen. »Aber ich bereue es nicht, obwohl ich weiß, dass ich es bereuen sollte.« Jetzt schaute sie auf und atmete tief durch. Sie sah aus wie Evie, unmittelbar nachdem sie beispielsweise »Ich habe gerade Kakao auf der Couch verschüttet« gesagt hatte. Oder: »Dein iPhone ist in die Toilette gefallen.«

»Oh.« Jetzt wurde er langsam etwas nervös. Er warf einen Blick zu Judith und Eliza: Die beiden lachten. Jetzt fing sein Arm wieder an, höllisch wehzutun. Rob würde auf etwas Stärkeres als *African Sunrise* umsteigen müssen.

Ihm fiel auf, dass eine von Deirdres Assistentinnen versuchte, deren Aufmerksamkeit zu erregen. Die junge Frau wirkte hektisch und wollte anscheinend dringend mit Deirdre reden. Rob gab Deirdre mit einer Handbewegung zu verstehen, dass ihre Assistentin mit ihr reden wollte, doch Deirdre ignorierte es und sagte: »Hör mal, Rob, ich weiß ja nicht, wie es dir geht, aber ich habe mir in letzter Zeit öfter überlegt, ob ich Eliza nicht erzählen soll, was an diesem Abend passiert ist.«

Robs Herz schlug ihm plötzlich bis zum Hals. Als er sich wieder einigermaßen beruhigt hatte, entgegnete er sehr leise, fast flüsternd: »Ich weiß, was du meinst.«

»Aber ich habe es nicht getan.«

»Ich auch nicht.«

»Und ich sage dir auch, warum. Für sie würde es bedeutsamer wirken, als es in Wahrheit war. Außerdem ist Eliza derzeit ... nun ja, sie ist sehr verletzlich und labil. So kenne ich sie gar nicht. Aber wer wäre in ihrer Situation nicht labil. Ich möchte sie nicht noch zusätzlich belasten, nur damit *ich* mein Gewissen erleichtern kann. Vor allem, weil es ein dummer Fehler von mir war, dich während einer ganz normalen Unterhaltung anzumachen. Es hat nichts bedeutet.«

»*Weniger* als nichts!«, pflichtete Rob ihr erleichtert bei. »Ich meine«, fügte er rasch hinzu, als er Deirdres gekränkten Blick bemerkte, »in Anbetracht der Gesamtsituation.«

»Richtig.« Eine Weile schwiegen die beiden. Die Assistentin seufzte resigniert und entfernte sich. »Eines noch, Rob«, meinte Deirdre, »bevor ich zum Küchenchef muss.«

»Geht es um die Münze? Hast du die Münze gefunden?«

Sie runzelte die Stirn. »Die was?«

»Meine Zehn-Baht-Münze.«

»Oh.« Ihre Gesichtszüge entspannten sich. »Die von deinem Dad.«

»Genau.« Seine Stimme war rau.

»Nein, tut mir leid.«

»Schon okay. Ich brauche sie ja nicht wirklich. Es ist nur so, dass …«

»Du willst sie wiederhaben. Sie ist von deinem Dad, ich verstehe schon.« Sie schloss die Augen. »Ich habe immer gedacht, du wärst der Richtige für mich gewesen, Robert Barnes II.« Sie schlug die Augen wieder auf.

Rob war geschmeichelt und verblüfft, aber auch etwas schockiert. »Aber wie hätte ich der Richtige sein können? Ich kenne dich doch erst, seit die Kinder auf die Welt gekommen sind.«

»Ich weiß. Ich *weiß*. Das ist ja das Komische. Aber so ist es mir nun mal vorgekommen. Du bist anständig, du bist liebenswürdig, und die Art und Weise, wie du mir an diesem Abend in der *Hafenratte* zugehört hast … Mir hatte damals schon so lange niemand mehr richtig zugehört. Und dafür wollte ich mich bei dir bedanken.«

»Gern geschehen.«

»Und wegen des Kusses und so weiter …« Sie zögerte.

Rob zuckte zusammen. »Deirdre, so ins Detail brauchen wir …«

»Nein, lass mich ausreden, es ist wichtig. Du hast an diesem Abend viel getrunken.«

Rob verzog das Gesicht.

»Du warst … wie soll ich sagen? Du warst nicht im Vollbesitz deiner geistigen Fähigkeiten. Und ich … tja, jetzt wird's peinlich … ich habe das ausgenutzt.«

»Wirklich?«

»Ja, wie du weißt, habe ich ja angeboten, dich nach Hause zu fahren.«

»Daran erinnere ich mich nicht. Ich weiß nur, dass wir in dieser Bar waren, und dann saßen wir auf einmal in deinem Tahoe.«

»Richtig, und, nun ja, du hast versucht, mich zu stoppen,

Rob, aber ich habe es ignoriert. Dann bist du aus meinem Auto ausgestiegen und mit deinem eigenen Auto nach Hause gefahren.«

»Tatsächlich?«

»Ja, und als wir uns dann zufällig vor der St. Matthew's-Kirche getroffen habe, habe ich dich glauben lassen, wir wären beide gleichermaßen beteiligt gewesen. Das war furchtbar von mir.«

»Nein«, sagte Rob. »Ich war genauso schuld. Für einen Fehler wie diesen braucht es immer zwei.«

»Das Komische ist, dass Brock und ich uns in den letzten Wochen unglaublich gut verstanden haben.« Deirdre sah plötzlich ganz schüchtern und irgendwie niedlich aus – so, als hätte jemand oder etwas ihre scharfen Gesichtszüge in weichere verwandelt. »Es ist so, als hätte mir das, was zwischen uns passiert ist, bewusst gemacht, dass ich meine Energie lieber in meine eigene Ehe stecken sollte, als … nun ja, du weißt schon … als andere Paare zu beneiden. Und als ich angefangen habe, mich in meiner eigenen Beziehung mehr zu bemühen, hat Brock sich plötzlich auch angestrengt.«

»Das ist großartig, Deirdre, es freut mich wirklich, das zu hören.«

»Ich meine, der Sex ist jetzt *fantastisch* …«

Rob hob abwehrend eine Hand. »Schon gut, schon gut, wir brauchen nicht …«

»Du hast recht.« Deirdre musste über sich selbst lächeln. »Aber ich habe den Eindruck, als hätte sich durch das, was zwischen uns passiert ist, in meinem Leben alles zum Besseren gewendet. Und du bist nicht der Richtige. Du bist einfach nur … du bist einfach nur du. Du bist einfach Rob.«

»Das freut mich für dich und Brock. Und ich bin froh, dass ich nur Rob bin.«

»Also danke.«

»Nun …« Rob war schon ein Gentleman gewesen, bevor er sein eigenes Jackett hatte zuknöpfen können. Er kam aus einer Welt, in der gute Umgangsformen das *Allerwichtigste* waren. Wenn er etwas wusste, dann, wie man reagierte, wenn sich jemand bei einem bedankte. »Gern geschehen«, sagte er, und es war ehrlich gemeint. »Sehr gern geschehen, Deirdre.«

53. KAPITEL

Barton, Massachusetts

Eliza

»Du wirst es nicht glauben«, sagte Deirdre zu Eliza, nachdem sie sich auf der Terrasse begrüßt hatten. »Ein Firmensponsor, der *ursprünglich gar nicht kommen wollte*, hat heute Morgen angerufen und zugesagt. Mit Gästen! Wir mussten drei Tische neu decken. Ich drehe durch.« Doch Deirdre wirkte nicht durchgedreht. Sie wirkte glücklich und schien alles im Griff zu haben. So froh hatte Eliza sie schon seit langer, langer Zeit nicht mehr erlebt.

Alles war perfekt. Eliza war beeindruckt. An jedem Ende des langen Raums, der den Festsaal von der Terrasse trennte, befand sich ein Tresen, und dahinter waren auf zwei langen Tischen die Auktionsobjekte aufgebaut. Als absoluter Hit hatte sich die Spende eines Juweliers entpuppt, der erst kürzlich nach Barton gezogen war: fünfundzwanzig *Schatzkisten* mit Schmuck. Ein paar Frauen nahmen die Schatullen gerade reihum in die Hand und schüttelten sie. Eliza machte schon die Vorstellung, fünfundzwanzig Schmuckschatullen zu schütteln, müde, aber die Frauen konnten sich vor Begeisterung kaum einkriegen.

Im Festsaal gab es fünfundzwanzig Tische, die für jeweils zehn Personen gedeckt waren und auf denen die schlichtesten und stilvollsten Blumenarrangements standen, die Eliza je gesehen hatte: mit Sand gefüllte schmale, hohe Vasen, in denen je eine blutrote Wüstenrose steckte. An der vorderen Wand des Saals war ein Großbildschirm befestigt, der im Moment noch schwarz war. Eliza sah Catherine Cooper und Sheila Rackley an einem der Tresen die Köpfe zusammenstecken und ging sofort in die andere Richtung weiter. Sie musste sich erst wieder daran gewöhnen, sich auf dem Parkett der Bartoner Gesellschaft zu bewegen. Derzeit fühlte sie sich wie ein neugeborenes Fohlen, das noch etwas wackelig auf den Beinen war.

Eliza holte sich einen *African Sunrise*, der als Cocktail des Abends in Highball-Gläsern serviert wurde. Dann setzte sie sich an einen kleinen Bartisch, von dem aus sie das Geschehen beobachten konnte. Glitzernde Kleider. Gebräunte Beine, gebräunte Arme, Maniküre, Pediküre. Parfum. Professionell geglättete Haare, professionell gestylte große, weich fallende Locken, goldene Armbänder, silberne Uhren. Claire Fosters Ohrringe – birnenförmige Diamanten, die sie von ihrem Ehemann als *Push Present*, als »Presswehen-Geschenk«, zur Geburt ihres dritten Sohnes bekommen hatte – hatten mehr gekostet, als manche Leute in Little Harbor für ihre Boote oder Häuser bezahlt hatten.

Plötzlich sagte jemand: »Entschuldige, ist dieser Stuhl noch frei?«, und Eliza drehte sich um. Ihre Schwiegermutter.

»Ich habe zwei Tische reservieren lassen und dafür bezahlt«, sagte Judith. »Schon vor Wochen, für meine zahlungskräftigsten Freunde. Ich habe Deirdre versprochen, dass sie bei der stillen Auktion die Gebote in ungeahnte Höhen treiben werden. Und so wird es auch sein.«

»Wow«, erwiderte Eliza. »Zwei Tische! Das war wirklich nett von dir.«

Judith zuckte mit den Schultern. »Ach was, ich liebe nun mal schöne Benefizveranstaltungen. Die Leute betrinken sich und werden dann boshaft und gleichzeitig großzügig. Das ist die perfekte Mischung.« Sie tastete nach dem mit einem Diamanten gefassten Perlanhänger an ihrem Hals. »Natürlich hatte ich auch einen Tisch für Christine Cabot reserviert. Sie ist ja bekannt dafür, bei solchen Events immer höchst spendabel zu sein, aber …«

»Ich weiß«, meinte Eliza. »Ich weiß.« *Diese verdammte Christine Cabot.*

»Wir reden derzeit nicht miteinander, Christine und ich.«

»Ich rede derzeit auch nicht mit Christine Cabot«, sagte Eliza und hörte Judith zu ihrer Überraschung laut auflachen.

Judith trug ein weißes, asymmetrisches Schößchenkleid. Manche Leute würden es als gewagt bezeichnen, für eine fünfundsechzigjährige Frau, besonders das Weiß. Aber Judith konnte so etwas tragen. Sie war diesbezüglich – beziehungsweise in *jeder* Hinsicht – wie Susan Lucci: Immer wenn man dachte, sie sei endgültig von der Bildfläche verschwunden, tauchte sie wieder auf, lebendiger und präsenter denn je und mit einer noch extravaganteren Frisur als zuvor. Judith nahm Eliza gegenüber Platz und setzte sich so hin, dass sie die schillernde Menge im Blickfeld hatte. Sie nippte an ihrem *African Sunrise*. »Der trinkt sich wie von selbst.«

»Stimmt, ich frage mich, was da drin ist.«

»Äthiopischer Kaffee, Grapefruit-Wodka, Mineralwasser und Zuckersirup.«

Woher *wusste* Judith das bloß wieder? Sie wusste immer *alles*!

Judith beugte sich zu ihr. »Wie geht es dir, Eliza? Seit du wieder zurück bist, meine ich. Ich weiß, wie es in solchen Situation ist – man hat so viel zu organisieren, dass man zuerst gar nicht dazu kommt, das, was geschehen ist, zu verarbeiten. Natürlich war es ein furchtbarer Schock. Und selbst wenn es nicht so überraschend kommt, wie das jetzt der Fall war, braucht man einfach Zeit, um zu trauern. Es ist ein Prozess mit Höhen und Tiefen. Aber natürlich weißt du das noch von damals, als deine Mutter gestorben ist.«

»Oh ja, das weiß ich wirklich.« Die dunklen Tage Anfang Winter, der graue Himmel über Little Harbor, die Fischerboote und Hummerfallen, die aus dem Wasser geholt wurden:

Es kam ihr rückblickend wie ein einziger langer, düsterer Wintertraum vor.

»Ich habe einmal gehört, dass jemand Trauer als Treppensteigen mit einem Jo-Jo beschrieben hat.«

»Das kommt ungefähr hin.«

»Es bringt nichts, zu versuchen, die Trauer schnell hinter sich zu bringen. Das Leben ist lang, Eliza. Es geht immer weiter und weiter, und wenn wir Glück haben, können wir uns von dem Schmerz erholen und uns vielleicht sogar selbst neu erfinden. Damit kenne ich mich aus, weißt du. Ich verstehe auch, warum Robbie kein Geld mehr von mir annehmen will.«

»Ja?«

Judith nickte, ohne dass sich ihre Haare dabei bewegten. »Das Leben mit Geld ist eine komplizierte Angelegenheit. Du hast noch nicht gelernt, wie es funktioniert. Man braucht Jahre dafür.«

»Ich *hatte* Jahre dafür.«

»Es dauert länger. Glaub mir, ich weiß, wovon ich rede. Es hat *unglaublich* lang gedauert, bis ich mich an das Vermögen dieser Familie gewöhnt habe.«

»Wirklich?«

»Aber sicher. Ich bin in einer typischen Mittelstandsfamilie groß geworden. In New Jersey. Als ich Robs Vater kennengelernt habe, hat er mir einen Lebensstil gezeigt, von dem ich bis dahin nicht einmal wusste, dass es ihn gibt.«

»Mittelstand? Warum weiß ich das nicht? Dass du aus New Jersey kommst, wusste ich, aber ich dachte immer, aus dem New Jersey der Schönen und Reichen.«

»Ich rede nicht viel darüber. Es war nicht das New Jersey der Reichen und Schönen, aber trotzdem wunderbar. Direkt an der Küste … Der Boardwalk, der später als Bruce-Springsteen-Land bekannt wurde … Ach, meine Kindheit war sehr idyllisch.«

»Ich liebe Bruce Springsteen«, erklärte Eliza seufzend. Sie dachte an das *Wheelhouse* mit seiner Jukebox, wo sich immer noch die Männer nach dem Fischen trafen. My Hometown, dachte sie, und es zog ihr das Herz wehmütig zusammen.

»Genau genommen«, fuhr Judith fort, »ist Rob der Einzige von uns, der in eine reiche Familie hineingeboren wurde. Also ist er auch der Einzige, der sich in dieser Welt tatsächlich zu Hause fühlt. Darum ist es ja so seltsam, dass ausgerechnet *er* jetzt ... Ach, was rede ich, das Ganze geht schließlich nur euch beide etwas an.«

Für einen kurzen, hoffnungsvollen Moment dachte Eliza, Judith würde gleich sagen, dass sie Robs finanzielle Entscheidung für falsch hielt und immer noch nicht wirklich ernst nehmen konnte. Eliza hoffte, sie würde gleich sagen: *Selbstverständlich bin ich immer für euch da, wenn ihr mich braucht. Auch finanziell!*

Aber Judith tat nichts dergleichen. Sie hob lediglich ihr leeres Highball-Glas und sagte: »Noch einen?«

Eliza war sich nicht sicher, ob sie sich von ihrer eigenen Schwiegermutter unter den Tisch trinken lassen wollte. »Gleich, ich muss nur zuerst etwas essen.«

Sowohl das Essen, das am Tisch serviert wurde, als auch die herumgereichten Vorspeisen waren eine Mischung aus ostafrikanisch inspirierter Küche und traditionellen New-England-Gerichten. Deirdre hatte einen Starkoch aus Boston engagiert, der das Küchenpersonal des Klubs instruiert hatte.

»Lass uns Käse-Makkaroni mit Hummer probieren. Ich habe gehört, dass die Hummer ganz frisch aus dem Meer sind«, schlug Judith vor. Eliza sah sie misstrauisch an und fragte sich, ob ihre Schwiegermutter gerade einen Witz gemacht hatte. Aber Judiths Miene war schwer zu deuten.

»Einverstanden«, sagte Eliza, obwohl sie sich manchmal bei der Vorstellung, Hummer zu essen, wie ein Kannibale vorkam.

Es war so ähnlich, als würde man seine eigenen Kinder verspeisen.

Sie warteten schweigend auf den Kellner.

»Eliza, weinst du etwa?«

»Ich weiß, ich sollte es besser nicht tun, weil ich mir gerade mein ganzes Make-up ruiniere. Normalerweise nehme ich nie Eyeliner … Ich hatte nicht vor, heute …«

»Mach dir keine Sorgen um dein Make-up. Das ist mein Rat an dich und alle Mädchen und Frauen dieser Welt: Macht euch keine Sorgen um euer Make-up. Nie«, sagte – ausgerechnet – Judith, auf deren Gesicht heute beinahe die gesamte Produktpalette von Estée Lauder vertreten war. Judith reichte Eliza eine Cocktailserviette mit aufgedruckter Malawi-Flagge.

Eliza schloss die Augen und versuchte, sich den langen Tunnel vorzustellen, der die Zukunft war – das Leben, das immer weiterging, mit allen seinen Rückschlägen, den Schwierigkeiten und dem Durcheinander, aber auch den vielen schönen Zeiten. Ihr kam es sogar so vor, als könnte sie eine Zeit sehen, in der sie den Tod ihres Vaters verwunden haben und sich langsam wieder normal fühlen würde. Noch nicht jetzt, und vielleicht noch lange nicht, aber irgendwann.

Sie öffnete die Augen und nahm noch einen Schluck von ihrem *African Sunrise*. Das Glas war fast leer. Ein Kellner kam bereits wieder mit einem Tablett Cocktails an den Tisch.

»Wunderbar«, meinte Judith seufzend, nahm zwei Gläser und stellte sie auf den Tisch. »Ich fühle mich übrigens schon von dir eingeschüchtert, seit Rob dich zum ersten Mal mit nach Hause gebracht hat.«

Eliza verschluckte sich an ihrem Drink. »Wie bitte? *Du* fühlst dich von *mir* eingeschüchtert?«

»Natürlich.«

»Warum?«

»Weil, nun ja, weil du mir Respekt einflößt.«

»Ich?«

»Du bist so intelligent, und du hast dich – entschuldige bitte den Ausdruck – sozusagen am eigenen Schopf aus dem Sumpf gezogen. Du arbeitest hart, du kennst dich mit Fischerbooten ebenso aus wie mit einem Skalpell, und du bist eine gute Mutter.«

»Wow«, erwiderte Eliza und fügte, mutig vom Alkohol, hinzu: »Ich dachte immer, ich sei der Trostpreis. Ich dachte, du wolltest, dass Rob Kitty Sutherland heiratet, und warst enttäuscht, dass er mit mir eine schlechte Partie gemacht hat.«

»Kitty Sutherland ist eine Dumpfbacke und hat nicht einmal ein Viertel deiner Persönlichkeit. *Kitty Sutherland* wäre der Trostpreis gewesen. Rob hat eine gute Partie gemacht, meine Liebe. Rob hat eine *gute* Partie gemacht.«

Judith hob ihr Glas und stieß mit Eliza an. Das Klirren der Gläser wurde von der Hintergrundmusik und dem Stimmengewirr der Gäste fast verschluckt, doch Eliza hörte den Ton hell und klar.

Vielleicht lag es ja nur an den Cocktails, die ihr zu Kopf gestiegen waren, oder daran, dass Judiths weißes Kleid sie in eine andächtige, fast religiöse Stimmung versetzte, aber Eliza empfand plötzlich große Erleichterung. Es fühlte sich beinahe an wie *Vergebung*.

Morgen früh würde sie gleich nach dem Aufwachen die Dokumente aus Phineas Tarbox' Kanzlei suchen und sie unterschreiben. Und zwar zackig!

»Auf das Leben.« Judith hob wieder ihr Glas. »Und darauf, dass der Sensenmann *mich* nicht erwischt hat.« Trotz des eleganten weißen Kleides, der perfekten Frisur und des glitzernden Schmucks konnte Eliza hinter Judiths Fassade immer noch das junge Mädchen erkennen, das ihre Schwiegermutter einmal gewesen war. Langbeinig und unbekümmert, ausgelassen und frei, ein Mädchen, das in der Morgendämmerung den Strand der Jersey Shore entlanglief und noch sein ganzes Leben vor sich hatte.

Dass jemand auf sich selbst anstieß, hatte Eliza bis jetzt noch nie erlebt. Das war typisch Judith – wie so vieles an ihr: ihre Frisur, ihre Kleidung, ihre Augenbrauen und ihre manchmal etwas anstrengende Art. Aber Eliza gefiel Judiths Trinkspruch. Er passte. Er war ein gutes Ende und ein guter Anfang.

EPILOG

Zwei Wochen nach Deirdres Gala, bei der zweiundsechzigtausend Dollar für *Ostafrika braucht dich* zusammengekommen waren, bekam Robert Barnes II um ungefähr 20 Uhr 30 einen Anruf. Es war Nadine Edwards, die gerade nach einem Sommer in Martha's Vineyard wieder zurück nach Boston gekommen war.

Nadine hatte Robs erste Entwürfe für das Haus bekommen, das sie in Naples, Maine, bauen wollte. Sie war hingerissen von dem Seehaus-Stil, den sie nach unzähligen Sommern am Meer als erfrischend idyllisch und urig empfand. Sie fand, dass Ponton-Boote eine wunderbare, höchst willkommene Abwechslung zu Jachten waren; sie glaubte, dass ihre Enkel außer sich vor Freude über ein Wassertrampolin sein würden, auf das man vom Steg klettern konnte; ihr Sohn könne es kaum erwarten, ausgedehnte Wanderungen in die Berge links und rechts des Kancamagus Highway zu unternehmen. Sie war ganz einfach begeistert von Robs Plänen. Sie konnte es gar nicht erwarten, anzufangen. Ob Rob ihr denn garantieren könne, dass es fertig sein würde, bevor …

»Ich kann nichts versprechen«, sagte Rob. »Tut mir leid.«

»Gut.« Nadine Edwards schien nur ein wenig enttäuscht zu sein. »Aber wenn Sie zumindest bis, sagen wir, *spätestens* …«

»Ich würde sehr gern mit Ihnen zusammenarbeiten, Mrs. Edwards«, unterbrach Rob sie höflich, aber bestimmt, »und ich freue mich, dass Ihnen die Pläne gefallen. Aber ich kann erst abschätzen, wann das Haus fertig sein wird, wenn die Bauarbeiten im Gange sind.«

Nadine tat es leid, dass Rob solche Schwierigkeiten mit Christine Cabot gehabt hatte. Er sei, wie sie freimütig erzählte, nicht der Einzige, der ein Problem mit Christine Cabot gehabt habe. Christine habe ihre Friseurin, ihren Hundefriseur und ihren Landschaftsgärtner rausgeworfen. Letzteren *zwei* Mal. Auch ihren Chauffeur. »Sie würde ihre Kinder rauswerfen, wenn sie könnte«, vertraute sie Rob an. »Ich glaube, *ein* Kind hat sie tatsächlich aus dem Haus geworfen.« (»Ich wette, das war Jonathan junior, die Koksnase«, sagte Eliza später zu Rob.) »Ich meine«, fuhr Nadine fort, »ich mag Christine wahnsinnig gern, aber es ist unmöglich, mit ihr auszukommen. Und ich hätte Sie gern als meinen Architekten, Rob.«

Rob ließ sich das Angebot durch den Kopf gehen. Er spürte, dass er und Nadine Edwards einen guten Draht zueinander hatten. Er spürte, dass er sich sofort mit einem Bauunternehmen in Verbindung setzen wollte, das in keinem wie auch immer gearteten Verhältnis zu Mark Ruggman stand. Er spürte, dass er gerade leichtes Sodbrennen von dem fantastischen Risotto mit Meeresfrüchten hatte, das Eliza heute Abend gekocht hatte. Und er spürte noch etwas, er spürte etwas in sich aufkeimen, etwas, das er erst nur schwer benennen konnte. Aber nach einer Weile gab es keinen Zweifel mehr: Es war die Gewissheit seiner eigenen vielversprechenden Zukunft.

Andi und Daphne waren immer noch fest entschlossen, ihr Café im Winter nicht zu schließen, obwohl sie an manchen Tagen keinen einzigen Kunden hatten. Drei Tage nach dem Beginn des neuen Jahres saß Mary mit Andi im *Cup* an Tisch zwölf. Andi brachte ihr gerade bei, wie man die Buchhaltung machte, als sie plötzlich ein dumpfes Ziehen im Bauch spürte. Es verging wieder, und dann kam es wieder, noch heftiger diesmal. Ein intensives, schmerzhaftes Ziehen. »Äh, Andi?« Mary keuchte.

»Oh, *Shit*«, flüsterte Andi. »Du lieber Himmel, Mary, geht es etwa los?«

Mary nickte. »Ich glaube«, sagte sie aufgeregt. »Ich meine, ich weiß nicht, aber es kommt mir so vor.«

Zwölf Stunden später brachte Mary auf der Entbindungsstation des Maine Coast Memorial in Ellsworth in einem Zimmer mit blassgrünen Wänden Patrick Charles Brown zur Welt. (»Ich hätte ihm ja gern den Namen Charlie gegeben«, meinte Mary, »aber das kann ich ihm doch nicht antun! Ich meine, Charlie Brown?) Patrick wog dreitausenddreihundert Gramm, hatte Blutgruppe Null positiv, tiefblaue Augen und eine unglaublich kräftige Lunge. Die Krankenschwestern sagten, man könne ihn bis Bangor schreien hören.

Mary erholte sich körperlich schnell von der Geburt, wie das bei Teenagern nun mal der Fall war, und war im Nu wieder schlank wie eh und je. (»Das ist nicht fair«, sagte Vivienne, aber sie schaute Patrick dabei ganz verliebt an.)

Daphne und Andi erlaubten Mary, Patrick Charles während der ruhigen Wintertage ins *Cup* mitzunehmen, und wenn es gut lief, würden sie es auch dann erlauben, wenn wieder mehr Betrieb war.

»Es wird besser, wenn der Sommer kommt«, erklärte Daphne mindestens viermal am Tag.

»Keine Frage«, pflichtete Andi ihr jedes Mal bei.

Es wurde April, und der Hafen füllte sich wieder mit Booten. Dann kam der Memorial Day im Mai und die Sommergäste trudelten wieder ein, und dann war es Juni, und in Little Harbor herrschte wieder Hochbetrieb.

»Ich hab's dir ja gesagt«, rief Daphne.

»Nein, ich hab's *dir* gesagt«, widersprach Andi.

Patrick wurde langsam zu groß, um im *Cup* in seiner Babywippe zu liegen, also kaufte Daphne ein Reisebett für ihn, das Andi mit jeder Menge Spielzeug ausstattete. Der Kleine spielte darin, krähte und quietschte vor sich hin und brachte die Gäste des Cafés zum Lächeln. Nicht selten hielt jemand Patrick für Andis und Daphnes Baby, aber Mary störte das nicht.

Wenn Vivienne nicht im *A Cut Above* arbeitete, holte sie

Patrick im Café ab, ging mit ihm im Hafen spazieren, damit er sich die Boote angucken konnte, oder fütterte ihn mit dem Obst- und Gemüsebrei, den Andi und Daphne zubereiteten. Die beiden bestanden darauf, dass der Kleine ausschließlich Produkte aus biologischem Anbau zu essen bekam. Vivienne wusste erstaunlich viel über Babys, und manchmal war sie die Einzige, bei der Patrick zu schreien aufhörte. Sie legte ihn sich auf eine Schulter und wiegte ihn hin und her, was jedes Mal Wunder wirkte.

Manchmal war es für Mary trotzdem nicht leicht. Trotz der vielen Unterstützung war sie immer noch eine junge, alleinstehende Mutter, die nie genug Geld hatte und immer die Verantwortung schwer auf ihren schmalen Schultern spürte. Manchmal hatte sie große Angst vor der Zukunft, und manchmal weinte sie, wenn sie in der Morgendämmerung neben dem schlafenden Baby aufwachte und nicht mehr einschlafen konnte. Aber sie kam zurecht.

Wenn die Tür des Cafés aufging, erschrak sie ab und zu immer noch – vor allem, wenn sie allein im *Cup* war –, und sie musste daran denken, wie Josh damals plötzlich aufgetaucht war. Und wie Charlie Sargent sie gerettet hatte.

Mary dachte oft und in den seltsamsten Momenten an Charlie. Obwohl Patrick ein Kind mit vier Müttern, aber ohne Vater war, hatte sie das Gefühl, dass er in Charlie in gewisser Weise einen Vater hatte – jemanden, der über ihn wachte und der Mary auf ihrem Weg, schnell erwachsen zu werden, begleitete. Mary Brown war nicht religiös, und sie glaubte an keinen Gott, aber manchmal war sie dem Universum dankbar für alles, was ihr geschenkt worden war. Und das war möglicherweise auch so etwas wie ein Gebet.

Und wer weiß, vielleicht würde ja irgendwann die Tür des Cafés aufgehen, jemand hereinkommen und Mary anlächeln. Und vielleicht würde sie Herzklopfen bekommen, und alles würde von einer Sekunde auf die andere anders sein. Aber dafür hatte sie noch jede Menge Zeit. Im Moment hatte sie alles, was sie brauchte. Mindestens.

Sechs Monate nach Charlies Tod, als für Zoe und Evie längst wieder der Schulalltag begonnen hatte und Rob bis über beide Ohren in Arbeit steckte, fiel Eliza in der Stadtbibliothek in Barton ein Flyer an der Pinnwand auf, der über ehrenamtliche Mitarbeit in der Sterbebegleitung informierte. In der Stadtbibliothek waren keine Handys erlaubt, aber Eliza holte ihres trotzdem aus der Tasche und machte verstohlen ein Foto von dem Flyer. Die Bibliothekarin hinter der Auskunftstheke warf ihr einen missbilligenden Blick zu, doch Eliza lächelte nur und steckte ihr Handy wieder ein.

Es verging mehr als ein Monat, bis Eliza es schaffte, anzurufen. Danach brauchte sie sechs Wochen, um die vorgeschriebene Ausbildung im Ausmaß von dreißig Stunden zu absolvieren. Als sie fertig war, war es fast schon wieder Sommer, und sie war damit beschäftigt, die Camps und Ferienaktivitäten für die Mädchen zu organisieren und Rob, der zwischen Barton und der Baustelle in Naples hin und her pendelte, den Rücken freizuhalten. Rob überwachte die Bauarbeiten für Nadine Edwards Sommerhaus, das genau sechsundvierzig Quadratmeter größer war als die Cabot Lodge und für dessen Terrasse keine Erde aufgeschüttet werden musste.

Eliza fand also erst ab September Zeit, sich ihrer neuen Aufgabe als ehrenamtliche Sterbebegleiterin zu widmen. Fünf bis acht Wochenstunden waren verpflichtend.

Sie hielt die Hand einer vierundachtzigjährigen Patientin mit Bauchspeicheldrüsenkrebs, als der Glanz in deren Augen erlosch. Sie saß am Bett eines Achtundsiebzigjährigen mit Parkinson, der kaum noch schlucken konnte. Sie half einem einundsechzigjährigen Mann, dessen Lebertransplantation nicht geglückt war und bei dem keine zweite Transplantation möglich war, seine Kindheitserinnerungen auf Band zu sprechen. Sie entlastete die hauptamtlichen Betreuer, um ihnen die Möglichkeit zu geben, einkaufen zu gehen, sich etwas zu kochen oder sich wenigstens eine halbe Stunde mit einem Buch in ein Café zu setzen, wissend, dass ihre Lieben nicht allein waren.

Eliza hielt sich bei allem, was die medizinische Behandlung ihrer Patienten betraf, gänzlich zurück. Sie hielt stets Rücksprache mit den hauptamtlichen Mitarbeitern, wie sie es in ihrer Ausbildung gelernt hatte, und erwähnte ihr Medizinstudium nie. Die Tode, die sie erlebte, veränderten ihre Sichtweise auf das Sterben. Manche Menschen starben qualvoll, manche friedlich, und Eliza lernte, was die zwei besten Dinge waren, die man am Ende seines Lebens haben konnte: die Möglichkeit, mitzubestimmen, wie dieses Sterben ablaufen sollte, und jemanden an seiner Seite zu haben, damit man nicht allein war und keine Angst vor der Dunkelheit hatte.

Deirdre hatte inzwischen wieder mit den Vorbereitungen für die nächste Gala für *Ostafrika braucht dich* begonnen. Brock hatte sich letztlich doch damit einverstanden erklärt, dass Deirdre sich darüber informierte, welche Voraussetzungen man erfüllen musste, ein ostafrikanisches Baby zu adoptieren. Deirdre allerdings war bewusst geworden, dass es besser war, nicht nur einem Kind, sondern allen Kindern zu helfen. Das war zumindest ihr offizieller Standpunkt. Eliza gestand sie unter vier Augen, dass sie wahrscheinlich nicht mehr die Energie für Windeln, nächtliches Babygeschrei und Zahnen hatte. Sie hatte, wie sie Eliza flüsternd anvertraute, irgendwie das Gefühl, als hätte Brock das schon vor ihr gewusst.

»Ich weiß nicht, wie du das schaffst«, sagte Deirdre jedes Mal, wenn Eliza von ihrer Arbeit als Sterbebegleiterin erzählte. »Ich verstehe nicht, wie du dich freiwillig so viel Leid aussetzen kannst.«

»Es ist einfach das Richtige für mich«, antwortete Eliza immer. Das Ganze war schwer zu erklären, also versuchte sie es erst gar nicht. Wenn sie es mit einem Wort hätte beschreiben müssen, hätte sie vermutlich gesagt, dass sie es als *Ehre* empfand.

Der neue Hund der Familie Barnes – den natürlich Evie gefunden hatte – war ein brauner Mischling mit Schlappohren namens Jupiter. In ihm waren so viele verschiedene Hunderassen vereint, dass es schwer war, auch nur eine einzige zu erkennen. Jupiter machte eine Ausbildung zum Sterbebegleiter-Hund. Er war mit Feuereifer bei der Sache und strengte sich unglaublich an. Bevor er »praktizieren« durfte, hatte er allerdings in Sachen Geduld noch eine Menge zu lernen. Aber das würde ihm, hatte sein Trainer gemeint, schon noch gelingen. Das Herz dazu hatte Jupiter zweifellos.

Danksagung

Lindsay Mazotti, Molly Burnett und Rob Truog – allesamt Ärzte – waren unglaublich großzügig mit ihrem medizinischen Wissen. Ebenso großzügig haben Phil Bennett von der Hinckley Yacht Company sowie Dave Considine und Brad Mascott ihre Fachkenntnisse mit mir geteilt, was Boote und Segeln betrifft. Cathy Burnett hat mir ihre persönlichen Erfahrungen mit dem Kampf ihres Manns Bob Burnett mit einem Glioblastom geschildert, wofür ich sehr dankbar bin. Jennifer Thibodeau und Victoria Abbott von der Maine-Familienplanung haben mir für eine meiner Figuren den Ablauf von Untersuchungen und Beratungsgesprächen erklärt. Sue Santa Maria und Pris Hare haben ihr schönes Zuhause in Owls Head in Maine mit mir geteilt und mich mit ihrem guten Essen bewirtet, als ich dieses Buch zu schreiben begonnen und ein paar Tage Abstand von allem gebraucht habe. Kelly Doucette und Lisa Bronten haben mir bei den juristischen Angelegenheiten geholfen, die in diesem Buch vorkommen. Katie Schickel, das andere Mitglied des Newburyport Writers' Club, hat mich wie immer durch ihre unschätzbar wertvolle Freundschaft und eine professionell durchgeführte Meinungsumfrage unterstützt. Danke an die Mitglieder der Mütter-Truppe in Newburyport: Ihr wisst, wer gemeint ist, und ihr seid die Besten. Jennifer Truelove und Margaret Dunn sind nicht nur meine besten Freundinnen, sondern lassen sich auch immer gute Namen für ein Boot oder einen Leuchtturm einfallen, ergänzen meine Metaphern und lachen oder verreisen mit mir. Margaret hat mir außerdem genau die richtigen redaktionellen Tipps im genau richtigen Moment gegeben.

Phillip Torrey, der vor der Küste von Winter Harbor in Maine fischt, hat alle meine Fragen zur Welt des Hummerfischens derart detailliert und mit so viel Enthusiasmus beantwortet, dass ich vielleicht bald selbst um eine Fischerlizenz ansuche. (Nicht wirklich – keine Sorge, Bundesstaat Maine.) Ich bin dankbar für Phillips Geduld und sein Wissen, und ich bewundere die schwere Arbeit, die alle Fischer Tag für Tag bei Wind und Wetter leisten. Auch das Buch »How to Catch a Lobster in Down East Maine« von Christina Lemieux Oragano hat mir einen guten Einblick in diese Welt gegeben.

Danke an das Team des Doubleday Verlags für seine harte Arbeit. Meine Lektorin Melissa Danaczko ist brillant, geduldig, nachsichtig und immer darauf bedacht, ein Buch mit Ausübung sanften Drucks noch besser werden zu lassen. Jeder Autor braucht das. Margo Shickmanter, eine Ausnahmebegabung als Editorin, hat auf ihre unübertreffliche Art viele lose Enden der Handlung aufgegriffen und in die richtige Reihenfolge gebracht. Meine Literaturagentin Elisabeth Weed von Book Group ist eine beeindruckende Größe in ihrer Branche und gleichzeitig durch ihre herzliche, unterstützende Art ein absolut unverzichtbarer Teil meines Lebens als Autorin. Wie immer bin ich meiner Schwiegermutter Cheryl Moore und der Familie Destrampe zu großem Dank verpflichtet. Nie hätte ich gedacht, dass ich einmal meinen Eltern John und Sara Mitchell dankbar dafür sein würde, dass sie in meinem *Abschlussjahr* an der Highschool mit mir nach Down East Maine gezogen sind. (Ich habe es fast schon verkraftet.) Ohne diese Erfahrung würde es dieses Buch nicht geben, also bedanke ich mich dafür und auch aus vielen anderen Gründen. Meine Schwester Shannon Mitchell feuert mich unermüdlich an und ist eine großzügige und liebevolle Tante. Meine Töchter Addie, Violet und Josie sind ein steter Quell der Freude – und manchmal der Verwirrung – sowie endloser Wäscheberge, Liebe, Inspiration und Unterstützung. Ich habe mit diesem Buch vor Jahren begonnen, es dann lange Zeit liegen gelassen und bin dann irgendwann wieder zu ihm zurückgekehrt. Mein Mann Brian hat immer an dieses Buch und an mich geglaubt, und deshalb – und wegen so ziemlich allem, was er sonst noch tut und ist – betrachte ich mich als die glücklichste Frau der Welt.

Während meiner letzten Bearbeitung dieses Buches hat mein Schwiegervater Frank Moore seinen Kampf gegen den Lungenkrebs verloren. Die Idee für dieses Buch und ein Großteil der Kapitel entstanden vor dem Ausbruch seiner Krankheit, doch jetzt sehe ich, dass einige der besten Charaktereigenschaften von Frank mit denen von Charlie Sargent übereinstimmen. Beide waren hart arbeitende Männer, die ihre Familien geliebt haben. Von außen betrachtet mag ihr Leben vielleicht ruhig gewirkt haben, ihr Innenleben allerdings war geradezu überströmend reich. Mir gefällt die Vorstellung, dass die Seelen der beiden weiterleben.